AF649645

Leben LERNEN
Klett-Cotta

Zu diesem Buch

Mit der nun auch in Deutschland vollzogenen Anerkennung der Systemischen Therapie als abrechenbares psychotherapeutisches Verfahren stellen sich für die klinische Praxis viele Fragen, z. B.:

- Wie lassen sich typisch systemische Herangehensweisen wie z. B. Ziel- und Ressourcenorientierung im klinischen Kontext umsetzen?
- Wie verstehen SystemikerInnen psychische Prozesse und wie gehen sie mit Diagnosestellungen um?

Das Buch widmet sich diesen grundsätzlichen Fragen in anschaulicher Weise und stellt in einem zweiten Teil die wichtigsten Interventionen vor, vom »systemischen Fragen« bis hin zu narrativen, visualisierenden und hypnosystemischen Techniken. Auch hier wird das Vorgehen anhand zahlreicher Fallvignetten erläutert.

Die Reihe »Leben Lernen« stellt auf wissenschaftlicher Grundlage Ansätze und Erfahrungen moderner Psychotherapien und Beratungsformen vor; sie wendet sich an die Fachleute aus den helfenden Berufen, an psychologisch Interessierte und an alle nach Lösung ihrer Probleme Suchenden.

Alle Bücher aus der Reihe ›Leben Lernen‹ finden Sie unter:
www.klett-cotta.de/lebenlernen

Elisabeth Wagner

Praxisbuch Systemische Therapie

Vom Fallverständnis zum wirksamen psychotherapeutischen Handeln in klinischen Kontexten

Klett-Cotta

Leben Lernen 313

MIX
Papier | Fördert gute Waldnutzung
FSC® C083411

Klett-Cotta
www.klett-cotta.de
J. G. Cotta'sche Buchhandlung Nachfolger GmbH
Rotebühlstraße 77, 70178 Stuttgart
Fragen zur Produktsicherheit: produktsicherheit@klett-cotta.de

© 2020 by J. G. Cotta'sche Buchhandlung Nachfolger GmbH, gegr. 1659, Stuttgart
Alle Rechte inklusive der Nutzung des Werkes für Text und
Data Mining i. S. v. § 44b UrhG vorbehalten
Cover: Jutta Herden, Stuttgart
unter Verwendung eines Fotos von © istock/xefstock
Gesetzt aus der Documenta von Eberl & Koesel Studio, Kempten
Gedruckt und gebunden von CPI – Clausen & Bosse, Leck
ISBN 978-3-608-89259-8

Zweite Auflage, 2025

Bibliografische Information der Deutschen Nationalbibliothek
Die Deutsche Nationalbibliothek verzeichnet diese Publikation in der Deutschen Nationalbibliografie; detaillierte bibliografische Daten sind im Internet über <http://dnb.d-nb.de> abrufbar.

Inhalt

Einführung: Warum ein Praxisbuch Systemische Therapie?

Systemische Konzepte haben sich in den letzten Jahrzehnten sowohl in therapeutischen wie auch in beraterischen Kontexten rasant verbreitet. Wo immer Menschen mit Menschen umgehen – von der Erziehungsberatung über die Jugendhilfe bis zur Organisationsentwicklung –, können sich systemische Ausbildungen über höchste Wachstumsraten erfreuen. Dass die Systemische Therapie in Deutschland erst 2008 als Richtlinienverfahren anerkannt wurde und erst im November 2018 die sozialrechtliche Anerkennung erlangte, tat der Attraktivität systemischer Weiterbildungen keinen Abbruch. Viele BeraterInnen und TherapeutInnen erkannten den Nutzen der systemischen Prinzipien von Ziel-, Ressourcen- und Auftragsorientierung. Das Denken in Wechselwirkungen, der Einbezug des sozialen Bezugssystems und ein breites Interventionsspektrum taten ein Übriges, um systemische Weiterbildungen für viele Professionen unverzichtbar zu machen.

Im Vergleich zu dieser dominanten Stellung im Bereich der Beratung konnten sich systemische Konzepte in Deutschland in der Psychiatrie bislang kaum durchsetzen. Nur wenige prominente VertreterInnen der Systemischen Therapie sind im psychiatrischen Kontext tätig. Vergleichsweise wenige FachärztInnen für Psychiatrie und psychologische PsychotherapeutInnen haben in Deutschland eine systemische Qualifikation. Dies könnte sich durch die nun erreichte sozialrechtliche Anerkennung der Systemischen Therapie ändern.

In Österreich erfolgte im Unterschied dazu die wissenschaftliche und sozialrechtliche Anerkennung der Systemischen Therapie bereits in den frühen Neunzigerjahren bald nach Inkrafttreten des Psychotherapiegesetzes. Systemische Therapieausbildungen mussten daher in Österreich von Anfang an zur Behandlung psychischer Störungen befähigen. Die Systemische Therapie ist zwar nur eine von 21 anerkannten Psychotherapiemethoden, ist jedoch unter den AbsolventInnen deutlich überrepräsentiert. Unter den aktuell in Ausbildung befindlichen PsychotherapeutInnen ist die Systemische Therapie sogar die am meisten nachgefragte Methode: Fast 15% aller AusbildungskandidatInnen Österreichs befinden sich in einer systemischen Ausbildung, gefolgt von knapp 14% in personzentrierter Therapie und knapp 11 % in Verhaltenstherapie. Es ist daher nicht verwunderlich, dass Systemische TherapeutInnen in Österreich seit Langem in diversen Gesundheitseinrichtungen tätig sind und auch in der ambulanten psychotherapeutischen Versorgung einen wesentlichen Beitrag leisten.

Als Lehrtherapeutin für Systemische Familientherapie bin ich in zwei Ausbildungskontexten tätig: Neben der Lehranstalt für Systemische Familientherapie in Wien, in der alle entsprechend dem österreichischen Psychotherapiegesetz zugelassenen Berufsgruppen, v.a. PsychologInnen, PädagogInnen und SozialarbeiterInnen, ihre Psychotherapieausbildung absolvieren können, leite ich seit 2008 auch systemische Lehrgänge im Rahmen der Akademie für Psychotherapeutische Medizin, in der ausschließlich ÄrztInnen psychosomatisch und psychotherapeutisch weitergebildet werden. Diese Kurse werden überwiegend von AssistenzärztInnen und FachärztInnen für Psychiatrie und psychotherapeutische Medizin sowie Kinder- und Jugendpsychiatrie absolviert, sodass in den letzten zehn Jahren ca. 40 % aller in Wien tätigen AssistenzärztInnen für Psychiatrie und Psychotherapeutische Medizin ihre psychotherapeutische Ausbildung in einem systemischen Curriculum absolvierten. Zumindest für Wien, in geringerem Ausmaß gilt das für ganz Österreich, ist damit systemisches Denken in der Psychiatrie mittelfristig gut verankert. Allerdings schien es mir speziell in diesem Ausbildungskontext nötig, bestimmte Positionen der Systemischen Therapie zu relativieren, um sie für klinische Kontexte anschlussfähig zu machen. Wenn im Rahmen des Gesundheitssystems krankheitswertige Störungen behandelt und abgerechnet werden – egal ob von ÄrztInnen, Klinischen PsychologInnen oder anderen PsychotherapeutInnen –, sind eine radikale Infragestellung des Krankheitsbegriffes, eine strikte Auftragsorientierung und eine enge Auslegung der Position des Nicht-Wissens (vgl. Goolishian et al. 1988), wie sie in vielen systemischen Lehrbüchern vertreten werden, wenig hilfreich.

Das Ziel meiner Ausbildungstätigkeit besteht darin, ein Verständnis von Systemischer Therapie zu vermitteln, das für die Nachbardisziplinen Psychiatrie und Klinische Psychologie anschlussfähig ist. Statt radikalem Konstruktivismus geht es mir um die Vermittlung einer »angemessen erkenntniskritischen Haltung«, statt radikalem Verzicht auf Konzepte, die psychische Prozesse erklären, versuche ich eine Konzeptualisierung derselben unter synergetischer Perspektive. Als wesentliches Kriterium für professionelles psychotherapeutisches Handeln betrachte ich die Fähigkeit, die psychischen und die sozialen Aspekte, die zur Aufrechterhaltung von Problemzuständen führen, angemessen erfassen und beschreiben und auf der Basis dieses »Fallverständnisses« das konkrete therapeutische Tun erklären zu können. Neben den interventionellen Kompetenzen ist dieses »professionelle Denken«, die Anwendung theoretischen psychotherapeutischen Wissens auf den konkreten Einzelfall, das wichtigste Ziel jeder systemischen Therapieausbildung.

Die Grundlagen dieses »professionellen Denkens« sollen durch das vorliegende Buch vermittelt werden: Die zentralen Prinzipien systemischen Denkens und Handelns werden zunächst theoretisch erklärt und dann fallbezogen erläutert. Das konkrete therapeutische Vorgehen wird anhand von Fallvignetten nachvollziehbar dargestellt. Zielgruppe sind alle Systemischen TherapeutInnen, die im Rahmen des Gesundheitswesens mit behandlungsbedürftigen psychischen Störungen konfrontiert sind.

Auch wenn der Fokus des »Praxisbuches Systemische Therapie« die Behandlung psychischer Störungen ist, bleibt das Verhältnis von Systemischer Therapie und Krankenbehandlung grundsätzlich reflexionsbedürftig: In den drei einführenden Kapiteln werden daher einige grundlegende Überlegungen zu Psychotherapie und psychotherapeutischer Medizin angestellt werden: Wie lernt man Psychotherapie? Ist Psychotherapie Krankenbehandlung? Wie wirkt Psychotherapie?

Darauf folgt eine ausführliche Darstellung dessen, was Systemische Therapie ausmacht. Aufgrund der hohen Binnendifferenzierung aller Therapiemethoden sind solche Festlegungen immer problematisch und nie ganz zutreffend – dennoch sollten sie »gewagt« werden, um gedanklich auf den Interventionsteil einzustimmen. Damit eine interventionsreiche Therapiemethode wie die Systemische Therapie nicht zur trivialisierenden Anwendung verführt, sollte das professionelle Denken – die Anwendung theoretischer Konzepte auf den konkreten Fall – gefördert werden. In den Kapiteln 5 und 6 wird daher ein weiterer Bogen gespannt: Welche Konzeptualisierung des Mentalen passt zur Systemischen Therapie und wie erklären sich Systemische TherapeutInnen psychische Störungen?

Auf der Basis dieser Überlegungen werden dann das Wirkverständnis Systemischer Therapie im psychiatrischen Kontext sowie systemische Konzepte in der stationären Psychiatrie überblicksmäßig dargestellt, bevor wir uns im Kapitel 9 einem zentralen Spannungsfeld zuwenden: Die im medizinischen Kontext selbstverständliche Expertenhaltung steht in einem deutlichen Gegensatz zu der für Systemische Therapie typischen Auftragsorientierung. Daher wird die für klinische Kontexte adäquate Auslegung von Auftragsorientierung und Expertenschaft zunächst ausführlich reflektiert, bevor in fünf Fallverlaufsdarstellungen die Prozesssteuerung zwischen ärztlicher und therapeutischer Identität konkret dargestellt wird.

In den nachfolgenden neun Kapiteln wird das typisch systemische Vorgehen praxisnah dargestellt: Es geht zunächst um die Realisierung der Ressourcenorientierung, die bei besonders ressourcenarmen Personen, die uns in klinischen Kontexten häufig begegnen, nicht so einfach zu realisieren ist. Besonders ausführlich wird die Hauptintervention der Systemischen Therapie, das Fragen, erläutert. Weitere Kapitel widmen sich den visualisierenden Verfahren, Aufgaben und Ritualen, narrativen Techniken, der Teilearbeit, der Nutzung von Bodenankern, hypnosystemischen und emotionsbasierten Interventionen. All diese Vorgehensweisen werden in ihren Grundzügen erklärt, bevor die Anwendung mit konkreten Fallvignetten dargestellt wird. Dies soll dazu beitragen, nicht nur die »Bauanleitung« der Interventionen, sondern auch das konkrete Wirkverständnis besser erfassen zu können. Die Angemessenheit einer Intervention, oder weiter gefasst, des konkreten TherapeutInnenverhaltens lässt sich nur beurteilen, wenn wir uns über den Zweck im Klaren sind. Was will ich mit meinem konkreten therapeutischen Handeln bewirken, was ist die therapeutische Absicht, inwiefern ist das konkrete Vorgehen geeignet, dies zu bewirken?

Wie der Untertitel des Buches nahelegt, muss das Wirkverständnis psychotherapeutischer Interventionen am konkreten Fallverständnis anschließen. Welche Merkmale des Falles gilt es zu berücksichtigen, um im Sinne des Patienten/der Patientin wirksam zu werden? In den letzten Kapiteln des Buches wird daher auf Fallverständnis, Wirkverständnis und die therapeutische Beziehung noch einmal ausführlich eingegangen.

Durch die fallorientierte Darstellung systemischer Praxis bei der Behandlung psychiatrischer Störungen soll die Integration systemischen Denkens in klinische Kontexte, vor allem ins psychiatrische Versorgungssystem gefördert werden. Dafür können die Erfahrungen, die bei der systemischen Ausbildung von fast 100 (Kinder- und Jugend-)PsychiaterInnen in den letzten Jahren gesammelt wurden, hilfreich sein.

Jedenfalls fließt hier auch eine persönliche Erfahrung ein: Als ich in den Neunzigerjahren zusätzlich zur Facharztausbildung an der Universitätsklinik für Psychiatrie in Wien meine Ausbildung in Systemischer Familientherapie in einem Ausbildungsinstitut nach dem Psychotherapiegesetz absolvierte, erlebte ich ein starkes Spannungsfeld:

In der Abteilung für Biologische Psychiatrie lernte ich von erfahrenen PsychiaterInnen, wie psychiatrisch Erkrankte zu diagnostizieren und zu behandeln sind. Ich bewunderte ihre psychopharmakologischen Kenntnisse und die Unaufgeregtheit, mit der sie heikelste klinische Situationen managten. Obwohl viele dieser Oberärzte einer Generation geisteswissenschaftlich gebildeter Psychiater mit differenzierten psychopathologischen Kenntnissen angehörten, setzte sich in dieser Zeit durch die Pseudoobjektivierung von ICD-10 und DSM-IV-R zunehmend ein naiver Realismus durch. Eine erkenntniskritische Haltung gegenüber diagnostischen Klassifikationssystemen, die bei Jaspers noch selbstverständlich formuliert wurde, war nicht mehr Teil des offiziellen Fachdiskurses, sondern wurde nur mehr als Liebhaberei von einzelnen kritischen Geistern kultiviert.

Auf der anderen Seite erlebte ich in meiner systemischen Ausbildungseinrichtung erfahrene LehrtherapeutInnen, deren therapeutische Fähigkeiten ich hinter dem Einwegspiegel kennen und schätzen lernte, allesamt aber überzeugte Konstruktivisten, die psychologische Konzeptualisierungen und psychiatrische Krankheitsbegriffe ablehnten, als wären sie für die Behandlung völlig irrelevant, ja sogar störend, weil vom subjektiven Selbstverständnis des Betroffenen ablenkend. Naiver Realismus auf der einen Seite, Konstruktivismus mit dogmatischer Ablehnung jeglichen klinischen Expertenwissens auf der anderen Seite führten dazu, dass ich mich in beiden Welten fachlich ein bisschen fremd fühlte. In der Psychiatrie fehlte mir die erkenntniskritische Position, in der Systemischen Therapie diagnostische und klinische Kompetenz. Es dauerte viele Jahre, bis die Psychiaterin und die Systemische Therapeutin in mir eine integrierte professionelle Identität gebildet haben.

Diesen langwierigen Integrationsprozess möchte ich jungen KollegInnen erleichtern, was auch durch die Entwicklung der Systemischen Therapie in den letzten fünfzehn Jahren nahegelegt wird: Die radikalkonstruktivistische empirie- und diagnosekritische Haltung ist auch bei den bekannten deutschsprachigen VertreterInnen Systemischer Therapie nicht mehr unwidersprochen. Einen wesentlichen Beitrag dazu lieferte Kirsten von Sydow, die gemeinsam mit Beher,

Retzlaff und Schweitzer jene Expertise zur Wirksamkeit der Systemischen Therapie verfasste, die 2008 zur Anerkennung als wissenschaftlich fundiertes Verfahren durch den Wissenschaftlichen Beirat Psychotherapie in Deutschland führte. In dem von ihr herausgegebenen Lehrbuch (von Sydow 2015), das stark an empirischer Forschung orientiert ist, bekennt sie sich trotz positivistischer Grundhaltung zu einem »gemäßigten Konstruktivismus« (von Sydow 2015, S. 28 f.) und kritisiert die »konzeptuelle Vernachlässigung innerpsychischer Variablen« in der systemischen Literatur. Ihre Forderung nach einer stärkeren Berücksichtigung affektiver Prozesse und verinnerlichter Beziehungs- und Bindungsmuster in der systemischen Fachliteratur stimme ich vollinhaltlich zu.

Daher wurden in dem Buch »Emotionsbasierte Systemische Therapie. Intrapsychische Prozesse verstehen und behandeln« (Wagner/Russinger 2016) psychologische Konzepte vorgestellt, die für ein differenziertes Fall- und Wirkverständnis hilfreich sind – und dies ohne unzulässige Trivialisierungen und Ontologisierungen. Psychische Vorgänge werden hier konsequent als Prozesse verstanden, als selbstorganisierte Muster in komplexen dynamischen Systemen. Wie der Titel vermuten lässt, fokussierten wir dabei die affektive Seite des Erlebens, die bislang in der systemischen Fachliteratur kaum explizit thematisiert worden ist. Das Buch sollte das Verständnis für Prozesse der Emotionsverarbeitung und Störungen derselben vermitteln und bietet darüber hinaus eine systematische Darstellung von Interventionen, die Affektwahrnehmung, -klärung und -bearbeitung fördern.

Auch Hans Lieb, der prominenteste Vertreter störungsspezifischer Systemtherapie, kritisiert das Dogma der Dekonstruktion psychischer Störungen, das in manchen systemischen Ausbildungseinrichtungen gültig scheint. Er fordert dazu auf, dass SystemikerInnen störungsbezogene Perspektiven einnehmen, ohne ihre systemische Identität zu verlieren, was vor allem heißt, dass der Störungsbegriff nicht ontologisierend verwendet, sondern die der Unterscheidung krank/gesund zugrunde liegende Beobachtungsleistung berücksichtigt wird (Lieb 2014, S. 11 f.). Ich hoffe, mit diesem Buch auch diesem

Anspruch zu genügen, selbst wenn die systemtheoretische Fundierung meiner Ausführungen mehr auf der Synergetik als der soziologischen Systemtheorie Luhmanns beruht.

KAPITEL 1

Wie lernt man Psychotherapie?

Eine erste grobe Differenzierung von Lernprozessen betrifft die Unterscheidung von Wissen und Können. Wissensinhalte wie Latein-Vokabeln, chemische Formeln, die Anatomie des Menschen oder philosophische Theorien erwirbt man anders als Kompetenzen wie Radfahren, Schwimmen oder Klavierspiel. Im einen Fall realisiert sich der Aneignungsprozess im Wesentlichen über das explizite Denken und Erinnern, im anderen Fall im Wesentlichen über das wiederholte Tun (Üben).

Für die Psychotherapie halte ich es allerdings für sinnvoll, vier Dimensionen zu unterscheiden: Neben dem theoretischen Wissen und den interventionellen Kompetenzen (»professionell handeln«) ist die Fähigkeit, Fachwissen fallbezogen adäquat anzuwenden (»fachlich denken«), zentral bedeutsam. Diese drei Dimensionen sind in vielen Professionen zu unterscheiden. In der Psychotherapie gibt es jedoch eine weitere Anforderung, nämlich die Fähigkeit, verlässlich – also unabhängig von evtl. dysfunktionalen Beziehungsmustern der KlientInnen – eine hilfreiche professionelle Beziehung anzubieten. Die Förderung dieser Beziehungskompetenz ist damit eine weitere Zieldimension jeder Psychotherapieausbildung. Auf jede dieser Dimensionen soll im Folgenden kurz eingegangen werden.

Das theoretische Wissen umfasst Konzepte zur »Gegenstandsmodellierung« sowie die Wirkprinzipien des therapeutischen Vorgehens (»Wirkverständnis«). Beide Begriffe sollen kurz erklärt werden:

Was versteht man unter »Gegenstandsmodellierung« oder »Konzeptualisierung psychosozialer Prozesse«: Die Seele können wir nicht sehen. Die Funktionsweise der Psyche kann man sich ganz unterschiedlich erklären: Ist sie durch Triebkonflikte geprägt, wie Freud es annahm, oder durch das Streben nach Selbstentfaltung, wie es die humanistischen Therapiemethoden beschreiben? Welche Rolle spielt das Unbewusste? Welche Rolle spielen frühkindliche Erfahrungen? Die verschiedenen Therapiemethoden entwerfen ganz unterschiedliche Bilder vom Mentalen, ihre theoretischen Grundannahmen »modellieren den Gegenstand« und legen damit auch fest, was als wirksames therapeutisches Tun betrachtet werden kann (»Wirkverständnis«). Hält man unbewusste seelische Konflikte für die Ursache psychischer Störungen, kann ein kognitiv-behaviorales Vorgehen, das vorwiegend die bewussten Kognitionen modifiziert, nur für ein oberflächliches Manöver gehalten werden. Stellt man die kausale Bedeutung unbewusster seelischer Konflikte infrage, erscheint die jahrelange hochfrequente Psychoanalyse als eine unnötig aufwendige Suche nach selbst versteckten Ostereiern.

Die theoretischen Grundlagen einer Therapiemethode vermitteln somit ein jeweils spezifisches Verständnis psychosozialer Prozesse und ihrer Beeinflussbarkeit im Kontext von Psychotherapie. Die Darstellung dieser »Wirkprinzipien« wird den Hauptteil dieses Buches ausmachen. Im Unterschied zu anderen Lehrbüchern soll dies aber konsequent fallbezogen erfolgen. Die theoretischen Konzepte sollen damit nicht nur beschrieben, sondern auch »exemplifiziert« werden, um das fachliche Denken zu fördern.

Unter »fachlich denken« verstehe ich die Anwendung von theoretischem Wissen auf einen konkreten Fall. Fachlich denken kann man dementsprechend nur fallbezogen lernen. Die adäquate Unterrichtsform ist die Supervision: Hier wird anhand konkreter Fallanliegen fachliches Denken entwickelt. Häufig ist in diesem Kontext aufgrund der Zahl und der Dringlichkeit der Supervisionsanliegen der Fokus allerdings eingeengt auf die Frage »Wie mache ich am besten weiter?«, sodass eine umfassende Reflexion des Fallverständnisses ausbleibt. In diesen Fällen wird fachliches Denken wieder nur implizit gelernt. Dieses Buch soll dazu beitragen, fachliches Denken zu fördern, indem Fall- und Wirkverständnis Systemischer Therapie anhand von ausgewählten Fallvignetten dargestellt wird. Anders als in der Supervision geht es nicht darum, mittels fachlichen Denkens in einem gegebenen Fall bestmöglich handlungsfähig zu werden, sondern darum, die der Systemischen Therapie zugrunde liegenden Konzepte anhand von Fallbeispielen nachvollziehbar verständlich zu machen.

Neben der Vermittlung von theoretischem Wissen und der Förderung der Fähigkeit, dieses auf Basis einer sensiblen Wahrnehmung fallbezogen adäquat anzuwenden, geht es bei einer Psychotherapieausbildung immer auch um die Entwicklung von Handlungskompetenz. Psychotherapeutische Interventionen müssen »getan« werden, es genügt nicht, sie theoretisch beschreiben zu können. Verglichen mit dem Erlernen einer neuen Sprache geht es hier um den »Sprechakt« bzw. die Handlung. Das »Gewusste« muss nicht nur fallbezogen genutzt, sondern auch in konkretes therapeutisches Tun umgesetzt werden. Dieser Kompetenzerwerb bedarf interaktiver Unterrichtssequenzen: Eine konkrete Intervention wird erklärt, demonstriert, in Kleingruppen geübt. Im Rollenspiel oder noch besser anhand eigener »kleiner« Themen erfahren die Teilnehmenden die Wirkung der Intervention an sich selbst und können sich »im geschützten Terrain« in der Therapeutenrolle erproben.

Unter »Beziehungskompetenz« wird die Fähigkeit verstanden, auch bei dysfunktionalen (»pathologischen«) Beziehungsangeboten von KlientInnen verlässlich eine konstruktive, hilfreiche Beziehung anbieten zu können. Die Verantwortung für die Qualität der therapeutischen Beziehung liegt bei der Therapeutin. Manche KlientInnen machen es uns leicht, indem sie uns von Anfang an vertrauen, Kompetenz zuschreiben und die Kooperation für den Veränderungsprozess nützen. Aber das ist keine Bedingung, die zu Behandlungsbeginn eingefordert werden kann. Professionelle Beziehungskompetenz ist vor allem dann gefragt, wenn KlientInnen von dieser Idealnorm abweichen, was sie öfter tun, als uns lieb ist. Die daraus resultierenden Schwierigkeiten werden typischerweise in der Supervision und evtl. in der Eigentherapie thematisiert. In diesem Buch wird sich ein eigenes Kapitel mit den Anforderungen an »Beziehungskompetenz« aus systemischer Perspektive beschäftigen, darüber hinaus wird in vielen Fallvignetten ein professioneller Umgang mit typischen Beziehungsschwierigkeiten dargestellt.

Nach nunmehr bald zwanzigjähriger Ausbildungstätigkeit sehe ich die größte Herausforderung im Rahmen einer Psychotherapieausbildung darin, in differenzierter Art »fachliches Denken« zu fördern. Theorievermittlung ist relativ einfach – Theorien kann man referieren, vorbereitende oder vertiefende Leseaufgaben und Reflexionsrunden sichern das Verständnis ab. Auch die Vermittlung von Handlungskompetenz wirft didaktisch keine großen Fragen auf (auch wenn sie nicht immer gleich gut gelingt). Schwieriger ist es, explizit »angemessenes fachliches Denken« zu lehren. Dazu soll dieses Buch einen Beitrag leisten.

Zuvor müssen aber einige grundsätzliche Gedanken zum Wesen (Systemischer) Psychotherapie formuliert werden.

KAPITEL 2

Ist Psychotherapie Krankenbehandlung?

Psychotherapie ist keine Krankenbehandlung. PsychotherapeutInnen muss man das in der Regel nicht erklären. PsychiaterInnen häufig schon, da sich ÄrztInnen traditionell für Krankheiten zuständig fühlen. In Zusammenhang mit Krankheiten und ihrer Behandlung verfügen sie über ein empirisch abgesichertes Expertenwissen. Aus medizinkritischer Perspektive kann die Überlegenheit ärztlichen Expertenwissens infrage gestellt werden, im Selbstverständnis von ÄrztInnen und der überwiegenden Mehrzahl ihrer PatientInnen ist die Zuschreibung einer Expertenrolle aber konstitutiv.

Das beste Beispiel dafür ist der Unfallchirurg. Meine damals 13-jährige Tochter stürzte mit dem Fahrrad und konnte ihren rechten Arm nicht mehr heben. Der Assistenzart veranlasst ein CT und beruhigt – er sieht nichts. Alle atmen auf. Der Oberarzt schaut sich die Bilder noch einmal an, äußert einen Verdacht, veranlasst eine weitere Bildgebung, diesmal in einer anderen Achse, und zeigt uns die Fraktur. Ungünstige Stelle, muss sofort operiert werden, sonst droht eine dauerhafte Bewegungseinschränkung. Der Expertise des Arztes wird getraut – was hätte man seinen Erklärungen entgegenzuhalten?

Nicht überall in der Medizin ist die Expertenschaft des Arztes so unumstritten, nicht immer sind die Befunde so eindeutig. Der Unfallchirurg markiert das eine Ende des Spektrums: unstrittige Expertenschaft, er weiß, was zu tun ist, kann das dem Patienten anhand eindeutiger Befunde erklären. Das Privileg des Unfallchirurgen: Er kann sehr häufig nicht nur eine eindeutige Diagnose liefern, sondern auch eine kurative Prozedur anbieten. Er operiert, der Patient muss es nur zulassen. Zumindest in der Akutsituation reduziert sich die Compliance auf die Einverständniserklärung – »lassen Sie mich nur machen«.

Natürlich ist dieser Idealfall nicht immer gegeben. Es gibt auch in der Unfallchirurgie unklare Befunde (Experten einigen sich nicht über das zugrunde liegende Problem) oder widersprüchliche Ansichten über die geeignete Behandlung (Experten einigen sich nicht über die bestmögliche Lösung), und natürlich bedarf es in der postoperativen Phase der Kooperation des Betroffenen: Schonung, gezieltes Training, alles zur richtigen Zeit und im richtigen Ausmaß. Aber auch dazu können die ExpertInnen eindeutige Empfehlungen geben. Das heißt: medizinisches Fachwissen bezieht sich auf die Diagnose und Behandlung von Krankheiten. Die Expertenrolle des Arztes verpflichtet zur Patientenaufklärung (diese Prozedur ist, wie jeder weiß, der sich schon einmal einer einfachen chirurgischen Intervention unterzogen hat, formal über eine schriftliche Einverständniserklärung abgesichert), begründet die durchzuführende Behandlung und legitimiert darüber hinausgehende Beratung (z. B. betr. Ernährung, Bewegung, Gewichtsreduktion) bzw. Schulung des Patienten.

Wie stellt sich die Situation nun bei psychischen Störungen dar?

Wenn wir an eine typische paranoide Schizophrenie, eine bipolare Störung, eine schwere Zwangsstörung oder Anorexie denken: auf den ersten Blick ganz ähnlich. Auch hier verfügt die Medizin – in diesem Fall die Psychiatrie – über gesichertes Expertenwissen und kann adäquate Behandlung anbieten. Die Krankheitsbilder sind gut definiert und lassen sich vom Zustand des Gesunden sicher unterscheiden. Ein klassisch ärztliches Selbstverständnis ist zulässig und sinnvoll, sofern der Patient bereit ist, diese Expertenrolle dem Arzt zuzuschreiben und sich der psychiatrischen Definition seines Erlebens anzuschließen. Aus »Ich bin so unglücklich und weiß nicht warum« wird dann im besten Fall eine behandelbare depressive Episode, aus »Stimmen befehlen mir, dass ich mich umbringe, weil ich für alles Unglück in der Welt verantwortlich bin« eine psychotische Episode, die psychopharmakologisch gut zu behandeln ist.

Aber wie groß ist der Anteil dieser eindeutig definierbaren und nach einem medizinischen Rational gut zu behandelnden Patientengruppe? Allen Frances, der 1994 den Vorsitz der Arbeitsgruppe für die Revision des DSM-IV innehatte und sich in den letzten Jahren zum prominentesten Kritiker des DSM-5 entwickelt hat, gibt folgende Einschätzung ab: »Wir können Patientinnen und Patienten, die an schweren psychischen Störungen leiden und etwa 5% der Bevölkerung ausmachen, präzise diagnostizieren, und wir wissen auch ziemlich gut, wie sie zu behandeln sind. An den Grenzen zur ›Normalität‹ haben wir dagegen eine enorme Unschärfe. Gerade diese Grenzbereiche umfassen allerdings eine sehr große Anzahl von Menschen …« (Frances 2017, S. 104) Wenn man von einer 10-Jahres-Prävalenz von 30 % psychischer Störungen ausgeht, ist das knapp ein Viertel der Bevölkerung. Und mehr noch als für die schwerst psychisch Kranken ist für diese große Zahl an Menschen an der »Grenze zur Normalität« Psychotherapie oder psychotherapeutische Medizin indiziert. Die Frage ist daher, welche Art von Diagnostik und Behandlungsverständnis (jenseits der Krankenbehandlung) hier angemessen ist und wie sich hier psychotherapeutische Professionalität oder Expertenwissen realisiert.

Das Wissen und die Kompetenzen, die im Rahmen der Facharztausbildung für Psychiatrie im Krankenhaus erworben werden, sind für diese große Population meist jedenfalls nicht ausreichend, da nur ein kleiner Anteil aller Personen mit einer behandlungsbedürftigen psychischen Störung je stationär aufgenommen wird. Solange die Facharztausbildung Psychiatrie vorwiegend in stationären Einrichtungen absolviert wird, müssen wir davon ausgehen, dass viele AssistenzärztInnen ihr gesamtes Störungs- und Behandlungsverständnis an einem sehr kleinen, nämlich dem schwerst kranken, Segment der Population sammeln, während sie den Großteil der v.a. psychotherapeutisch zu Behandelnden nicht oder kaum kennenlernen.

Im Rahmen ihrer Facharztausbildung sammeln AssistenzärztInnen für Psychiatrie und psychotherapeutische Medizin zweifellos unzählige Erfahrungen im Umgang mit mittel- bis schwer erkrankten PatientInnen aller Diagnosegruppen. Aufnahme- und Entlassungsmanagement, Zuweisungen, Visiten und Patientenaufklärung füllen aufgrund kürzer werdender Verweildauern den Arbeitstag des Facharztes zunehmend aus, sodass zeitaufwändigere Prozeduren wie ausführliche biografische Anamnesen, das Erfragen des subjektiven Krankheitsverständnisses oder psychotherapeutische Gespräche erschwert werden. Diese »Engführung« psychiatrischer Behandlung verhindert oftmals, dass unter den gegebenen Bedingungen psychiatrische Erfahrung mit Kompetenzerwerb im Bereich der psychotherapeutischen Medizin einhergeht und kann in manchen Fällen regelrecht zu einer »deformation professionelle« führen, die das Individuum mit seinen jeweils subjektiven Wünschen, Zielen und Ängsten hinter der ICD-Diagnose und dem psychopharmakologischen Behandlungsbedarf vergessen lässt.

Die Ausbildung in psychotherapeutischer Medizin ist damit ein wesentlicher Beitrag dazu, dass die heute ausgebildeten PsychiaterInnen auch die große Gruppe von Menschen »an den Grenzen zur Normalität« adäquat behandeln können. Voraussetzung dafür sind aber psychotherapeutische Konzepte, die für die Psychiatrie anschlussfähig sind.

Die für die frühe Systemische Therapie typische vehemente Ablehnung des psychiatrischen Krankheitsbegriffes ist vor diesem Hintergrund keine glückliche Lösung. Für PsychiaterInnen würde es bedeuten, in zwei unvereinbaren Fachwelten leben bzw. arbeiten zu müssen, aber auch für nicht ärztliche PsychotherapeutInnen erschwert es die Kooperation mit dem klinischen Kontext. Wenn Systemische TherapeutInnen psychische Störungen ausschließlich als soziale Konstrukte, nicht als Krankheiten verstehen, sind sie für andere klinische Disziplinen nicht anschlussfähig. Nicht zuletzt durch die Anerkennung der Systemischen Therapie als Richtlinienverfahren kam es allerdings in den letzten 10 Jahren zu einer Annäherung an das Gesundheitssystem. Statt vehementer Ablehnung wird nun vermehrt die pragmatische Nutzung des Störungsbegriffes empfohlen, der berühmte Carl Auer Verlag hat sich gar zur Herausgabe einer Reihe zur »Störungsspezifischen systemischen Therapie« entschieden.

Kehren wir zur ersten Aussage zurück: Wenn Psychotherapie keine Krankenbehandlung im herkömmlichen Sinn ist – was ist sie dann? Eine gängige Definition von Psychotherapie (vgl. Strotzka 1982) beschreibt diese als bewussten und geplanten interaktionellen Prozess zur Verbesserung von psychosozialen Leidenszuständen oder Verhaltensstörungen auf der Basis einer definierten Theorie normalen und pathologischen Erlebens und Verhaltens. Im Unterschied zur Medizin, deren Gegenstand zwar komplexe, aber im Wesentlichen objektivierbare und messbare biologische, chemische Vorgänge darstellen, geht es in der Psychotherapie ganz wesentlich um subjektive Sinnzusammenhänge. Halten wir fest: Der »Gegenstand«, auf den sich Psychotherapie bezieht, ist nicht »Krankheit« wie in der Medizin, sondern der subjektiv leidende Mensch. Dieses subjektive Leid kann die Form einer »Krankheit« annehmen (wenn Lisa z. B. in dem Gefühl, nicht attraktiv genug zu sein, anorektisch wird), muss es aber nicht. Wenn Lisa freudlos und hadernd weiter isst, aber ihren Körper nicht akzeptiert und deshalb nicht mit Freunden schwimmen geht und jegliche sexuelle Annäherung aus Scham, sich nackt zeigen zu müssen, verweigert, ist dieses »Nicht-Bewältigen einer Entwicklungsaufgabe« eine ebenso zulässige Indikation für Psychotherapie.

Nicht die objektivierbare Krankheit, sondern das subjektive Leid ist damit der »Gegenstand« von Psychotherapie.

Wer diese Subjektivität als zu behebendes Defizit betrachtet, hat Psychotherapie oder psychotherapeutische Medizin grundlegend missverstanden. Die Auseinandersetzung mit subjektiven Sinnzusammenhängen und Bedeutungskonstruktionen, mit individuellen Erlebnisweisen und Motivationsdynamiken ist für die therapeutische Praxis konstitutiv. Professionalität besteht daher nicht primär darin, ein eigengesetzlich ablaufendes Krankheitsgeschehen zu erfassen, sondern die Person in ihrer Auseinandersetzung mit ihrem Gewordensein, ihren Ängsten, Schwierigkeiten, Sehnsüchten und Zielen zu unterstützen. Allerdings – bei Vorliegen einer im engeren

Sinne psychiatrischen Störung – beinhaltet professionelles Handeln natürlich auch die Berücksichtigung derselben. Nicht ärztliche PsychotherapeutInnen müssen zu einem Facharzt für Psychiatrie überweisen, PsychiaterInnen müssen gegebenenfalls pharmakologische und psychotherapeutische Maßnahmen kombinieren.

Im Kontext von Psychotherapie und Psychotherapeutischer Medizin braucht es häufig spezialisiertes »Störungswissen« (z.B. in Form von psychiatrischem Fachwissen), in jedem Fall braucht es aber eine angemessene Konzeptualisierung psychischer Prozesse sowie ein ausreichendes »Steuerungswissen«. Mit welcher therapeutischen Haltung, mit welchen Interventionen kann ich in welcher Praxissituation hilfreich agieren? Dazu gehören neben dem konkreten interventionellen Wissen (der Kenntnis einzelner Interventionen und ihrer sinnvollen Anwendung) auch »Metakompetenzen« wie die Wahrnehmung von Veränderungsmotivation (Wie schnell und wie grundlegend kann und will sich ein Klientensystem verändern?), Fähigkeiten zur differenzierten Beziehungsgestaltung (Wie viel Zustimmung und Bestärkung braucht ein Klient, wie viel Anregung oder Verstörung verträgt er?) und vieles mehr.

2.1 Die Klassifikation psychischer Störungen

Die Klassifikation psychischer Störungen, wie sie von den modernen Diagnoseschemata vorgegeben werden, ist hingegen für psychotherapeutische Behandlungsprozesse nur bedingt hilfreich. Im Gegensatz zu weiten Bereichen der medizinischen Wissenschaft, die vorwiegend von ätiopathogenetischen Denkansätzen geleitet ist, beruht die Klassifikation psychischer Störungen weitgehend auf einer deskriptiven Beschreibung. Das heißt, die psychiatrischen Störungen werden anhand der beschreibbaren Symptome zu Syndromen geordnet und klassifiziert. Durch die Selbstbescheidung auf die beobachtbare Symptomebene und den Verzicht auf ätiologische Annahmen, die in der Diagnose enthalten sind (z.B. endogene versus neurotische Depression), wurde selbstverständlich die Reliabilität psychiatrischer Diagnosen verbessert. Es ist, als würde man die Tierwelt nach Größe und Farbe und Zahl der Beine etc. ordnen – hinsichtlich dieser Kriterien wird eine reliable Beschreibung kein Problem sein. Die damit verbundene Hoffnung war aber eine andere: »Das DSM-III sollte damit einen vergleichbaren Rang einnehmen wie das Ordnungssystem von Carl Linné, der das Pflanzen- und Tierreich beschrieben und akkurat kategorisiert hat, was zu Darwins Evolutionstheorie führte, oder wie das von Mendelejew entwickelte Periodensystem der Elemente. Die Fachleute erhofften sich, dass eine klare Beschreibung eine schlüssige Erklärung ermöglichen würde.« (Frances 2017)

Frances lässt keinen Zweifel daran, dass sich diese Hoffnung nicht erfüllt hat: »Wir sollten das DSM-System oder das ICD-10-System als provisorisches heuristisches Instrument verstehen, wonach die aufgelisteten Störungen KlinikerInnen, die eine Bewertung vornehmen, Hilfestellung geben. Sie helfen bei der Prognose und bieten Leitlinien für die Behandlung. Aber sie beschreiben mit Sicherheit keine homogenen Krankheiten, die eine eindeutige Ursache haben, und sie werden am Ende auch mit Sicherheit nicht zu den einfachen Behandlungen führen, wie wir sie heute durchführen.«

Bei der Klassifikation von Krankheiten ist ein wesentlicher Unterschied zu den Klassifikationssystemen in den Naturwissenschaften zu beachten: Es werden keine Dinge der materiellen Welt geordnet, sodass keine Ordnung abgebildet werden kann, die die Natur hervorgebracht hat. Psychische Störungen sind modifizierbare Konstrukte, jedes Klassifikationssystem das vorläufige Ergebnis eines Expertenabstimmungsprozesses, was immer dann besonders deutlich wird, wenn die Diagnosekriterien bei der Neuauflage der Manuale verändert werden: Durch die willkürliche Festlegung der Zahl der notwendigen Kriterien kann die Grenze zwischen gesund und krank massiv verschoben werden.

Kritik an der deskriptiven Diagnostik ist weit verbreitet: Von neurowissenschaftlicher Seite wird argumentiert, dass eine rein syndromorientierte Klassifikation zwangsläufig zu einer fehlerhaften Nosologie psychischer Krankheiten führt, da sie verschiedene Ursachen, die in ähnlichen Syndromen resultieren, gleich klassifiziere. Dementsprechend fordert auch das National Institute of Mental Health (NIMH) mit seiner Research Domain Criteria Initiative (RDoC), »die Klassifikation psychischer Störungen dem in der Medizin dominierenden kausalen Krankheitsbegriff stärker anzupassen und die zugrunde liegenden neurobiologischen Eigenschaften zu berücksichtigen. Nicht die Ähnlichkeit in den offensichtlichen oberflächlichen Eigenschaften (hier: den Symptomen einer Krankheit) sei entscheidend für eine Nosologie, sondern die Gleichheit oder Ähnlichkeit der zugrunde liegenden kausalen Mechanismen, die zu den offensichtlichen Eigenschaften führen.« (Walter und Müller 2015) Auch in anderen Bereichen der Medizin – so wird argumentiert – bestimmt nicht das Symptom (z. B. Fieber oder Ausschlag) die Diagnose, sondern der zugrunde liegende pathophysiologische Mechanismus.

Während das rein symptombasierte DSM- und ICD-System agnostisch bezüglich der Pathogenese psychischer Erkrankungen ist, hat die RDoC-Initiative das erklärte Ziel, biologisches Wissen über Risikofaktoren und Ursachen psychischer Krankheiten zu systematisieren. Die RDoC-Initiative wurde nicht als praktisch verwendbares, alternatives Diagnosemanual zum DSM-5 oder zum ICD-10/11 entwickelt, sondern soll der multidisziplinären Erforschung psychischer Störungen und der Entwicklung neuer, auf spezifischen Krankheitsmechanismen basierenden sowie individualisierten Therapiestrategien dienen (vgl. Walter 2017).

Viele psychiatrische Experten kritisieren den RDoC-Ansatz aufgrund begrifflicher Verwirrungen und seiner reduktionistischen Sicht auf das Mentale: So habe er keine konzeptuelle Validität, sei nicht in der Lage, aus sich heraus valide Krankheitsschwellen zu bestimmen, verwechsele Risikofaktoren für psychische Krankheiten mit den Krankheiten selbst und vernachlässige den Kontext psychischer Störungen sowie die Rolle von Bedeutung und Bewusstsein (zitiert nach Walter & Müller 2015). Diese Fokussierung auf die zugrunde liegenden neurobiologischen Mechanismen psychischer Störungen lässt auch keinen unmittelbaren Nutzen für die psychotherapeutische Behandlungsplanung erwarten.

Interessanter ist in diesem Zusammenhang die Entwicklung »transdiagnostischer« Behandlungsansätze in der Psychotherapie. Dieser Trend wird derzeit vor allem in der Verhaltenstherapie im Rahmen der Dritte-Welle-Ansätze aufgegriffen und stellt wohl eine Gegenbewegung zu der in den letzten Jahrzehnten auf die Spitze getriebenen Störungsorientierung dar. Grundlage dieser Entwicklung ist die Einsicht, dass verschiedenen psychischen Störungen ähnliche dysfunktionale psychische Prozesse zugrunde liegen können. Für die psychotherapeutische Behandlung liegt es daher nahe, auf diesen Phänomenbereich und nicht auf die Symptomebene »scharf zu stellen«. Behandelt wird dann nicht die Depression oder die Angststörung, sondern z.B. die Vermeidung unangenehmer Affekte, die übermäßige oder mangelnde Emotionsregulation, dysfunktionale Überzeugungen oder Verhaltensmuster. Diese Vorgehensweise deckt sich mit meinen Überlegungen, die im Kapitel Fallverständnis und emotionsbasierte Techniken weiter ausgeführt werden.

Die Nutzung der aktuellen Klassifikationssysteme psychischer Störungen ist nicht grundsätzlich problematisch, wenn wir uns ihrer Limitierungen bewusst sind. Wir müssen im Auge behalten, dass es komplexe biopsychosoziale Phänomene sind, die wir klassifizieren, dass es sich um jeweils vorläufige Ordnungen handelt, um modifizierbare Konstrukte, die jeweils das Ergebnis eines Expertenabstimmungsprozesses darstellen. Und wir müssen uns damit abfinden, dass die Störungsdiagnose nicht zwingend erhellend oder gar handlungsleitend für das Fallverständnis ist.

Psychologische bzw. psychopathologische Kompetenz realisiert sich im Kontext psychotherapeutischer Behandlungen als die Fähigkeit, problematische Muster psychischer Selbstorganisation differenziert zu erfassen und in ihrer Relevanz für die aktuellen Störungen einzuschätzen. Darauf bereiten weder eine typische systemische Therapieausbildung noch eine Facharztausbildung in Psychiatrie optimal vor. Durch die zunehmende Ausrichtung auf die moderne psychiatrische Diagnostik basiert das Störungsverständnis junger PsychiaterInnen, aber auch vieler klinischer PsychologInnen immer mehr auf »Symptomchecklisten«, eine differenzierte psychopathologische Beschreibung wird oft nicht mehr geleistet. Diese Pseudoobjektivierung psychischer Störungen ist auch mit einer reduzierten Aufmerksamkeit für psychische Verarbeitungsprozesse verbunden, es werden Symptome aufgezählt, statt sich für die spezifische Funktionsweise der Psyche im Austausch mit der äußeren Welt zu interessieren. Hier gilt es gegenzusteuern.

KAPITEL 3

Wie wirkt Psychotherapie? Welchen Stellenwert haben die theoretischen Grundannahmen einer Psychotherapieschule?

Kehren wir zur **Definition von Psychotherapie** zurück und wenden wir uns nun dem letzten Satzteil zu: Psychotherapie ist ein bewusster und geplanter interaktioneller Prozess zur Verbesserung von psychosozialen Leidenszuständen oder Verhaltensstörungen auf der Basis einer definierten Theorie normalen und pathologischen Erlebens und Verhaltens. Diese »definierte Theorie normalen und pathologischen Verhaltens« ist eine genuine Leistung jeder Therapiemethode. Nur wenn eine konsistente Theorie normalen und pathologischen Verhaltens und Erlebens entwickelt und die Wirkprinzipien plausibel erklärt werden sowie die Wirksamkeit der Methode empirisch nachgewiesen werden kann, erfolgt die Anerkennung als Psychotherapiemethode.

Da psychische Prozesse unterschiedlich konzeptualisiert werden können und verschiedene Konzeptualisierungen (z.B. eine psychodynamische, kognitiv-behaviorale, humanistische oder systemische Perspektive) wirkungsvolles therapeutisches Handeln ermöglichen, ist offensichtlich, dass es nicht eine »einzig richtige« Erklärung psychischer Phänomene gibt. Jede der genannten psychotherapeutischen Theorien bietet einen Verstehenszusammenhang, eine »Interpretationsfolie« für psychische Phänomene und ermöglicht damit konsistentes therapeutisches Handeln, das zu nachweisbaren Erfolgen führt. Dass Methoden, die auf unterschiedlichen, teilweise widersprüchlichen Konzeptualisierungen beruhen, dennoch annähernd gleich wirksam sind, ist natürlich irritierend. Was wirkt dann in der Psychotherapie, wenn es nicht die auf den spezifischen Wirkannahmen beruhenden Wirkprinzipien sind (z. B. Deutung von Übertragung und Widerstand, sokratischer Dialog etc.)? Im Wesentlichen sind zwei Antworten möglich: Zum einen gibt es unspezifische Wirkfaktoren, die von allen Therapiemethoden gleichermaßen erfüllt werden (z. B. Aufbau einer vertrauensvollen therapeutischen Beziehung etc.), zum anderen »allgemeine Wirkfaktoren«, die von unterschiedlichen Therapiemethoden in unterschiedlicher Weise realisiert werden, aber damit zu vergleichbaren »Netto-Effekten« führen. Da diese Überlegungen für ein differenziertes Verständnis der Wirkung von Psychotherapie hoch relevant sind, soll darauf später noch ausführlicher eingegangen werden.

Die einer Psychotherapiemethode zugrunde liegende Theorie vermittelt ein Verständnis für normale und pathologische psychosoziale Prozesse und für deren absichtsvolle Beeinflussung durch konkretes Therapeutenverhalten (Wirkverständnis). Ein kognitiver Verhaltenstherapeut erklärt sich die Probleme eines Patienten nicht nur anders als ein Psychoanalytiker oder ein humanistischer Therapeut, er verhält sich demzufolge auch in der Therapie anders. Haben Sie sich schon einmal überlegt, wie lange Sie eine Therapiesequenz beobachten müssten, bis Sie erkennen, um welche Therapiemethode es sich handelt? Nach einer Minute, nach drei Minuten, nach zehn Minuten? Manchmal ist es leicht – wenn der Patient auf einer Couch liegt, handelt es sich wohl um Psychoanalyse, wenn eine Familie zirkulär befragt wird, ist es wohl Familientherapie. Aber wie sicher und wie schnell können Sie einen tiefenpsychologisch und einen systemischen Therapeuten unterscheiden, wenn Sie beide eine Einzeltherapie im Sitzen durchführen?

In diesem Zusammenhang sind zwei Entwicklungen zu bedenken: zum einen die Integration methodenfremder Vorgehensweisen und damit die Abschwächung schulenspezifischer Merkmale, wie sie bei erfahrenen PsychotherapeutInnen zu beobachten ist. Es ist ein häufig replizierter Befund, dass sich erfahrene PsychotherapeutInnen verschiedener Schulen weniger unterscheiden als BerufsanfängerInnen. Neben diesen individuellen Integrationsprozessen kam es über die Jahrzehnte aber auch zu einer Annäherung der Therapiemethoden durch eine »zentripetale Entwicklung«. Während sich beispielsweise die frühe, triebtheoretisch begründete Psychoanalyse, die frühe lerntheoretisch begründete Verhaltenstherapie und die frühe interaktionell orientierte Familientherapie radikal voneinander unterschieden, kam es im Zuge der »Binnendifferenzierung« der Therapiemethoden zu einer deutlichen Annäherung. Moderne tiefenpsychologische Methoden wie die strukturbezogene Therapie nach Rudolf oder die mentalisierungsbasierte Therapie nach Fonagy unterscheiden sich deutlich weniger von Schematherapie (einer Weiterentwicklung der Verhaltenstherapie) oder emotionsbasierter systemischer Therapie. Diese Annäherung erfolgt nicht durch individuelle Integrationsprozesse, die fallweise ja eher eklektischen Charakter haben, sondern durch Ausweitung der theoretischen Grundlagen. Auch diese Überlegung wird uns noch einmal begegnen.

Wenden wir uns zunächst aber der Frage zu, wie Psychotherapie wirkt. Was wissen wir darüber aus der Evaluationsforschung?

Über 500 Metaanalysen belegen, dass Psychotherapie bei den meisten psychischen Störungen schneller, stärker und nachhaltiger wirkt als der natürliche Heilungsprozess oder ein stützendes Umfeld (vgl. Lambert & Ogles 2004, Lambert 2011, Wampold 2001). Während die grundsätzliche Wirksamkeit von Psychotherapie daher außer Frage steht, wird eine andere Frage von Psychotherapieforschern aber kontroversiell diskutiert: Sind Psychotherapiemethoden alle ungefähr gleich wirksam, wie es die Verfechter des Dodo-Verdict behaupten, oder lassen sich doch stabile Unterschiede in der Wirksamkeit der verschiedenen Therapiemethoden nachweisen?

3.1 Unspezifische und allgemeine Wirkfaktoren

Da diese hochinteressante Diskussion, die viele forschungsmethodische Fragen umfasst, hier nicht umfassend abgebildet werden kann, möchte ich folgende konsensfähige Formulierung vorschlagen: Außer Zweifel steht, dass sich die spezifischen Theorien der psychotherapeutischen Verfahren – die Annahmen über Störungsursachen und die daraus abgeleitete Behandlungstheorie – deutlich mehr unterscheiden als die durch die Behandlung erzielten Effekte. Daher muss es neben den Faktoren, die von den einzelnen Verfahren als spezifisch wirksam gehalten werden, auch »allgemeine« oder »unspezifische« Wirksamkeitsfaktoren geben. Reisner (2005) schreibt dazu: »Science has established psychotherapy as generally effective… All therapies are basically equal in effectiveness… Factors common among all therapies are what account for patient improvement rather than the specific techniques used by a given school of therapy.« Dieser Gedanke ist keineswegs neu. Bereits 1936 formulierte Rosenzweig »… besides the intentionally utilized methods and their consciously held theoretical foundations, there are inevitably certain unrecognized factors in any therapeutic situation – factors that may be even more important than those purposely employed«.

Was könnten nun diese in jeder therapeutischen Situation wirksamen Faktoren sein und was können wir für unser »systemisches Wirkverständnis« daraus lernen?

Unspezifische Wirkfaktoren sind jene Therapievariablen, die implizit im Kontext jeder Psychotherapie realisiert werden – unabhängig von Therapiemethode und zu behandelndem Störungsbild. Ganz basal können wir hier die therapeutische Beziehung, das professionelle Erklärungsangebot bezüglich der beschriebenen Probleme und ein Rational für die Verbesserung beschreiben. Diese Sichtweise wurde zu Beginn der 1960er-Jahre von Jerome D. Frank zum »Common-Component-Model« (Frank 1971) weiterentwickelt. Frank führt aus, dass der Aufbau einer positiven Behandlungserwartung der zentrale allgemeine Wirkfaktor von Psychotherapie ist. Nicht nur der sozial legitimierte Kontext lässt die Erwartung entstehen, nun qualifizierte Hilfe zu erhalten, auch die emotional unterstützende Beziehung und das Angebot eines plausiblen Erklärungszusammenhanges fördern den Glauben an Veränderungsmöglichkeit. Die aus dem Erklärungsmodell abgeleiteten Vorgehensweisen des Therapeuten fördern die konstruktive bewältigungsorientierte Auseinandersetzung mit den Problemen, sodass neue Einsichten oder Einstellungs- und Verhaltensänderungen wahrscheinlich werden. In diesem Modell »ist die Wirksamkeit von Psychotherapie nicht im Inhalt der verschiedenen Theorien und Techniken begründet, sondern in deren Funktion: Die Psychotherapiekonzepte und die damit verbundenen Therapietechniken bilden lediglich den Rahmen für eine glaubwürdige Behandlung.« (Pfammatter et al. 2012)

Auf dieser Basis lassen sich weitere Dimensionen differenzieren. So führt z.B. Karasu (1986) aus, dass alle Therapiemethoden eine Kombination aus affektiven, kognitiven und behavioralen »change agents« bieten. Neben dem »affective experiencing« (also dem bewussten Erleben und Ausdruck von Gefühlen) tragen vor allem »cognitive mastery« (also motivationale Klärung, Abbau dysfunktionaler Überzeugungen, Aufbau und Integration neuer Einstellungen und Denkmuster) und »behavioral regulation« (Erlernen neuer Verhaltenskompetenzen) zur Veränderung bei.

Die von Weinberger (1995) postulierten fünf Wirkfaktoren könnten auch in »to-do-Sätzen« formuliert werden: Biete eine vertrauensvolle Beziehung und fördere positive Therapieerwartungen. Ermögliche dem Klienten im Schutz dieser Beziehung eine konstruktive Auseinandersetzung mit seinen Problemen und fördere damit die Wahrscheinlichkeit von Bewältigungserfahrungen und kognitiver Kontrolle über problematisches Erleben (»Providing an experience of mastery or cognitive control over the problematic issue«). Fördere die Selbstwirksamkeitserwartungen, indem du den Therapieerfolg des Patienten auf ihn selbst attribuierst.

Eine etwas andere Perspektive bringt Klaus Grawe (1998) ein, der argumentiert, dass die Wirkung von Psychotherapie durch folgende »allgemeine Wirkfaktoren« zustande kommt: Problemaktualisierung, Ressourcenaktivierung, motivationale Klärung oder Intentionsveränderung und Problembewältigung oder Intentionsrealisierung. Die verschiedenen Therapiemethoden unterscheiden sich nach Grawe nicht nur darin, wie – das heißt durch welche Techniken – sie die Wirkfaktoren realisieren, sondern auch in der spezifischen Gewichtung der einzelnen Faktoren. So ist z.B. die Psychoanalyse ein stark klärungsorientiertes Verfahren, die Verhaltenstherapie, v.a. wo sie übende Verfahren einsetzt, ein stark bewältigungsorientiertes Verfahren, während die Systemische Therapie ihre Wirkung vor allem über die Ressourcenaktivierung erzielen dürfte.

Wenn wir zum Ausgangspunkt unserer Überlegungen zurückkehren, dass sich nämlich die spezifischen Theorien der psychotherapeutischen Verfahren – die Annahmen über Störungsursachen und die daraus abgeleitete Behandlungstheorie – deutlich mehr unterscheiden als die durch die Behandlung erzielten Effekte, könnten wir hier eine mögliche Erklärung finden. Neben den im engeren Sinn unspezifischen Wirkfaktoren, die von allen Therapiemethoden gleichermaßen erfüllt werden (z.B. Aufbau einer vertrauensvollen therapeutischen Beziehung, Aufbau positiver Behandlungserwartungen, Anbieten eines Erklärungsmodells etc.), gibt es auch jene »allgemeine Wirkfaktoren«, die von unterschiedlichen Therapiemethoden in unterschiedlicher Weise und in unterschiedlichem Ausmaß realisiert werden. Grawe postuliert nicht nur, dass sich die einzelnen Methoden in ihrem »Wirkfaktorenprofil« unterscheiden, sondern fordert auch die Entwicklung einer »allgemeinen Psychotherapie«, die ausgewogen alle vier Wirkfaktoren realisiert und damit allen etablierten Therapiemethoden überlegen wäre. »Der Mohr hat seine Schuldigkeit getan, der Mohr kann gehen« forderte Grawe dereinst bei einem Vortrag in Wien.

Während die »Abschaffung der Therapieschulen« aufgrund der vorhandenen Strukturen und Machtverhältnisse nicht zu erwarten ist, vollzieht sich doch eine andere Entwicklung, die in dieselbe Richtung weist. Wie schon erwähnt, lässt sich eine Annäherung der Therapiemethoden durch theoretische Integration und Assimilation ergänzender Perspektiven beschreiben: Die im Entstehungszusammenhang einer Therapiemethode sehr enge Auslegung des Psychischen (Triebtheorie, operantes Lernen, familiäre Interaktion) wird im Laufe der Entwicklung weiter und umfasst damit immer mehr Komponenten. Die Verhaltenstherapie nach Skinner wurde zuerst durch die kognitive Wende, später durch die Schematherapie in ihrem Wirkverständnis »ausgeweitet«. Während zunächst unwillkürliche Lernprozesse (operante Konditionierung) für die Problementstehung für konstitutiv gehalten wurden, waren es nach der kognitiven Wende dysfunktionale Gedanken und Überzeugungen, die durch kognitive Interventionen (sokratischer Dialog, kognitive Umstrukturierung etc.) abgebaut werden sollten. Mit der »Mindfulness based Cognitive Therapy« wurde ein auf Achtsamkeitsübungen basierendes Verfahren entwickelt. In der Schematherapie werden nun zentral affektive Prozesse, v.a. die Wirksamkeit dysfunktionaler affektiver Schemata, die als das Ergebnis früher leidvoller Erfahrungen verstanden werden, konzeptualisiert und erstmals erlebnisorientierte und »affektbearbeitende Methoden« als notwendig für Veränderung betrachtet.

Eine ähnliche Entwicklung lässt sich für die Systemische Therapie beschreiben: Während in ihren Anfängen als Familientherapie der interaktionelle Fokus im Mittelpunkt stand, kam es durch die konstruktivistische Wende zu einer Fokussierung individueller Bedeutungskonstruktionen. Was auf den ersten Blick ebenso als »kognitive Wende« verstanden werden kann, weist bei genauer Beobachtung doch auch deutliche Unterschiede zu jener in der Verhaltenstherapie auf, da unter dem Einfluss des Konstruktivismus Systemische Therapie im Unterschied zur Verhaltenstherapie den Anspruch aufgegeben hat, Verhalten und Denken von PatientInnen objektiv zu beschreiben und zu erklären (vgl. Lieb 2009, S. 18). In dieser Phase entwickelten sich der konstruktivistisch-konversationale Ansatz von Kurt Ludewig, Fritz Simon und Arnold Retzer (um nur einige Vertreter zu nennen), die lösungsorientierte Kurztherapie nach Steve de Shazer und Insoo Kim Berg sowie der narrative Ansatz von Michael White und David Epston. Im Zuge der weiteren Entwicklung wurde auch hier der sprachlich-kognitive Fokus erweitert: Die hypnosystemische Therapie von Gunther Schmidt bietet die Möglichkeit, auf unwillkürliche Prozesse Einfluss zu nehmen, im emotionsfokussierten systemischen Ansatz werden nicht nur erlebnisorientierte und affektbearbeitende Interventionen vorgestellt, sondern vor allem ein synergetisches Verständnis psychischer Prozesse vermittelt, das den reflektierten Einsatz dieser Methoden erlaubt.

Je vielfältiger die theoretischen Konzepte und damit die Handlungsmöglichkeiten der TherapeutInnen werden, desto wichtiger ist es, eine Metaperspektive einnehmen zu können, die Orientierung und Prozesssteuerung erleichtert. Die allgemeinen Wirkfaktoren von Klaus Grawe könnten so ein »Metakonzept« darstellen, indem in der konkreten therapeutischen Situation die Realisierung der einzelnen Wirkfaktoren überprüft wird.

In einem nächsten Schritt wollen wir uns der Frage zuwenden, was angesichts der beschriebenen Vielzahl von Konzepten und theoretischen Modellen als zentrale Merkmale systemischer Therapie angesehen werden kann. Dies ist kein einfaches Unterfangen, da es neben den gemeinsamen Grundorientierungen und -haltungen bei genauerer Betrachtung auch »handfeste Widersprüche« und »theoretische Unvereinbarkeiten« zwischen den einzelnen systemischen Ansätzen gibt (Levold 2014, S. 13). Aufgrund der hohen Binnendifferenzierung der Systemischen Therapie und der bereits beschriebenen Annäherung der Therapiemethoden durch Ausweitung deren Wirkverständnis ist eine klare Definition von Systemischer Therapie schwierig. Egal ob konstruktivistische Grundhaltung, interaktioneller Fokus (»Verstehe den Menschen und das Symptom in seinem aktuellen Bezugssystem«) oder Ressourcenperspektive – all diese Haltungen sind weder für Systemische Therapie spezifisch noch zwingend realisiert. Schiepek (2013) spricht daher von einer »im Fluss befindlichen Familienähnlichkeit von Merkmalen«, die die Systemische Therapie ausmachen, und weist darauf hin, dass dies auch für andere Therapiemethoden, wie z. B. die Verhaltenstherapie, gilt.

KAPITEL 4

Was macht Systemische Therapie aus?

4.1 Erkenntniskritische Haltung und Multiperspektivität

Systemische TherapeutInnen können in der Regel einen konkreten Fall aus verschiedensten Perspektiven betrachten: lösungsorientiert, strukturell, strategisch, narrativ, hypnosystemisch, um nur die wichtigsten zu nennen. Gunther Schmidt (2017) hat dafür den bezeichnenden Begriff des »Realitätenkellners« gefunden: »Was darf's denn sein? Mit welcher Erklärung darf ich dienen?« Aus konstruktivistischer Sicht ist Perspektivenvielfalt ein Vorteil, sofern der Zusammenhang zwischen theoretischem Konzept und den auf diese Weise geschaffenen Zusammenhängen mit reflektiert wird. Die jeder Therapiemethode zugrunde liegende Theorie kann als Kristallisationsstruktur für die Erfassung therapeutisch relevanter Informationen betrachtet werden – oder wie es Einstein in seinem Gespräch mit Heisenberg nach dessen Vorlesung zur Quantenphysik 1926 ausdrückte: »Die Theorie bestimmt, was wir beobachten können.«

In der wissenschaftstheoretischen Diskussion der Psychotherapie gibt es eine lange Tradition, Psychotherapie als hermeneutische Disziplin zu beschreiben. Hermeneutik ist die Kunst des Verstehens, der Textauslegung, der Interpretation. In dieser Denktradition werden die Lebensäußerungen eines Klienten als zu interpretierender Text verstanden. Im Unterschied zu anderen hermeneutischen Disziplinen werden aber durch die Psychotherapeutin keine schriftlich fixierten Texte interpretiert, sondern das zu interpretierende »Material« wird durch die Methode zum Teil geschaffen. Unsere Art, in Beziehung zu treten, zu fragen, die Aufmerksamkeit zu fokussieren und den Gesprächsverlauf zu lenken, alle unsere Interventionen beeinflussen in hohem Maße die Äußerungen des Klienten, die wir dann interpretieren (vgl. Wagner, Russinger 2016, S. 28).

Damit ist nicht der Konstruktivismus, sondern die »angemessen erkenntniskritische Haltung« ein zentrales Merkmal Systemischer Therapie. Diese definiert sich dadurch, dass wir unsere Gegenstandsmodellierung durch die jeweiligen theoretischen Konzepte wie auch die Interventionen unter dem Aspekt der »Realitätserzeugung« reflektieren: Welches theoretische Konzept macht welche Phänomene und Zusammenhänge sichtbar? Wie wirken sich meine Hypothesen und die daraus resultierenden Selektionen (welche Themen greife ich auf, welche nicht) aus? Neben diesem Verständnis für die gemeinsame Erzeugung einer therapeutisch relevanten Realität erfordert – und ermöglicht – es die »angemessen erkenntniskritische Haltung« auch, Multiperspektivität zu nützen, um in jedem Fall das therapeutische Vorgehen zu finden, das am ehesten geeignet ist, die vom KlientInnen gewünschte Veränderung zu befördern.

Wenn eine bestimmte Gegenstandsmodellierung, ein Problemverständnis, eine theoretische Perspektive oder »Landkarte« sich als nicht hilfreich erweisen, um therapeutische Kooperation zu befördern, ist es die Aufgabe der Systemischen Therapeutin, eine andere zu benützen. Die Theorie dient dazu, begründen zu können, was man tut, darf aber nicht gegen Misserfolg immunisieren. »Meine Erklärung ist richtig, aber der Klient will sich gar nicht verändern«, oder die Annahme von »Widerstand« ist aus systemischer Perspektive nicht angemessen. Sinnvoller ist die Frage: »Was habe ich noch nicht verstanden, um Sie gut unterstützen zu können?« Diese Frage können TherapeutInnen in der Supervision bearbeiten, sie können sie aber auch in schwierigen Behandlungssituationen ihren KlientInnen stellen. Gunther Schmidt nennt dies »sich Supervision vom

Klienten« holen. Im Kapitel über Beziehungsgestaltung werde ich darauf noch detaillierter eingehen.

Psychosoziale Prozesse, egal ob sie mit Problemen und Symptomen oder mit deren Auflösung assoziiert sind, können immer unterschiedlich interpretiert werden. Eine entsprechend erkenntniskritische Haltung verlangt von der systemischen Therapeutin ein Bewusstsein dafür, dass es zu keinem Zeitpunkt eine vollständig erfassbare Wirklichkeit eines psychosozialen Systems geben kann, dass klinische Konzepte der Komplexitätsreduktion dienen und hilfreiches Intervenieren ermöglichen sollen und daher nicht am Wahrheitskriterium, sondern an ihrer Nützlichkeit gemessen werden müssen (vgl. Wagner, Binnenstein 2018, S. X). Dabei ist zu berücksichtigen, dass Psychotherapie von autopoietischer Realität handelt, von bedeutungsschaffenden Systemen, die zur Selbststeuerung und Selbstorganisation fähig sind und dabei ständig neue Alternativen erzeugen. Damit verbunden sind Mehrdeutigkeit, Geschichtlichkeit und offene Zukunft. Die allgemeingültige Regel kann den Einzelfall nicht festlegen.

Dieses radikale Bekenntnis zur Multiperspektivität darf aber nicht mit Beliebigkeit im Sinne eines »anything goes« verwechselt werden. Professionalität bedeutet, fachliche Konzepte gezielt einsetzen zu können und den Zusammenhang zwischen Fallverständnis, therapeutischem Vorgehen und der erwarteten Wirkung (»therapeutische Absicht«) darstellen zu können. Dies fordert auch Tom Levold, der als Grundregel für die Anwendung spezifischer Interventionen formuliert, »dass man jederzeit ihre Funktion für den Therapieverlauf begründen können sollte.... Die supervisorische Arbeit mit Anfängern zeigt, dass stattdessen oft Methoden gerade deshalb eingesetzt werden, weil man keine Vorstellung vom eigenen therapeutischen Vorgehen hat.« (Levold 2014, S. 222)

Für die Formulierung eines Fallverständnisses sind, wie beschrieben, unterschiedliche Perspektiven möglich. Für die Auswahl der jeweils passenden sind neben den individuellen Merkmalen des Falls auch zwei »Metaprinzipien« zu berücksichtigen: Das eine ist Ockhams Rasiermesser:

Steht man vor der Wahl mehrerer möglicher Erklärungen für dasselbe Phänomen, sollte man diejenige bevorzugen, die mit der geringsten Zahl an Hypothesen auskommt und somit die »einfachste« Theorie darstellt. Es handelt sich hier um ein aus der Wissenschaftstheorie stammendes heuristisches Forschungsprinzip, das bei der Theorienbildung Sparsamkeit gebietet. Aus dieser Ethik der bescheidenen klinischen Theorienbildung (»Wähle die einfachste Theorie«) folgt auch das zweite »Metaprinzip« – nämlich »unterstelle geringstmögliche Pathologie«. Hier geht es nicht darum, Krankheiten oder ihre Auswirkungen zu leugnen, sondern um größtmögliche Zurückhaltung in den damit verbundenen Zuschreibungsprozessen, sofern sich daraus keine spezifischen Behandlungsmöglichkeiten ergeben. Je mehr ich aktuelle Schwierigkeiten auf »Krankheit« attribuiere, desto geringer wird der autonome Entscheidungs- und Gestaltungsspielraum des Betroffenen. Nur wenn die mit der Störungsdiagnose einhergehenden spezifischen Behandlungsoptionen (z.B. eine psychopharmakologische Behandlung oder eine nötige störungsspezifische Modifikation des therapeutischen Vorgehens) diesen Nachteil aufwiegen, das heißt – einfach formuliert –, wenn die Vorteile einer expliziten Störungsdiagnose überwiegen, sollte diese offen thematisiert werden.

Die »Unterstellung geringstmöglicher Pathologie« erfordert vor allem für viele ÄrztInnen eine grundlegende Haltungsänderung, da die moderne Absicherungsmedizin ja tendenziell das Gegenteil fordert: Bei jedem auffälligen Befund sind alle möglichen Krankheitsursachen auszuschließen. Die Alltagsmedizin kennt jedoch auch das andere Vorgehen: Bei leicht erhöhten Blutzuckerwerten wird keine umfassende Diagnostik gestartet, sondern eine Ernährungsempfehlung formuliert (kein Zucker und Reduktion der schnell verfügbaren Kohlehydrate) und eine Kontrolle in sechs Wochen vereinbart.

Eine kurze Fallvignette soll die beiden Metaprinzipien im Rahmen Systemischer Therapie veranschaulichen:

Eine Ärztin, die in einem Frauengesundheitszentrum arbeitet, berichtet in der Supervision von einem Fall, der sie massiv belastet: In die Beratung kam eine ca. 30-jährige Frau – nennen wir sie Susanne Berner, die in einer gleichgeschlechtlichen Beziehung mit einer Transgender-Frau lebt und nun über eine Samenspende im 5. Monat schwanger ist. Ihre Partnerin Luise (früher ein Mann) ist 10 Jahre älter und war bezüglich des Kinderwunsches die »treibende Kraft«. Die Samenspende lief informell ab, das heißt, die Befruchtung erfolgte über einen Bekannten, der unter der Zusicherung, dass ihm daraus keinerlei Verpflichtungen erwachsen, bereit war, seinen Samen zur Verfügung zu stellen. Nun – völlig überraschend für die Klientin – habe Luise die Beziehung beendet. Sie werde zwar für das Kind da sein, Susanne auch für die Dauer der Karenz finanziell unterstützen, aber nicht als Partnerin an ihrer Seite. Die Kollegin fühlte sich überfordert: eine lesbische Beziehung, eine Transgender-Frau als Ex-Partnerin, eine informelle Samenspende und dann auch noch eine Borderline-Verdachtsdiagnose der Klientin aus einem zehn Jahre zurückliegenden stationären Aufenthalt. In der Supervisionsgruppe breitete sich die massive Sorge schnell aus, umso mehr, als eine andere Teilnehmerin in einem Kinderwunschzentrum arbeitet und die unzähligen rechtlichen Unsicherheitsfaktoren erwähnte, die mit einer informellen Samenspende verbunden sind. Was heißt in diesem Fall nun »unterstelle geringstmögliche Pathologie«? Wozu führt die Anwendung von »Ockhams Rasiermesser« – was alles kann »außen vor gelassen werden«, wenn man versucht, mit der »geringsten Zahl an Hypothesen« auszukommen und die »einfachste Erklärung« zu wählen?

Ich habe der Kollegin empfohlen, sich auf folgende Aspekte zu konzentrieren: Vor ihr sitzt eine Frau im 5. Schwangerschaftsmonat, die von ihrer Partnerin, mit der sie das Kind aufziehen wollte, verlassen wurde. Sie hat die Zusicherung, dass sie finanziell unterstützt werde, ihre Partnerin wolle die Elternschaft anerkennen und sich auch um das Kind kümmern. Für ein erstes Fallverständnis ist das ausreichend. Die anderen Aspekte, die alles so außergewöhnlich und kompliziert erscheinen lassen, sind fürs Erste nicht relevant (zumal der stabile psychosoziale Zustand der

Klientin in den letzten Jahren die früher geäußerte Verdachtsdiagnose einer Borderline-Störung nicht unbedingt bestätigte). Eine werdende Mutter zu begleiten, die nicht nur eine massive Enttäuschung zu verkraften hat, sondern auch unter Zeitdruck eine leistbare Wohnung suchen muss, ist herausfordernd genug – aber eben nicht überfordernd. Wie kann Susanne unterstützt werden, trotz ihrer verzweifelten Wut auf Luise die Beziehung nicht so zu belasten, dass ihr Luise als zweiter Elternteil abhandenkommt? Wie können die »konstruktiven Kräfte« im System genützt werden? Was kann Susanne Sicherheit geben, die Mutterschaft auch unter diesen veränderten Umständen gut zu meistern?

Die anderen »potenziell relevanten« Umstände werden nicht negiert, aber in dieser ersten Behandlungsphase absichtsvoll defokussiert. Die informelle Samenspende, die Geschlechtsidentität von Luise (vormals Robert), frühere Selbstverletzungen von Susanne sind zunächst nicht Gegenstand therapeutischen Interesses. Sollten sie im Therapieverlauf relevant werden, können sie in die Hypothesenbildung eingeschlossen werden, fürs Erste reicht ein ressourcen- und bewältigungsorientiertes Angebot, was uns zum zweiten Merkmal Systemischer Therapie leitet.

4.2 Fokus Veränderung – Zukunft – Ressourcen – Lösungen und Veränderungsoptimismus: »Sie können sich jederzeit ändern, aber Sie sind nicht dazu verpflichtet«

Lösungsorientierte Therapie versteht sich nicht als »Behandlung« im engeren Sinn, sondern als Unterstützung bei der von KlientInnen gewünschten Veränderung. Im Fokus der Aufmerksamkeit steht dementsprechend nicht die Problemanalyse, sondern der Versuch, das Bewusstsein für mögliche Veränderungen und Entwicklungen zu schaffen: »Durch zukunftsorientierte und hypothetische Fragen wird der Möglichkeitssinn entzündet« (Simon und Weber 2004). »Zugleich wird skeptisch auf Traditionen der Wirklichkeitsbeschreibung geschaut, die eher das Gegenteil bewirken, etwa festschreibende Diagnosen und chronifizierende Bezeichnungen, die Opferrollen oder Krankenrollen ›betonieren‹ könnten.« (vgl. Levold 1994). Das kann systemisches Denken in Konflikt mit kanonisierten Wissenschaftstraditionen bringen.

Etablierte Wissenschaften fühlen sich im hohen Ausmaß dem »Wirklichkeitssinn« verpflichtet: Es geht nicht nur um die Erkenntnis der Wirklichkeit, sondern auch um zutreffende Erklärungen. Voraussetzung für eine Veränderung ist dann das »richtige« Problemverständnis, Veränderung wird zumeist als ein langwieriger, kleinschrittiger Prozess konzeptualisiert (durcharbeiten, deshabituieren, neu lernen). Wer im Unterschied dazu den »Möglichkeitssinn« entzünden will, überlegt, wie es anders sein könnte, untersucht und fördert die Bedingungen für Veränderung. Diese kann unabhängig vom »richtigen Verständnis« des Problems eintreten, und zwar häufig diskontinuierlich und überraschend.

Robert Musil, dem wir den Begriff des »Möglichkeitssinnes« verdanken, argumentiert wie folgt: »Wenn es aber Wirklichkeitssinn gibt, und niemand wird bezweifeln, dass er seine Daseinsberechtigung hat, dann muss es auch etwas geben, das man Möglichkeitssinn nennen kann … Wer ihn besitzt, sagt beispielsweise nicht: Hier ist dies oder das geschehen, wird geschehen, muss geschehen; sondern er erfindet: Hier könnte, sollte oder müsste geschehen; und wenn man ihm von irgendetwas erklärt, dass es so sei, wie es sei, dann denkt er: Nun, es könnte wahrscheinlich auch anders sein. So ließe sich der Möglichkeitssinn geradezu als die Fähigkeit definieren, alles, was ebenso gut sein könnte, zu denken und das, was ist, nicht wichtiger zu nehmen als das, was nicht ist. (Musil 1970)

»Aus lösungsbezogener Perspektive ist nicht die Frage, ob es Probleme und Defizite ›gibt‹ oder ›nicht gibt‹, sondern welche Optionen sich den Betroffenen eröffnen, wenn man sich intensiv damit befasst.« (Schlippe, Schweitzer 2012, S. 210) In vielen Fällen ist es nützlicher, in einer veränderungsoptimistischen Haltung geringstmögliche Pathologie und größtmögliche Selbstwirksamkeit zu unterstellen und sich primär für Ressourcen und Kompetenzen zu interessieren: Welche Ressourcen und Kompetenzen gibt es? Was hindert an der Nutzung vorhandener Ressourcen? Wie können diese Blockaden überwunden werden? Welche neuen Ressourcen können mobilisiert werden? Auch dieses Vorgehen soll anhand einer kurzen Fallvignette erläutert werden:

Ein 23-jähriger Jura-Student, wir nennen ihn Armin Heller, berichtet im Erstgespräch von massiver Prokrastination und damit verbundenen Selbstzweifeln. Er hat seit 18 Monaten keine Prüfung mehr bestanden, ist in den letzten neun Monaten nicht einmal mehr zu einer Prüfung angetreten, da er sich nicht zum Lernen motivieren könne. Seine Lebenssituation wird darüber hinaus durch eine unglückliche On-off-Beziehung, einen unbefriedigenden Halbtagsjob und eine konflikthafte Beziehung zu seiner Mutter erschwert. An biografischen Belastungsfaktoren findet sich eine Rosenkrieg-Scheidung mit Kontaktabbruch zum Vater. Die Zuweisungsdiagnose des Hausarztes lautete depressive Episode. Eine genauere psychiatrische Exploration erhärtete diese Verdachtsdiagnose nicht. Herr Heller ist leidenschaftlicher Tennisspieler und pflegt einen großen Freundeskreis. Er hat neben dem Studium eine Tennistrainer-Ausbildung gemacht, dabei waren keinerlei Einschränkungen der Leistungsfähigkeit zu beobachten. Fünfzehn Minuten vor Ende des Erstgesprächs erwähnt Herr Heller, dass er in vier Tagen eine Prüfung hätte, sich aber wieder nicht zum Lernen motivieren könne. Ich frage nach, ob es noch eine Restchance gäbe, die Prüfung zu bestehen, wenn er in diesen letzten Tagen konsequent lernen würde, was der Klient bejaht. Ich frage weiter nach, ob das für ihn wichtig wäre oder ob er sein Studium innerlich schon aufgegeben hätte. Herr Heller versichert, dass das extrem wichtig wäre, weil es ihm wieder Hoffnung geben würde und er keinerlei Alternativen zur Beendigung des Studiums sähe, gleichzeitig sieht er kaum eine Chance, es zu schaffen. In einem nächsten Schritt frage ich, wie er sich bei einem Tennismatch gegen einen überlegenen Gegner, wenn er keine Chancen auf Sieg hätte, verhält: »Geben Sie dann auf oder rennen Sie jedem Ball nach?« Herr Heller lächelt und versichert: »Beim Tennis renn ich jedem Ball nach.« Es folgt ein Gespräch über sportlichen Ehrgeiz, sportliche Erfolge, das gute Gefühl, sein Bestes gegeben zu haben, im Zuge dessen sich der motivationale Zustand des Klienten deutlich verändert. Ich schließe mit dem Vorschlag: »Probieren Sie es aus, nehmen Sie es sportlich. Legen Sie sich einen Tennisball auf den Arbeitstisch und rennen Sie jedem Ball nach. Es sind nur vier Tage – und vielleicht geht es sich aus. Und wenn nicht, hätten Sie zumindest das gute Gefühl, Ihr Bestes gegeben zu haben.« Der Klient ist damit einverstanden und schafft die Prüfung. Dieser initiale Erfolg unterbricht das allgemeine Vermeidungsverhalten und ermöglicht im weiteren Therapieverlauf auch andere Veränderungen.

Aus einer kybernetischen Perspektive bilden leidvolles Erleben (in diesem Fall Versagensängste und Selbstzweifel), problemaufrechterhaltende Überzeugungen (»wahrscheinlich habe ich die Belastungen meiner Kindheit noch nicht verarbeitet«) und dysfunktionale Verhaltensweisen (Prokrastination) ein sich selbst stabilisierendes Muster. Durch das geeignete therapeutische Vorgehen muss dieses Muster unterbrochen werden. In diesem Fall geschah das durch die Aktualisierung eines Kompetenzmusters: »Beim Tennis renn ich jedem Ball nach.« In diesem Kontext hat Herr Heller keine Zweifel an seiner Einsatzbereitschaft und seiner Leistungsfähigkeit. Durch die Aktivierung dieses motivationalen Zustandes konnte das problemassoziierte Fühl-Denk-Verhaltensprogramm »Ich schaff es eh nicht, ich muss mich gar nicht erst anstrengen« überwunden werden. Daher war es nicht nötig, den Zusammenhang zwischen der belastenden Scheidung der Eltern und potenzieller »Entmutigung« weiter zu ergründen. Statt nach Gründen für das Leistungsversagen zu suchen, wurde ein Bereich gesucht, in dem das Problem nicht besteht, und dieses Kompetenzerleben für einen neuen Umgang mit dem Problem genützt. In weiterer Folge gelang es immer besser, den Kreislauf aus Prokrastination, Prüfungsangst und Selbstzweifel zu unterbrechen. Herr Heller konnte in den nächsten zwei Jahren sein Studium beenden, die Therapie wurde nach den ersten sechs Sitzungen in zweiwöchigen Abständen auf eine niedrigere Frequenz (alle 4–6 Wochen) reduziert. Auf diese »Booster-Sitzungen« wollte der Klient bis zum Studienende nicht verzichten, da er Sorge hatte, dass sonst sein »innerer Schweinehund« wieder mächtiger würde.

In anderen Fällen sind es neue Bedeutungsgebungen (Reframings), Visualisierungen von Lösungszuständen, intensive Fokussierung des Ziels oder die Verschreibung eines neuen Verhaltens, die die »Problemtrance« durchbrechen und neue Erfahrungen des Gelingens vermitteln. Ganz allgemein ausgedrückt geht es um die Frage: »Mit welcher anderen Erfahrung müsste das aktuelle problematische Muster verknüpft werden, damit es unterbrochen wird?«

Voraussetzung für solch diskontinuierliche, rasche Änderungen ist ein grundsätzlicher Veränderungsoptimismus aufseiten der Therapeutin: Nur wer an diskontinuierliche, rasche Änderungen glaubt, diese auch theoretisch und therapiepragmatisch konzeptualisiert, wie dies vor allem Kurztherapeuten tun, kann diese Möglichkeit realisieren. Hilfreich ist dafür auch das entsprechende Menschenbild, wie es z. B. von Kurt Ludewig (2011) formuliert wird: »So gesehen liegt es in der sozialen Natur des Menschen, dass er sich – prinzipiell – zu jeder Zeit verändern kann, sprunghaft oder kontinuierlich.« Im therapeutischen Selbstverständnis wird dadurch die Expertenschaft für Veränderungsprozesse fokussiert. Statt Anspruch auf objektive Erkenntnis (»Wirklichkeitssinn«) zu erheben, wird unter Zuschreibung größtmöglicher Selbstwirksamkeit und geringstmöglicher Pathologie ziel-, auftrags- und ressourcenorientiert gearbeitet, um den Möglichkeitssinn zu entfachen.

4.3 Selbstorganisation und Wechselwirkungsrealität

In einem synergetischen Verständnis sind psychische Vorgänge affektiv-kognitive Prozesse, eine Abfolge von sich wiederholenden bzw. sich selbst organisierenden Operationen. Das aktuelle Erleben ist damit – in Übereinstimmung mit allen neurobiologischen Erkenntnissen – das Ergebnis selbstorganisierter Musterbildung neuronaler

Aktivität. Diese selbstorganisierte Musterbildung wird u.a. durch Bahnungsphänomene und die aktuelle Aufmerksamkeitsfokussierung beeinflusst. Grossmann (2014) unterscheidet in diesem Zusammenhang zwischen prozeduralem und narrativem Selbst. Das prozedurale Erleben »ereignet« sich, spontanes Erleben kann aber durch Selbstreflexion bewusst wahrgenommen und in weiterer Folge modifiziert werden.

Das Spannungsfeld zwischen der »Ereignishaftigkeit« spontaner psychischer Prozesse (Einfälle, Stimmungen, Gefühle, manche Grundannahmen etc.) und absichtsvoller Steuerung und Beeinflussung ist nicht nur wesentlichstes Merkmal der conditio humana, sondern war und ist auch zentraler Gegenstand von Psychotherapie. Psychische Verarbeitung bewegt sich idealerweise zwischen den Polen »anerkennen, was ist«, und »werde der, der du sein willst«. Psychotherapie kann hier nützlich sein, indem die Selbstwahrnehmung (»Was spüren Sie dabei? Wie fühlt sich das für Sie an?«), die Selbstreflexion (»Auf welche Bedürfnisse verweist das?«, »Wie nützlich sind Ihre aktuellen Strategien, wie wirken sie sich aus?«) und die Selbststeuerung (»Was müssten Sie tun, damit es Ihnen besser geht?«) unterstützt werden. Im Unterschied zu anderen Psychotherapiemethoden stehen diese Überlegungen allerdings nicht im Zentrum des systemischen Selbstverständnisses, zumindest nehmen sie in der Darstellung in den Lehrbüchern keinen nennenswerten Platz ein.

Systemische Therapie hat lange Zeit auf eine differenzierte Konzeptualisierung intrapsychischer Prozesse verzichtet. In ihrem Entstehungszusammenhang war dies v.a. durch die interaktionelle Perspektive begründet. Das »Alleinstellungsmerkmal« der Familientherapie war, aktuelle Symptome und Störungen eben nicht durch intrapsychische Ursachen, sondern durch dysfunktionale familiäre Interaktionsmuster oder Kommunikationsstrukturen zu erklären. Nach der konstruktivistischen Wende waren es epistemologische Gründe (»es gibt keine verlässliche Erkenntnis, nur mehr oder weniger nützliche Hypothesen«) und die Festlegung auf ein kurztherapeutisches Problem-Lösungsverständnis, die eine Ausdifferenzierung des Verständnisses psychischer Vorgänge limitierte.

> Statt Verstehenszusammenhänge für intrapsychische Prozesse zu generieren, werden diese durch Konstruktivismus und Systemtheorie als quasi unergründbar definiert und die Aufmerksamkeit auf die Förderung von Veränderungsprozessen gerichtet. Der Prämisse der Autopoiese/Selbstorganisation folgend wird der Möglichkeit der direkten Beeinflussung misstraut, stattdessen geht es um Verstörung, Musterunterbrechung, Schaffung einer Umgebung, die für eine neue Form der Selbstorganisation förderlich ist. Auf diese Weise ist Systemische Therapie in den meisten Fällen wirkungsvoll, auch wenn den Interventionen kein explizites Verständnis der Psyche zugrunde gelegt wird. (Wagner, Russinger 2016, S. 22)

Während Konstruktivismus und soziologische Systemtheorie sensu Luhmann eine differenzierte Beschreibung psychischer Prozesse überflüssig oder unmöglich erscheinen lassen, ist eine synergetische Perspektive hier außerordentlich nützlich. Bei dieser Art der systemtheoretischen Konzeptualisierung werden psychische Prozesse durch Selbstorganisation neuronaler Aktivität erklärt (vgl. Schiepek et al. 2013).

Zentral ist hier der von Luc Ciompi (1997, 2002) eingeführte Begriff des Fühl-Denk-Verhaltensprogrammes (FDV-Programm), der weite Überlappungen mit dem Schemabegriff in der Psychologie aufweist. Der Schemabegriff wurde ursprünglich von Piaget entwickelt und beschrieb zunächst kognitive Strukturen, die das Kleinkind in der Auseinandersetzung mit der Welt entwickelt. In weiterer Folge wandelte sich das Verständnis, indem die affektive und motivationale Komponente der »Schemata« einbezogen wurde.

Heute versteht man unter einem Schema die neuronal verankerte Reaktionsbereitschaft, aktuelle Situationen vor dem Hintergrund früherer Erfahrungen zu interpretieren. Wahrnehmung, Empfindung, Bedeutung und Handlungsimpuls entstehen spontan, ein Fühl-Denk-Verhaltensprogramm wird »hochgefahren«. Schemata oder FDV-Programme werden daher sowohl systemtheoretisch als auch neurobiologisch als Systeme aufgefasst, die sich autonom

und selbstorganisiert bilden und durch Reproduktion für ihre Kontinuität sorgen.

Je ungestörter die psychische Entwicklung verläuft, desto eher verfügt der Mensch über ein flexibles Potenzial an funktionalen FDV-Programmen. Er kann Gefahren erkennen und sich schützen, er kann Ziele positiv besetzen und sich anstrengen, um diese zu erreichen, er kann Grenzverletzungen erkennen und sich durchsetzen, um seine Interessen zu wahren, er kann Trauer empfinden und sich um Trost und Unterstützung bemühen, er kann lieben und sich fürsorglich verhalten, er kann sich freuen und diese Freude mitteilen. Wenn in unterschiedlichen Situationen kontextadäquate Fühl-Denk-Verhaltensprogramme generiert werden können, führt dies mit einiger Wahrscheinlichkeit dazu, dass wichtige Grundbedürfnisse befriedigt werden. Je belastender die Entwicklungsbedingungen waren, desto größer ist aber die Wahrscheinlichkeit, dass sich dysfunktionale FDV-Programme entwickeln.

Nach diesen ersten Ausführungen zum Thema »Selbstorganisation psychischer Prozesse« bzw. selbstorganisierter Musterbildung soll nun die Aufmerksamkeit auf den Aspekt der »Wechselwirkungen« gelenkt werden. Während viele Therapiemethoden die spontane affektive Bewertung als Ausgangspunkt psychischer Prozesse betrachten, halte ich es aus systemischer Perspektive für sinnvoll, vor allem die Wechselwirkungen von Fühlen und Denken zu fokussieren – ein heftiger Affekt »versklavt das Denken« (»Wutlogik«, »Angstlogik«), hier bestimmt der Affekt, was gedacht werden kann. Die Wut, die Angst, die Kränkung, aber auch Verliebtheit oder Begeisterung bestimmen das Denken und die Bedeutungskonstruktion. Aspekte der Realität, die nicht zum Affekt passen, können nicht mehr wahrgenommen werden. Ein heftiges Gefühl wirkt damit wie ein Filter, der nur »passenden Informationen« den Zugang zum Bewusstsein erlaubt. Dabei bedarf es keines Wächters an der Schwelle zum Bewusstsein, der unpassende Inhalte ins Unbewusste »verdrängt«, vielmehr ist es auch hier spontane Musterbildung neuronaler Aktivität, die über Anschlussfähigkeit bestimmt. Wenn die neuronale Aktivität von Wut, Angst oder Verliebtheit geprägt ist, werden gleichzeitig keine anderen Netzwerke aktiviert.

> »Das schemabasierte emotionale Erinnerungssystem ist der zentrale Katalysator der Selbstorganisation. Es ist der Erzeuger nicht nur von gesunden Zuständen wie Selbstvertrauen, Ruhe und Sicherheit, sondern auch von gestörten Selbstorganisationen, wie angstvoller Unsicherheit, schemabasierter Wertlosigkeit oder einsamem Verlassensein.« (Greenberg 2011, S. 47)

Aber nicht nur heftige Gefühle können die spontane neuronale Aktivität prägen, auch biografisch gewachsene Überzeugungen und Narrative können dazu führen, dass widersprechende Erfahrungen und Bewertungen nicht aktualisiert werden. Wenn Geschichten über Entbehrungen, Kränkung, Zurücksetzung, Nicht-Beachtung zum bestimmenden Thema der Identitätskonstruktion werden, können im Sinne einer selektiven Aufmerksamkeit nur mehr jene Erfahrungen gewertet werden, die das leidvolle Narrativ bestätigen.

> »Menschen sind unverbesserliche und geschickte Geschichtenerzähler, und sie haben die Angewohnheit, zu den Geschichten zu werden, die sie erzählen. Durch Wiederholung verfestigen sich die Geschichten zu Wirklichkeiten, und manchmal halten sie die GeschichtenerzählerInnen innerhalb der Grenzen gefangen, die sie selbst erzeugen halfen.« (Efran et al. 1992, zitiert nach Schlippe, Schweitzer 2012, S. 152)

Narrative von Minderwertigkeit, Verletzung oder Schuld können in einem Ausmaß identitätsstiftend wirken, dass alternative Erfahrungen spontan nicht mehr vorkommen. In diesen Fällen geht es darum, diese Selektion aufzuheben und dem Nicht-Beachteten einen Raum zu geben. Dieses Wirkprinzip wird vor allem von der narrativen Therapie realisiert. Im Unterschied zu den heftigen, eindeutigen Gefühlen, die das Denken bestimmen, werden nämlich vage, eher unbestimmte Gefühle erst durch das entsprechende Narrativ, die Bedeutungsgebung »fixiert«. In diesen Fällen bestimmt das Denken die Zuweisung von Bedeutung, was gefühlt werden kann. Natürlich ist die kognitive Bedeutungskonstruktion nicht beliebig. Es kann einem unbestimmten Gefühl, einer vagen Sorge oder Beunruhigung nicht jede denkbare Bedeutung unterstellt werden. Die »emotionale Stimmigkeit« limitiert die Zahl der möglichen Interpretationen. Dennoch stoßen wir hier an die Grenzen des Prinzips »anerkennen, was ist« – denn wenn wir uneindeutige, unbestimmte emotionale Befindlichkeiten ergründen, wird Bedeutung geschaffen, nicht »aufgedeckt«.

Neben den Wechselwirkungen zwischen Gefühlen und Gedanken bzw. Narrativen gibt es auch vielfältige zirkuläre Prozesse im sozialen System. Wie ein konkretes Verhalten, ein geäußertes Gefühl oder ein Gedanke vom Interaktionspartner aufgefasst und verstanden wird, bestimmt dessen Reaktion. »Kommunikation findet beim Empfänger statt« hat Watzlawick in diesem Zusammenhang erklärt, und Niklas Luhmann hat auf die drei Ebenen der Selektion hingewiesen, die das Wesen der Kommunikation bestimmen: Information, Mitteilung, Verstehen. Das Verständnis meiner Mitteilung oder meines Verhaltens durch den Interaktionspartner ist durch dessen selbstorganisierte Musterbildung geprägt, bestimmt aber nichtsdestotrotz den weiteren Verlauf der Interaktion. Wenn mein Gegenüber die Äußerung von Traurigkeit als Vorwurf versteht und daher mit einem Gegenangriff reagiert, wird es im weiteren Gesprächsverlauf nicht mehr um die Auseinandersetzung mit meiner Traurigkeit gehen, sondern um Anklage und Verteidigung. Unter Alltagsbedingungen wird das Einnehmen einer selbstreflexiven Position damit keineswegs erleichtert, weil der Ausdruck von Gefühlen oder Gedanken (egal ob durch Mitteilung oder durch Verhalten) beim Gegenüber etwas auslöst, das nun den weiteren Austausch in eine andere Richtung lenken kann. Nicht nur starke Affekte »versklaven« unser Denken, auch gut eingespielte interaktive Muster in sozialen Bezugssystemen können unser Denken und Empfinden scheinbar determinieren. »Ein Wort ergibt das andere« beschreibt diesen Mechanismus im Alltagverständnis und macht plausibel, warum es z. B. bei chronifizierten Streitmustern sinnvoller sein kann, zunächst das dysfunktionale interaktionelle Muster zu unterbrechen, als sich etwaigen »zugrunde liegenden psychischen Problemen« zuzuwenden. Auch chronifizierte Konflikte verweisen nicht zwangsläufig auf tief greifende Verletzungen, manchmal sind es tatsächlich nur dysfunktionale Interaktionsmuster, die der Verständigung entgegenstehen.

In einem kybernetischen Verständnis geht man daher davon aus, dass Probleme/Symptome nicht als Folge von eindeutig identifizierbaren »Ursachen« entstehen, sondern als Resultat vielfältiger zirkulärer Prozesse in biologischen, psychischen und sozialen Systemen. Im Laufe der Zeit können sich so stabile psychosoziale Muster ergeben, die die Freiheitsgrade der Beteiligten massiv einschränken und zur Aufrechterhaltung von Problemen/Symptomen beitragen, ohne dass das Resultat dieser Wechselwirkungen auf eine bestimmte eindeutig zuordenbare Ursache zurückzuführen ist. Dies führt zu einer grundlegenden Skepsis gegenüber kausalen Erklärungen psychischer Phänomene, auf die noch gesondert eingegangen werden soll.

4.4 Skepsis gegenüber kausalen Erklärungen

All die bislang beschriebenen Merkmale einer systemischen Haltung tragen dazu bei, dass systemisches Denken sich skeptisch gegenüber linear-kausalen Erklärungen verhält. Kausalität im Sinne von Ursache und Wirkung, wie wir sie aus der Mechanik kennen, wird der Komplexität psychischer und sozialer Prozesse nicht gerecht. Diese Einsicht ist nicht neu – bereits im 18. Jahrhundert bezeichnete der schottische Philosoph und Vordenker der Aufklärung, David Hume, Kausalität als »ein Bedürfnis der Seele« und nur in Einzelfällen empirisch überprüfbar. Gregory Bateson versuchte, seine StudentInnen dafür mit folgender Aufgabe zu sensibilisieren: Stellen Sie sich einen Buben vor, der keinen Spinat mag, und eine Mutter, der es wichtig ist, dass ihr kleiner Sohn Spinat isst, weil sie das für gesund hält. Diese Mutter kommt auf die Idee, ihrem Sohn – nennen wir ihn Bob – jedes Mal ein Eis anzubieten, wenn er seinen Spinat aufgegessen hat. Bateson fordert seine StudentInnen nun auf, all jene Informationen zu sammeln, die sie brauchen, um voraussagen zu können, ob Bob letztlich Spinat lieben oder hassen, Eiscreme lieben oder hassen oder seine Mutter lieben oder hassen wird (vgl. Bateson 1990, S. 17).

Egal, wie es ausgeht – Bobs »Begründung« seiner Liebe oder seiner Ablehnung von Spinat oder Eiscreme wird jedenfalls plausibel klingen: »Früher habe ich Spinat nicht gemocht, aber dann bekam ich immer ein Eis, und daher liebe ich ihn jetzt«, »Ich kann Eis nicht mehr leiden, weil meine Mutter es mir nur gegeben hat, wenn ich vorher Spinat essen musste«. Und auch die »Auswirkungen« auf die Beziehung zur Mutter sind nicht vorhersagbar: wird Bob seine Mutter lieben, weil er dieses Beispiel berichtet, um ihren Einfallsreichtum bei der Durchsetzung pädagogischer Interessen darzustellen, oder wird er sie ablehnen, weil er die Verknüpfung des Eisessens mit dem verhassten Spinat als feindseligen Akt erlebt hat?

»Das Verführerische an der kausalen Betrachtungsweise ist, dass sie einen dazu führt zu sagen: ›Natürlich, so musste es geschehen.‹ Während man denken sollte: So und auf viele andere Weise kann es geschehen sein.« (Wittgenstein 1984, S. 501) Und in Ergänzung zu Wittgenstein könnte man sagen: »Auch das Gegenteil hätte eintreten können.« Denn im Unterschied zur kausalen Wirkung von Ursachen in der Mechanik geht es bei Auswirkungen psychosozialer Prozesse immer um Bedeutungskonstruktion: Wie wird ein bestimmtes Ereignis im aktuellen Kontext bewertet? Speziell bei Bedeutungskonstruktionen, die die Vergangenheit betreffen (»die Schwierigkeiten mit meinem Mann kommen aus meiner Kindheit«), ist Vorsicht geboten, denn Erinnerung ist immer Konstruktion – und zwar im Dienste der Gegenwart. Vergangenheit wird immer aus einer aktuellen psychischen Situation und damit nicht nur situations-, sondern auch bedürfnisabhängig erinnert und interpretiert. »Erklärungen« haben die psychische Funktion, Sinnzusammenhänge herzustellen. Aktuelles, meist leidvolles Erleben, aktuelle Schwierigkeiten und Erfahrungen des Misslingens werden auf frühere Ereignisse zurückgeführt, die dann im Licht der aktuellen Schwierigkeiten als Ursache interpretiert werden. Nietzsche hält daher Kausalkonstruktionen für eine »rhetorische Operation«, in der die »Ursache imaginiert wird«, nachdem die Wirkung eingetreten ist (zitiert nach Schlippe, Schweitzer 2012, S. 149). Echte Kausalität müsste verlässliche Vorhersagen ermöglichen, und diese sind, wie das Beispiel von Bob, Spinat und Eiscreme aufgezeigt hat, nicht möglich.

Lineare Kausalität – noch dazu über lange Zeiträume – wird, wie erwähnt, der komplexen Wechselwirkungsrealität psychosozialer Systeme nicht gerecht. Trotzdem sind es im therapeutischen Kontext nicht primär erkenntnistheoretische Einwände, die gegen kausale Erklärungen sprechen. Es gibt auch kein Dogma, das kausale Erklärungen grundsätzlich verbietet, vielmehr muss in jedem Fall überprüft werden, ob und welche kausale Hypothese sinnvoll und in einer bestimmten Therapiephase nützlich ist. Wenn kausale Hypothesen zu einem konstruktiven Bewältigungsverhalten führen oder produktive Entwicklungsimpulse bieten, spricht nichts gegen deren Nutzung. »Weil Sie neben Ihrer behinderten Schwester immer zurückstecken mussten, haben Sie nicht gelernt, auf Ihre Bedürfnisse zu schauen.« »Weil Ihre Mutter nach dem Tod Ihres Bruders so extrem besorgt um Ihre Gesundheit war, beobachten Sie heute noch jedes Signal Ihres Körpers mit großer Besorgnis. Ihre Mutter hat sie sozusagen angesteckt.« Solche »Erklärungen« können therapeutisch nützlich sein, sie bieten die »Kulisse« für sinnvolle Veränderungsprozesse. Oft sind sie vor allem dann nützlich, wenn Selbstverständliches (»Andere sind wichtiger als ich« oder »Meine Gesundheit ist ständig bedroht«) hinterfragbar und verhandelbar werden soll. Das würde nahelegen, dass vor allem neue »Erklärungen«, die dabei helfen, bislang unzweifelhaft gültige Bedeutungsgebungen sichtbar zu machen, therapeutisch wertvoll sind, während die von KlientInnen »mitgebrachten« Erklärungen eher als problemaufrechterhaltend, das heißt als »Teil des Problems« betrachtet werden. Dies liegt nicht daran, dass nur TherapeutInnen fähig sind, nützliche Erklärungen zu finden, sondern daran, dass Menschen, die das können, seltener Therapie in Anspruch nehmen. Sie finden nämlich selbst eine »Erklärung«, die ihnen eine konstruktive Auseinandersetzung mit anstehenden Problemen erlaubt. Aus diesem Grund ist die »Dekonstruktion problemaufrechterhaltender Überzeugungen« zu einem zentralen Wirkprinzip Systemischer Therapie geworden.

Kausale Überzeugungen, vor allem wenn sie um das Thema Schuld kreisen, wirken sehr häufig problemaufrechterhaltend, weil sie regelmäßig den Gestaltungsspielraum, die Selbstwirksamkeitserfahrungen der Betroffenen einschränken. Wenn Erfahrungen in der Kindheit, wenn elterliches Fehlverhalten »schuld« an aktuellen Problemen oder psychischen Störungen sein sollen, führt dies häufig nicht nur zu familiären Konflikten, sondern auch zur Stagnation von individuellen Entwicklungsprozessen. Die Dekonstruktion dieser Kausalitätskonstruktion kann dann Voraussetzung für Veränderung werden, wie dies zum Beispiel in der Fallgeschichte »Die Auflösung von Schuld« in dem Lernbuch »Zirkuläres Fragen« von Simon und Rech-Simon gezeigt wird. Hier dekonstruiert Fritz Simon die Idee der Schuld der Mutter an der Drogenabhängigkeit des Sohnes in einer Gesprächssequenz mit der Tochter, indem er genau nachfragt:

FS: Und in welchem Verhalten Ihrer Mutter sieht er ein schuldhaftes Verhalten?

Kl: Also, dass er dauernd überbemuttert wurde. Dass sie ihn fragt: »Willst du noch ein Brot?« Und wenn er dann nein sagt und sie ihm trotzdem noch eins bringt.

Statt eines empathischen Verstehens wählt Simon hier den Weg der Verstörung: »Und wie sieht er den Zusammenhang zwischen geschmierten Broten und Drogenabhängigkeit?« Er ist nicht bereit, das abstrakte Schlagwort »Überfürsorglichkeit« als Erklärung für Drogenabhängigkeit durchgehen zu lassen, sondern macht die logischen Lücken deutlich, indem er die Konkretisierung fordert. Die Fortsetzung dieser therapeutischen Sequenz findet sich im Kapitel 12.3.5.

Die »Skepsis gegenüber kausalen Erklärungen« kann also zum einen erkenntnistheoretisch, zum anderen therapiepragmatisch begründet werden. Kausale Erklärungen werden nicht genützt, weil man sie für zutreffend hält, sondern weil man sie für nützlich hält. In den oben genannten Beispielen ist uns bewusst, dass auch die gegenteilige Entwicklung mit derselben Erfahrung »begründet« werden könnte: »Weil Sie in Ihrer Kindheit dauernd auf Ihre behinderte Schwester Rücksicht nehmen mussten, sind Sie dazu im Erwachsenenalter nicht mehr bereit und wählen Ihre Beziehungen diesbezüglich sehr sorgsam aus« oder »Weil Ihre Mutter Sie dauernd mit ihren Sorgen um ihre Gesundheit belästigt hat, haben Sie das für sich völlig abgelehnt. Auf die Signale Ihres Körpers zu hören hieße, Ihrer Mutter recht zu geben, und das können Sie nicht erlauben«. Letztlich ist die Art, wie ein selbstorganisiertes psychisches System Umwelteinflüsse verarbeitet, eben nicht vorhersehbar (denken wir an Bob) – auch wenn wir im Nachhinein das Ergebnis mit einer auslösenden Bedingung in Zusammenhang bringen können.

Daher sollten wir aus systemischer Perspektive nicht fragen: »Was macht das mit Ihnen?«, weil damit über Sprache ein reduktionistisches und trivialisierendes Ursache-Wirkungs-Verhältnis unterstellt wird. Sondern wir sollten fragen: »Wie erleben Sie das?« »Was denken Sie dazu?« »Was empfinden Sie dabei?« Und im therapeutischen Kontext, wo es ja um die Veränderung problematischer Erlebnisweisen und Bedeutungskonstruktionen geht, häufig auch: »Welche Einstellung haben Sie zu dieser Empfindung?« Evtl. können wir uns auch dafür interessieren, wie es zu diesem Erleben kommt – »Woher kommt diese Einschätzung, dass das Äußern von Bedürfnissen um jeden Preis vermieden werden muss? Wann haben Sie das gelernt? Wann war das nützlich? Wofür war das gut?« Um dann weiter zu fragen: »Ist es heute noch gut für Sie? Wollen Sie an diesem Grundsatz festhalten?«

Statt nach »zugrunde liegenden Ursachen« für problematisches Erleben und Verhalten zu suchen, hinterfragt systemische Praxis die Beschreibungen, dekonstruiert die Bedeutungen, durch die Wirklichkeit als problematisch erfahren wird, oder regt Verhaltensweisen an, die dysfunktionale Muster unterbrechen und damit zu neuen Erfahrungen führen.

Eine 45-jährige Frau, die wegen massiver Zwangsgedanken und körperbezogener Ängste seit einem Jahr in Psychotherapie ist, berichtet von einem Streit mit ihrem Ehemann. Bei dieser Gele-

genheit erwähnt sie, dass sie seit zwei Jahren, seit der Dekompensation ihrer Angst- und Zwangsstörung, nicht mehr mit ihrem Mann geschlafen hat und dies die Beziehung belastet. Ich frage nach, wie befriedigend früher die sexuelle Beziehung zu ihrem Mann war. Frau Kalmar berichtet, dass es am Anfang der Beziehung ausgesprochen gut, seit der Geburt des Sohnes vor 20 Jahren schwankend, aber auch »sehr o.k.« war. Nun aber sei das Thema sehr weit weg, sie wisse gar nicht, ob sie ihn noch begehre, ob sie ihn körperlich noch attraktiv finde, ob sie »es überhaupt wirklich will«. Um ihre Einstellung zur Wiederaufnahme sexueller Aktivität genauer zu erfassen, stelle ich folgende hypothetische Frage: »Wenn wir hier am Tisch einen Schalter hätten, der, wenn Sie ihn betätigen, bewirken würde, dass Ihr Mann das Thema Sex völlig vergisst, es nie mehr anspricht und sich dieses Fehlen von Sexualität in keiner Weise negativ auf Ihre Ehe auswirkt – würden Sie ihn betätigen?« Frau Kalmar zögert nur ganz kurz, dann verneint sie: »Nein, ich wünsche mir schon auch für mich, dass wir das wieder hinkriegen.« In einem nächsten Schritt frage ich nach, wie einfach oder schwierig es wäre, sich ihrem Mann wieder sexuell anzunähern, ob er aufgrund der langen Verweigerung jetzt beleidigt sei und es besonderer Verführungskünste bedürfe. Sie antwortet, dass er vor einem Jahr alle diesbezüglichen Bemühungen eingestellt habe, um weitere Zurückweisungen zu vermeiden, dass es aber sicher nicht schwer wäre, ihm zu signalisieren, dass Sie jetzt wieder bereit sei.
Ich fasse zusammen: »Die Sexualität war früher befriedigend, ist im Zusammenhang mit der psychischen Krise eingeschlafen. Ihr Mann hat die diesbezüglichen Bemühungen eingestellt, wartet auf eine Annäherung von Ihrer Seite. Sie wünschen sich, dass Sie irgendwann wieder Sexualität mit ihm erleben, sind aber unsicher, ob Sie ihn noch begehren. Wissen Sie – ich sehe das so: Wenn Paare lange zusammen sind, kann man sich auf das Begehren als Triebfeder für sexuelle Aktivität nicht mehr verlassen. Es ist eher die Regel als die Ausnahme, dass das Begehren nachlässt. Dann kann man die Sexualität entweder einschlafen lassen oder

man findet einen Weg, die Vertrautheit, das Wissen, das man über einander hat, die Erfahrung zu nützen, um unabhängig von spontaner Begierde sexuelle Begegnungen in den Alltag einzubauen. Das ist Ihnen ja auch in den 15 Jahren vor der Krise gelungen. In den letzten zwei Jahren haben Sie's einschlafen lassen, weil Sie so mit Ihren Ängsten beschäftigt waren. Ich glaube, Sie haben aus demselben Grund aufgehört, mit Ihrem Mann zu schlafen, wie Sie aufgehört haben, laufen zu gehen – die Energie hat nicht gereicht. Und Sie könnten jederzeit auch wieder damit anfangen, genauso, wie Sie damit angefangen haben, wieder laufen zu gehen – weil es Ihnen guttut. Überlegen Sie sich das, und wenn es passt, probieren Sie's aus, und wir besprechen dann, wie es sich angefühlt hat, ob es noch einer spezifischen Bearbeitung bedarf.

Statt einer tiefschürfenden psychologisierenden Betrachtung des fehlenden Begehrens wurde ein möglichst einfacher Verstehenszusammenhang angeboten, der eine einfache Musterunterbrechung ermöglicht. Wenn diese Minimalintervention nicht zum gewünschten Ziel führt (was sie erfreulicherweise getan hat), muss man das »Suchfeld« ausweiten. In einem ersten Schritt ist es aber sinnvoll, die »einfachste Lösung« anzubieten, die eine gewünschte Veränderung bewirken kann. Hier realisiert sich auch das Prinzip »unterstelle geringstmögliche Pathologie«. Für mich enthält dies allerdings auch eine ethische Implikation. Auch die »psychologische Ursachensuche« muss verantwortet werden, muss abgewogen werden gegen die Möglichkeit der Musterunterbrechung auf der Verhaltensebene. Es gilt zu entscheiden, ob man in der jeweiligen Phase des Therapieprozesses klärungsorientiert oder bewältigungsorientiert vorgeht. Ursachensuche ist keineswegs immer ein Teil oder gar die Voraussetzung für erfolgreiches Bewältigungsverhalten und sollte daher nicht »routinemäßig« eingefordert werden. Von Steve de Shazer, der die lösungsorientierte Kurztherapie entwickelt hat, wird berichtet, dass er auf die Frage von KlientInnen »Warum habe ich dieses Problem, diese Störung?« lapidar mit »bad luck« geantwortet hat. Was auf den ersten

Blick unseriös und fast zynisch wirkt, kann auch als Ausdruck von angemessener Bescheidenheit und Zielorientierung gedeutet werden: Statt über ursächliche Zusammenhänge zu spekulieren, wird die therapeutische Kooperation dazu genützt, die Klientin bei der Verbesserung ihrer Situation, bei der Verwirklichung der von ihr gewünschten Veränderung zu unterstützen. Wenn wir unseren KlientInnen hingegen abverlangen, Erklärungen für Unerklärbares zu suchen (»Warum hat mein Kind diese Probleme? Warum finde ich keinen Mann, der mich liebt?«), kann dies auch einen Missbrauch von Definitionsmacht darstellen – wir beschäftigen sie ja auch nicht mit der Frage »Warum würfeln Sie keinen Sechser?«

Für Systemische Therapie ist damit ein zurückhaltender Umgang mit »psychologisierenden biografischen Erklärungen« typisch. Diese Skepsis gegenüber kausalen Erklärungen ist allerdings nicht gleichzusetzen mit dem Verzicht auf eine differenzierte Erfassung dysfunktionaler psychischer Prozesse – im Gegenteil. Für eine professionelle und verantwortungsvolle psychotherapeutische Behandlung ist zu fordern, dass das gewählte Vorgehen auf der Basis eines differenzierten Fall- und Wirkverständnisses begründet werden kann. Dafür ist eine Fokussierung der mit dem Leidenszustand assoziierten dysfunktionalen psychischen Prozesse und das Wissen um deren Beeinflussbarkeit unverzichtbar. Allerdings sollten die psychischen Prozesse dafür in einer Art konzeptualisiert werden, die den Grundsätzen systemischen Denkens hinsichtlich Selbstorganisation und Wechselwirkungsrealität entspricht.

KAPITEL 5

Welche Konzeptualisierung des Mentalen passt zu Systemischer Therapie?

Wie schon ausgeführt, nahmen psychologische Konzepte in der systemischen Fachliteratur lange Zeit keinen nennenswerten Raum ein. Durch die Dominanz der interaktionellen Perspektive, von Konstruktivismus und Lösungsorientierung schien es so, dass Systemische Therapie nicht nur ohne Konzeptualisierung psychischer Prozesse auskommt, sondern dass sie diese nahezu zwingend ausschließt. Psychische Prozesse sind aus konstruktivistischer Perspektive grundsätzlich nicht zu erfassen, das psychische System wird als »black box« bezeichnet, nur das »erzählte Leben«, also Berichtetes, kann Gegenstand von Psychotherapie werden. Unter dem Einfluss der SFT (solution focussed therapy) von de Shazer wurden psychologische Erklärungen und Hypothesen über intrapsychische Zusammenhänge weiterhin marginalisiert. Es erschien nützlich, nahezu unbegrenzte Veränderungsmöglichkeit zu unterstellen, die Konzeptualisierung von stabilen dysfunktionalen intrapsychischen Prozessen schien für ein streng lösungsorientiertes Vorgehen nicht hilfreich. Kurt Ludewig schreibt dazu: »Da sich der Mensch jederzeit verändern kann, ist jede noch so überzeugende Selbsterkenntnis nicht viel mehr als eine aktuelle Momentaufnahme, also eine Variable, und keine Feststellung zwingender Konstanten oder Muster.« (Ludewig 2011)

5.1 Eine systemtheoretische Konzeptualisierung psychischer Prozesse

Die erste stringent systemtheoretisch formulierte Beschreibung psychischer Prozesse findet sich in Luc Ciompis »Affektlogik. Über die Struktur der Psyche und ihre Entwicklung«. Bereits 1982 – also vor der Verbreitung des schematherapeutischen Diskurses – hat Ciompi hier die weitreichenden energetisch-motivationalen Wirkungen der Affekte und ihre vielfachen Schalt- und Filtereffekte auf Wahrnehmung, Aufmerksamkeit, Gedächtnis und Denken dargestellt. Von der praxisnahen systemischen Fachliteratur wurde diese Darstellung allerdings zunächst wenig rezipiert, was vielleicht auch auf das hohe theoretische Abstraktionsniveau dieser Publikation zurückzuführen ist. Nur Rosemarie Welter-Enderlin (1998) und Tom Levold (1997) haben in einschlägigen Publikationen relativ zeitnah die Bedeutung der Affekte für Systemische Therapien aufgegriffen und die Einengung des systemischen Therapieverständnisses auf »Kommunikation über sprachlich hervorgebrachte Bedeutungen« kritisiert.

In den letzten Jahren hat sich dieser fast dogmatische Verzicht, die »heftige Abwendung vom Innerlichkeitsbezug« (vgl. Ludewig 2011), aufgeweicht. Im 2014 erschienenen Herausgeberband »Systemische Therapie und Beratung – das große Lehrbuch« schreibt Luc Ciompi ein Kapitel über »affektive Faktoren in der systemischen Therapie«, Rainer Schwing stellt ein praxisorientiertes Modell psychischen Funktionierens vor, das die Dimensionen Kognition, Emotion, Wahrnehmung und Aktion umfasst. Durch den Verweis auf mentale Modelle (Schemata), die zirkulär mit Wahrnehmung und Verhalten verbunden sind, wird das biografische Gewordensein berücksichtigt und die Anschlussfähigkeit für neurobiologische Modelle geschaffen. Die systemtheoretisch stringenteste Auseinandersetzung mit psychischen Störungen findet sich bei Kurt Ludewig (2011) und bei Hans Lieb (2014), dem es gelingt, die für eine systemtheoretische Betrachtung konstitutive Konzeptualisierung von Psyche, Körper und Kommunikation als drei operational geschlossene, aber eng aneinandergekoppelte Systeme für psychotherapeutische Fragestellungen anschlussfähig zu machen. Hans Lieb ermutigt auch explizit dazu, »das Wissen und nützliche Interventionen anderer Schulen mit den Werkzeugen der Systemtheorie« zu beleuchten und auf diese Art Wissensbestände in die Systemische Therapie zu integrieren (vgl. Lieb 2014, S. 11).

5.2 Die hypnosystemische Konzeptualisierung psychischer Prozesse

Auch die Ausbreitung der hypnosystemischen Therapie durch Gunther Schmidt hat dazu beigetragen, dass systemische TherapeutInnen sich für intrapsychische Vorgänge interessieren. Folgende Basisannahmen prägen das Verständnis psychischer Prozesse in der hypnosystemischen Therapie: Alles Erleben wird ständig neu erzeugt, in jedem Moment wird durch die Wahrnehmung der fünf Sinne und durch Erinnerungen, Gedanken und Gefühle ein spezifisches neuronales Netzwerk aktiviert, das für das aktuelle Erleben verantwortlich ist. Diese Netzwerkaktivierung erfolgt weitgehend unwillkürlich, kann aber durch bewusste Aufmerksamkeitsfokussierung beeinflusst werden. »Je nachdem, wohin und wie die Fokussierungsprozesse gestaltet werden, erleben Menschen auch immer wieder ein unterschiedliches ›Ich‹. … In unserem unbewussten Erlebnisrepertoire werden alle emotional geladenen Erlebnisprozesse als eigenständiges Erlebnisnetzwerk gespeichert. Wir haben also viele Vergangenheiten in uns. Je nachdem, welche gerade ›feuern‹, erleben wir diverse Gegenwarten. … Solche Netzwerke können sowohl autonom von innen aktiviert als auch – was oft geschieht – durch Reize von außen angeregt werden.« (Schmidt 2011, S. 19 ff., in Leeb et al.).

In einem hypnosystemischen Verständnis des Mentalen sind Prozesse der Aufmerksamkeitsfokussierung sowohl für Symptomentstehung wie auch für die Überwindung von Symptomen verantwortlich. Symptome werden dabei als unerwünschte unwillkürliche Erlebnisweisen aufgefasst, gegen die das »bewusste Wollen« nichts ausrichten kann.

Therapiepragmatisch sind die Unterscheidung von willkürlichen und unwillkürlichen Prozessen und die Beeinflussung letzterer durch hypnotherapeutische Interventionen sehr nützlich – dies erklärt auch die rasche und umfassende Verbreitung in der systemischen Szene. Dieser praktische Erfolg soll aber nicht darüber hinwegtäuschen, dass durch das hypnosystemische Verständnis zwar intrapsychische Prozesse direkt fokussiert und durch gezielte Interventionen auch wirkungsvoll beeinflusst werden sollen, dass eine differenzierte Erfassung von dysfunktionalen intrapsychischen Funktionen (strukturelle Beeinträchtigungen, Störungen der Erlebnisverarbeitung etc.) aber nicht nahegelegt wird.

5.3 Die synergetische Perspektive

Während hypnosystemische Konzepte vor allem praxisnah rezipiert wurden und zu einer wesentlichen Ausweitung des systemischen Interventionsrepertoires führten, erfolgte die Neuausrichtung auf (meta-)theoretischer Ebene durch den Einfluss der Synergetik, die im Wesentlichen von G. Schiepek in den systemischen Diskurs eingebracht worden ist. Die Synergetik untersucht die Gesetzmäßigkeiten der Musterbildung in nicht linearen dynamischen Systemen. Schiepek führt aus, wie das Wissen um die generischen Prinzipien selbstorganisierender Prozesse therapeutisches Handeln organisieren, vereinfachen und begründen kann (Haken und Schiepek 2006). Die synergetische Perspektive ist aus meiner Sicht der geeignete metatheoretische Hintergrund für das Verständnis psychischer Vorgänge als affektiv-kognitive Prozesse, als eine Abfolge von sich wiederholenden bzw. sich selbst organisierenden Operationen, das in seinen Grundzügen bereits dargestellt worden ist.

Fühl-Denk-Verhaltensprogramme werden durch Erfahrung gebahnt, die Wahrscheinlichkeit, dass sie aktiviert werden, ist umso größer, je öfter sie bereits aktiviert worden sind. Gut gebahnte FDV-Programme laufen quasi »automatisiert« ab, das heißt auch, dass sie sich von den potenziell auslösenden Bedingungen längst abgekoppelt haben. Menschen sind dann in ihren Denk-, Erlebnis- und Verhaltensmustern gleichsam gefangen. Die erste Zigarette mag man geraucht haben, um cool zu wirken oder dazuzugehören. Im Entstehungszusammenhang kann das Rauchen daher mit sozialer Unsicherheit in Zusammenhang gebracht werden. Das heißt aber nicht, dass für die Raucherentwöhnung zwingend soziales Kompetenztraining erforderlich ist. Im Zuge der Gewöhnung (ein anderer Begriff für Bahnung) verliert der ursprüngliche motivationale Zusammenhang an Bedeutung. In der Therapie geht es daher häufig darum, Einfluss auf »automatisch ablaufendes leidvolles Erleben und Verhalten« zu gewinnen. Ob dafür die Fokussierung früher biographischer Erfahrung nötig und sinnvoll ist, muss im Einzelfall entschieden werden.

»Im Unterschied zu Kausalkonstruktionen, die Gegenwärtiges kausal auf Früheres zurückführen, ist aus systemtheoretischer Sicht die ›Wiederholung‹ die ›Ursache‹. Vergangenheit überlebt demnach Wiederholungsakte.« (Lieb 2014, S. 68) In der Therapie geht es dann darum, diese Wiederholungen zu identifizieren, als Wiederholungen zu markieren und das Muster erneuter Wiederholungen zu unterbrechen (vgl. Wagner, Russinger 2018, S. 84).

Radikaler als andere psychotherapeutische Methoden versteht sich die Systemische Therapie nicht als eine erklärende Theorie (so gibt es z. B. keine systemische Entwicklungspsychologie und Krankheitslehre), sondern als eine theoretisch begründete Methode, um Veränderungsprozesse zu befördern. »Ein Phänomen systemtheoretisch zu erklären bedeutet, jene sich wiederholenden Prozesse eines Systems zu identifizieren, die das zu erklärende Phänomen als Produkt der eigenen Operationen hervorbringen.« (Maturana und Varela, zitiert nach Lieb 2009) Dieser Logik folgend muss zunächst bestimmt werden, welches System – das biologische, das psychische oder das soziale – das Problem durch seine Operationen erzeugt: Die Wiederholung welches Musters muss unterbrochen werden? Soll die Musterunterbrechung primär auf interaktioneller (sozialer) Ebene oder auf affektiv-kognitiver (psychischer) Ebene angestrebt werden? Oder bedarf es einer (psychopharmakologischen) Intervention in das »System Körper«? Nach Entscheidung für ein »Zielsystem« muss eine

Intervention gewählt werden, die wahrscheinlich zur gewünschten Musterunterbrechung führt.

Wenn diese Musterunterbrechung allerdings auf »dominante Schemata früherer Beziehungserfahrung und -gestaltung, aber auch zentrale Schemata der Selbstbeziehung« und damit sehr »persönlichkeitsnahe« Merkmale (Grossmann 2014) abzielt, ist ein überschießender Veränderungsoptimismus unangebracht. Bei manchen psychischen Störungen und bei bestimmten dysfunktionalen Persönlichkeitsmerkmalen ist aufgrund ihrer langjährigen Bahnung mit einer hohen Veränderungsresistenz zu rechnen. Eine angemessene Einschätzung der Veränderbarkeit psychischer Störungsmuster durch Psychotherapie und die daraus resultierende realistische Behandlungsprognose sind daher speziell in klinischen Kontexten unverzichtbar. Ressourcen-, Ziel- und Lösungsorientierung sind gut und wichtig, dürfen aber nicht zu einer Ausblendung limitierender Faktoren der Veränderung führen. Eine angemessene Konzeptualisierung von »Persönlichkeit« ist in diesem Zusammenhang sinnvoll.

5.4 »Persönlichkeit« unter neurobiologischer Perspektive

Wie denken systemische TherapeutInnen über »Persönlichkeit«? Wie sehr sind Menschen durch die frühe Kindheit oder ihre Gene geprägt? Was halten wir für veränderbar?

Der für Systemische Therapie typische Veränderungsoptimismus sollte nicht dazu verführen, die biologischen Limitierungen von Veränderungswünschen zu übersehen. Empirische Untersuchungen weisen darauf hin, dass Temperament und Persönlichkeit eine starke genetische Komponente aufweisen. Für eine realistische Einschätzung der Veränderbarkeit dysfunktionaler psychischer Prozesse ist daher ein neurobiologisches Verständnis von Persönlichkeit, wie es z.B. von Gerhard Roth (2016) formuliert wird, hilfreich: Roth unterscheidet vier große Determinanten der Persönlichkeit: die individuelle genetisch-epigenetische Ausrüstung, die Eigenheiten der individuellen (vornehmlich vorgeburtlichen und frühen nachgeburtlichen) Hirnentwicklung, die frühkindlichen Bindungserfahrungen und die psychosozialen Einflüsse während des Kindes- und Jugendalters.

Aufgrund der nachlassenden Plastizität des Gehirns sind spätere Erfahrungen aus neurobiologischer Sicht weniger prägend, sollten aber aus klinischer Sicht nicht marginalisiert werden. Nicht nur Lifeevents, sondern auch die dem Leben immanenten Anforderungen auf individueller und interpersoneller Ebene führen bei erfolgreicher Bewältigung zu Reifungsschritten, beim Scheitern zu Resignation oder Symptombildung. »Veränderungen der Persönlichkeit« im Sinne der Akzentuierung oder Abschwächung von typischen Eigenschaften und Wesenszügen sind damit eher die Regel, nicht die Ausnahme. Grundlegende Veränderungen von Wesensmerkmalen sind hingegen selten. In Längsschnittuntersuchungen erweisen sich Persönlichkeitsprofile zwischen späterer Jugend und reiferem Erwachsenenalter als ziemlich stabil.

Wenn wir den Menschen als ein Wesen betrachten, das von der Zeugung an durch Umwelteinflüsse konstitutionell geprägt wird, so hat dies Einfluss auf unseren Veränderungsoptimismus. Nach heutigem Stand des Wissens sind konstitutionelle Prägungen irreversibel. Spezifische Reaktionsbereitschaften bleiben dauerhaft erhalten, psychotherapeutische Prozesse, egal wie hochfrequent und intensiv, haben nur kompensatorische Wirkung. Bei PatientInnen mit konstitutionell geprägten dysfunktionalen FDV-Programmen machen wir oft die Erfahrung, dass Psychotherapie eine stabilisierende Wirkung hat – aber nur, solange sie durchgeführt wird. Langjährige Begleitungen in niedriger, aber eher gleichmäßiger Frequenz haben sich in diesem Kontext am besten bewährt.

Die Wirkung von Psychotherapie ist hier mit der einer Dialyse zu vergleichen – das psychische System muss regelmäßig »entgiftet«, das heißt von dysfunktionalen Affekten und Überzeugungen befreit werden, damit diese keine (selbst-)zerstörerische Wirkung entfalten (Lenzinger 2018, mündliche Mitteilung). Diese stabilisierenden psychotherapeutischen Begleitungen sollten bei gegebener Indikation fachlich nicht infrage gestellt werden, nur weil sie nicht dem kurztherapeutischen Selbstverständnis systemischer TherapeutInnen entsprechen.

Eine neurobiologische Perspektive legt auch eine weitere für Psychotherapie hilfreiche Unterscheidung nahe, nämlich die von drei grundlegenden persönlichkeitsbezogenen Verhaltenssystemen (Gray zitiert nach Roth 2016, S. 23) – das behavioral approach system (BAS, Annäherungssystem), das behavioral inhibition system (BIS, Vermeidungssystem) und das mehr evolutionär geprägte Fight-flight-freezing-System (FFFS, Kampf-Flucht-Erstarrungssystem). Die Attraktivität dieser polaren Betrachtung für die Psychotherapie wurde bereits von Klaus Grawe erkannt, der mit vielen Befunden aus der psychologischen Forschung belegt, dass die Dominanz von Vermeidungszielen gegenüber Annäherungszielen nicht nur mit Angststörungen assoziiert ist, sondern grundsätzlich negativ mit psychischer Stabilität korreliert. Ein wichtiger Wirkfaktor von Psychotherapie sind – das können wir aus dieser neurobiologischen Betrachtung lernen – die Aktivierung von »Annäherungszielen« und die Schwächung von Vermeidungszielen bzw. Vermeidungsverhalten. Das differenzierte Erfassen von Vermeidungstendenzen – nicht nur im Verhalten, sondern v. a. auf der Ebene des emotionalen Erlebens – ist für die psychotherapeutische Behandlungsplanung von zentraler Bedeutung, da die Vermeidung belastender Emotionen an der Aufrechterhaltung vieler psychischen Störungen beteiligt ist.

Um Persönlichkeitsauffälligkeiten zu erfassen, werden in klinischen Kontexten vor allem Verfahren verwendet, die auf fünf faktorenanalytisch ermittelten Merkmalen, den »big five« der klassischen Testpsychologie – nämlich Extraversion, Verträglichkeit, Gewissenhaftigkeit, Neurotizismus und Offenheit (deutsche Version Ostendorf und Angleitner 2004) – beruhen. Trotz ihrer routinemäßigen Verwendung ist die Nützlichkeit für die psychotherapeutische Behandlungsplanung aus meiner Sicht überschaubar. Vieles, was für psychotherapeutische Behandlungsprozesse zentral bedeutsam ist, wird hier nicht explizit abgebildet: Wie impulsiv versus kontrolliert (steuerungsfähig), wie beziehungsfähig versus misstrauisch, feindselig ist eine Person? Wie gut funktionieren Realitätssinn und Risikowahrnehmung? Um diese Merkmale zu erfassen, braucht es andere Instrumente, wie z. B. die Skalen zur Erfassung des Funktionsniveaus der Persönlichkeit, wie sie im alternativen DSM-5-Modell für Persönlichkeitsstörungen formuliert werden. Darauf wird im Kapitel Fallverständnis noch eingegangen.

5.5 Die Konzeptualisierung des Unbewussten

Wenden wir uns nun einem anderen von Systemischer Therapie marginalisierten Phänomenbereich zu – dem »Unbewussten«. Unstrittig ist, dass ein Großteil der neuronalen Aktivität unbewusst bleibt. Bewusst erleben können wir nur, was mindestens für einige Sekunden zum Inhalt unseres Arbeitsspeichers wurde. Dieser ist im präfrontalen Cortex lokalisiert und beinhaltet den »Strom des Bewusstseins«.

In der modernen Psychologie hat sich neben dem Begriffspaar bewusst–unbewusst die Gegenüberstellung von implizitem und explizitem Funktionsmodus verbreitet. Nicht nur das Gedächtnis, sondern auch Wahrnehmung, Lernen, Emotionen, Motivation, Bedeutungsgebungen oder Beziehungsverhalten können explizit, also bewusst, d.h. mit darauf fokussierter Aufmerksamkeit, oder impliziert, also automatisiert oder unwillkürlich, ablaufen. Der Vorteil impliziter Prozesse: Sie sind unabhängig von der Kapazitätsbeschränkung des Arbeitsspeichers, d.h., es können viele implizite Prozesse gleichzeitig ablaufen, ohne miteinander zu interferieren. Sie brauchen keine Aufmerksamkeit und laufen dennoch schnell und mühelos ab (vgl. Grawe 2004, S. 124). Vieles, was implizit, also ohne bewusste Aufmerksamkeit, abläuft, ist grundsätzlich bewusstseinsfähig und kann durch gezielte Lenkung der Aufmerksamkeit oder Steigerung der Reizintensität jederzeit in den expliziten Modus übergeführt werden. Andere implizite Prozesse bleiben unbewusst, weil die Hirnareale, die an ihnen maßgeblich beteiligt sind, keine Verbindungen zum assoziativen Kortex haben.

Wie stellen wir uns nun jenseits psychoanalytischer Erklärungsmodelle die Lenkung ins Unbewusste vor? Laut Grawe ist das Fernhalten bestimmter Inhalte (Wünsche, Impulse, Gefühle …) eine aktive, wenn auch unbewusste Leistung (über sie kann nicht explizit Auskunft gegeben werden), die der »Konsistenzsicherung« dient. Wenn die bewusste Wahrnehmung von bestimmten Prozessen mit den aktuellen Inhalten des Bewusstseins unvereinbar ist, weil die Bewusstwerdung zu einer Dissonanz bzw. Inkonsistenz führen würde, kann der Zutritt zum Bewusstsein verwehrt werden. Dies ist durchaus auch im Rahmen eines synergetischen Verständnisses psychischer Prozesse, also auf der Basis selbstorganisierter Musterbildung, vorstellbar.

> »Wenn das bewusste Handeln gerade auf ein bestimmtes Ziel ausgerichtet ist, ist die Aufmerksamkeit auf alles ausgerichtet, was für die Verfolgung dieses Ziels relevant ist. Die Aktivierbarkeit zielrelevanter Wahrnehmungen, Gedächtnisinhalte und Kognitionen ist erhöht, andere Wahrnehmungen, Gedächtnisinhalte, Kognitionen, Emotionen und insbesondere auch andere Ziele werden aktiv unterdrückt. Die Begriffe Konzentration, Wille, selektive Aufmerksamkeit, Wahrnehmungsabwehr und Verdrängung beziehen sich auf alle Prozesse, die die im Moment aktivierte Zielhierarchie abschirmen gegen Störungen.« (Grawe 2004, S. 313)

Diese hoch entwickelten neuronalen Mechanismen zur Sicherung der Konsistenz der im Bewusstsein ablaufenden Prozesse sind somit einerseits hoch funktional, indem sie intentionales Handeln erleichtern und gegenüber Impulsen abschirmen. Wenn andererseits Wahrnehmungen, Gefühlen, Ideen, die ein besonders wichtiges Ziel infrage stellen könnten, langfristig nicht Zutritt zum Bewusstsein gestattet wird, kommt es zu einer Dissoziation der im expliziten und im impliziten Funktionsmodus ablaufenden Prozesse. Auf diesem Weg kann aus dem kurzfristigen Vorteil der Konsistenzsicherung ein langfristiger Nachteil werden, indem die inkonsistenten Wahrnehmungen, Bedürfnisse oder Gefühle nicht bewusst bearbeitet werden können.

Das Konzept der Konsistenzsicherung kann damit unabhängig von einer psychoanalytischen Theorienbildung psychische Konflikte incl. der Möglichkeit, dass der konflikthafte Anteil vom Bewusstsein ferngehalten wird, theoretisch begründen.

Der implizite Funktionsmodus ist auch für eine erste grobe Einschätzung jeder Situation zuständig. Bevor wir noch eine bewusste kognitive Einschätzung einer Situation »errechnen«, gibt das implizite Gedächtnis schon – weitgehend unbewusst – eine emotionale Färbung und ein grobes Interpretationsschema (gefährlich ja – nein; will haben ja – nein etc.) vor:

Diese erste intuitive Einschätzung ist in der Diktion des amerikanischen Sozialpsychologen Daniel Kahnemann eine Leistung von System 1, das schnell, automatisch, weitgehend mühelos und ohne willentliche Steuerung arbeitet. Es erzeugt auf der Basis früherer Erfahrungen ein kohärentes Muster aktivierter Netzwerke im assoziativen Cortex. »System 1 wurde von der Evolution so ausgeformt, dass es die Hauptprobleme, die ein Organismus lösen muss, um zu überleben, fortwährend bewertet. Wie ist die Lage? Gibt es eine Bedrohung oder eine größere Chance? Läuft alles normal? Sollte ich mich nähern oder sollte ich ausweichen? … Situationen werden unentwegt als positiv oder negativ bewertet und lösen entsprechende Flucht- oder Annäherungsreaktionen aus.« In seinem lesenswerten Werk »Schnelles Denken, langsames Denken« stellt Kahnemann diesem System 1 das rational denkende System 2 gegenüber, das mobilisiert wird, wenn eine Frage auftaucht, für die das System 1 keine Antwort bereitstellt. Allerdings sei laut Kahnemann das System 2 »faul« und daher oft bereit, sich die »Vorschläge« von System 1 zu eigen zu machen, wodurch es zu systematischen Fehlern des Denkens kommt.

Aus kognitionspsychologischer Sicht wird damit die Trennung von einer intuitiven ersten Bewertung durch das emotionsbasierte

Erinnerungssystem und eine nachfolgende »vernünftige« Prüfung durch rationales Denken ein Stück weit aufgehoben, indem auch die erste intuitive Erfassung des Geschehens dem Denken und nicht der Emotion zugeschrieben wird. Das ist auf die experimentellen Bedingungen zurückzuführen, in denen die Befunde erhoben worden sind. Es handelt sich hierbei ausnahmslos um Versuchsanordnungen, in denen kognitive Verarbeitungsprozesse (welche Informationen werden verarbeitet, welche Schlussfolgerungen werden gezogen?) untersucht werden. Der Einfluss eines im engeren Sinn affektiven Bewertungssystems ist in diesen Experimenten tatsächlich als gering einzuschätzen.

Warum erscheint mir dieser Unterschied als relevant? Kahnemann weist in seinen kognitionspsychologischen Experimenten systematische Verzerrungen des Denkens nach: System 1 versucht z. B. eine kohärente, berechenbare Welt zu konstruieren, indem es ständig nach Regelmäßigkeiten sucht, die nicht zufällig auftreten, sondern die Folge einer Kausalität oder der Intention eines Handelnden darstellen. System 1 »schließt auf Ursachen und Absichten und erfindet beide« (S. 136). Andere Untersuchungen betreffen die Diskrepanz zwischen Erlebnis und Erinnerung. »Das erlebende Selbst hat keine Stimme« formuliert Kahnemann, »das erinnernde Selbst komponiert Geschichten und bewahrt sie auf, um in Zukunft darauf zurückgreifen zu können.« (S. 477) Seitens empirischer Psychologie wird damit die von der Systemischen Therapie geäußerte Skepsis gegenüber kausalen Erklärungen bestätigt und als Merkmal unseres automatisierten Denkens entlarvt.

Viele Probleme werden tatsächlich durch »Denkgewohnheiten« konstituiert. Hier kann an der Dekonstruktion problemaufrechterhaltender Überzeugungen gearbeitet und davon ausgegangen werden, dass auf der Basis geänderter Überzeugungen andere Verhaltensoptionen entstehen, die neue Erfahrungen ermöglichen, was dann auch emotionale Auswirkungen hat. In anderen Fällen liegen komplexe Störungen der Emotionsverarbeitung vor, die sich gegenüber Veränderungsangeboten im kognitiven Bereich als resistent erweisen. Wenn Prozesse der Affektvermeidung, -verdrängung oder -verleugnung die psychische Verarbeitung belastender Lebenserfahrung behindern, ist es therapeutisch sinnvoll, das ressourcen- und lösungsorientierte Vorgehen um emotionsbasierte Techniken (siehe Kapitel 17) zu erweitern und damit konstruktive Verarbeitungsprozesse zu fördern.

In einer synergetischen Perspektive verstehen wir psychische Prozesse als das Ergebnis der jeweils aktuellen Aktivität neuronaler Netzwerke. Durch Bahnungsphänomene können so relativ stabile Schemata oder FDV-Programme entstehen, die sich autonom und selbstorganisiert bilden und durch Reproduktion für ihre Kontinuität sorgen. Bei hoher Stabilität von dysfunktionalen psychischen Prozessen kann eine Ausweitung des systemisch-kurztherapeutischen Interventionsrepertoires nötig sein. Dieses sollte auf der Basis einer differenzierten Erfassung der dysfunktionalen psychischen Prozesse erfolgen. Neben diesen erfahrungsabhängigen Bahnungen sind auch biologische Faktoren wie die individuelle genetisch-epigenetische Ausrüstung und Auswirkungen der vorgeburtlichen und frühen nachgeburtlichen Hirnentwicklung sowie frühkindliche Bindungserfahrungen prägend und limitieren Einflussmöglichkeiten durch Psychotherapie.

Auf der Basis einer synergetischen Konzeptualisierung psychischer Prozesse und eines neurobiologisch informierten Verständnisses von Persönlichkeit sind sowohl die veränderungsoptimistische Haltung der systemischen Kurztherapie als auch ein systemisches Verständnis langer therapeutischer Prozesse, die je nach Fall eher stützend oder entwicklungsorientiert ausgelegt sind, begründbar.

Für die Erschließung unbewusster Prozesse sind das Konzept der Konsistenzsicherung und die von Kahnemann angebotene Beschreibung des »Systems 1«, das schnell und ohne willentliche Steuerung auf der Basis früherer Erfahrungen ein kohärentes Bild der Realität erzeugt, für ein systemisches Verständnis gut anschlussfähig.

KAPITEL 6

Wie erklären sich Systemische TherapeutInnen die Entstehung psychischer Störungen?

Die Kapitelüberschrift mag verwundern, wenn doch die »Skepsis gegenüber kausalen Erklärungen« als ein wesentliches Merkmal Systemischer Therapie beschrieben wurde. Die beschriebene Skepsis bezieht sich auf lineare Erklärungen, bei denen aktuelle Erlebnisweisen als zwangsläufige Auswirkungen früher Erfahrungen dargestellt werden. Diese Kausalkonstruktionen sind aus erkenntnistheoretischen und therapiepragmatischen Gründen kritisch zu betrachten, da sie Wechselwirkungen ausblenden und die Konstruktion von Opferidentitäten unterstützen. Seit Bateson uns die Geschichte von Bob, Spinat und Eis erzählt hat, wissen wir: »Es hätte immer auch anders kommen können.«

Dennoch ist es sinnvoll und in vielen Fällen unerlässlich, Psychotherapie auch als einen Verstehensprozess zu begreifen, in dem KlientInnen und TherapeutInnen gemeinsam einen sinngebenden Zusammenhang zwischen früheren Ereignissen, ihrer Verarbeitung und damit assoziierten problematischen Mustern konstruieren. Und dies nicht nur, weil Menschen »sinnerzeugende Wesen« sind und – wie Hume es formuliert hat – Kausalität ein »Bedürfnis der Seele« ist, sondern auch, weil dies Grundlage des psychotherapeutischen Handelns ist.

Ein wesentlicher Wirkmechanismus von Psychotherapie besteht darin, KlientInnen Funktionsmodelle des Psychischen zu vermitteln, aus denen im thera-

peutischen Prozess dann »Modifikationsansätze« entwickelt werden können. »Wie können wir Ihr Problem verstehen, welche Aspekte müssen wir berücksichtigen, damit Sie bestmöglich Einfluss auf den weiteren Verlauf gewinnen« könnte damit den »Erklärungsanspruch« von Psychotherapie festlegen.

Genetik, Epigenetik, biologische Mechanismen, traumatisierende Erfahrungen, psychosoziale Belastungsfaktoren, individuelle Vulnerabilität, dysfunktionale Bewältigungsstrategien – all diese Faktoren werden im biopsychosozialen Krankheitsmodell integriert. Es besteht ein breiter Konsens, dass psychische Störungen in der Regel multifaktoriell bedingt sind und sich nicht auf eine spezifische Ursache zurückführen lassen. Im konkreten Einzelfall ist es aber häufig wichtig, die Bedeutsamkeit der einzelnen Faktoren zu gewichten und zu einem individuellen Fallverständnis zusammenzufassen, um, wie oben ausgeführt, bestmöglich Einfluss auf den weiteren Verlauf zu gewinnen. »Erklärungen« sind daher für systemische Therapieprozesse in dem Ausmaß relevant, als sie dabei helfen, den therapeutischen Prozess zu steuern, indem sie aus der unüberschaubaren Vielfalt möglicher Zusammenhänge jene selektieren, auf die man durch die therapeutische Kooperation Einfluss gewinnen will.

Dieses Kapitel soll einen Überblick über die aus systemischer Perspektive pathogenetisch relevanten Faktoren geben. Bevor ich auf diese im Einzelnen eingehe, möchte ich aber noch einmal an den Beginn unserer Überlegungen zurückkehren: Psychotherapie ist keine Krankenbehandlung. Oftmals ist Psychotherapie indiziert, ohne dass eine Krankheit im engeren Sinn vorliegt. Wenn Menschen mit Verlusten oder Veränderungen konfrontiert sind, die sie allein nicht konstruktiv bewältigen können, den Mut verlieren, ängstlich oder verzagt reagieren, erfüllen sie bald die Diagnosekriterien einer Anpassungsstörung. Aber heißt das jetzt, dass sie krank sind? Je länger Belastungssituationen bestehen (wobei diese Belastung keineswegs objektivierbar ist, sondern in einer subjektiv erlebten Diskrepanz zwischen dem Ist- und dem Sollzustand besteht), je weniger Menschen in der Lage sind, ihre Lebenssituation bedürfniskonform zu gestalten, desto größer wird die Wahrscheinlichkeit, dass sich

Störungssymptome entwickeln. Diese können somatischer oder psychischer Art sein. Menschen können bei länger bestehenden Belastungssituationen vegetative Beschwerden, Bluthochdruck, eine Gastritis, einen Tinnitus entwickeln oder eine Depression, eine Angststörung oder einen Alkoholabusus. Sie können allerdings auch gesund bleiben. Das nennt man dann Resilienz. Vielleicht ist es aber auch nur ein glücklicher Zufall.

6.1 Krankheit ohne Grund

Andererseits können Menschen auch scheinbar aus heiterem Himmel krank werden. Bei den meisten somatischen Erkrankungen wird dann kein Zusammenhang mit psychischen Problemen suspiziert, was in manchen Fällen ein Fehler ist (hohe Infektanfälligkeit, Bluthochdruck und andere »Stresserkrankungen« können sehr wohl auf psychosoziale Belastungen verweisen), in den meisten Fällen aber in hohem Maße angemessen ist. Die reflexartige Unterstellung »psychischer Ursachen« für eine Krebserkrankung, eine Autoimmunerkrankung oder sogenannte »psychosomatische« Erkrankungen wie z.B. Neurodermitis sollte längst der Vergangenheit angehören, stellt sie doch eine unglaubliche und durch keinerlei empirische Befunde zu rechtfertigende Zumutung für jeden Betroffenen dar. Aus systemischer Perspektive soll man das Schicksalhafte einer schweren Erkrankung anerkennen und bei einem konstruktiven Umgang damit unterstützen. Trauerprozesse sind respektvoll zu begleiten, die »Kraft des positiven Denkens« soll dabei nicht überstrapaziert werden.

Wie stellt sich nun die Situation bei psychischen Störungen dar? Einige psychiatrische Störungen weisen zweifelsohne eine deutliche Belastungsabhängigkeit auf – v.a. depressive Verstimmungen und Angststörungen, aber auch Substanzabusus. Doch auch eine Panikstörung oder eine depressive Episode kann sich »aus heiterem Himmel« entwickeln, eine forcierte Suche nach den psychologischen Ursachen ist dann auch hier nicht immer angemessen. Von komplexen Wechselwirkungen zwischen sozialen, psychischen und körperlichen Prozessen auszugehen bedeutet keineswegs, die »Ursache« körperlicher oder auch psychischer Erkrankungen immer in psychischen oder sozialen Erfahrungen zu vermuten. Auch das Gehirn ist ein Organ und kann ohne massiv schädigende Lebenserfahrung Störungssymptome entwickeln.

Genauso wenig wie an einer Krebserkrankung jemand »schuld« sein muss, gilt dies auch für die nicht belastungsabhängigen psychischen Störungen. Ein autistisches Kind, ein psychotischer oder bipolarer Angehöriger ist eine enorme Belastung für alle Familienangehörigen – die Familie verdient unseren Respekt und unsere Unterstützung und keine impliziten Beschuldigungen.

In den aktuellen psychiatrischen Diagnosesystemen wurde die Unterscheidung von endogenen, neurotischen und reaktiven Störungen aufgegeben, da diese in einem hohen Maße für die geringe Reliabilität psychiatrischer Diagnosen verantwortlich gemacht wurde. Für ein differenziertes psychotherapeutisches Angebot ist eine individuelle Einschätzung dennoch nötig. Gehen wir von einer »endogenen« Depression oder einer bipolaren Störung aus, ist die Herangehensweise ähnlich wie bei einer rezidivierenden somatischen Erkrankung: Medikamentöse Strategien stehen im Vordergrund, die psychotherapeutische Behandlung dient der Förderung des bestmöglichen Umgangs mit der Erkrankung. Den Betroffenen sollte nicht suggeriert werden, dass sie ihre Krankheit verlässlich überwinden können, wenn sie »ihre Kindheit aufgearbeitet«, die zugrunde liegenden inneren Konflikte überwunden haben oder verleugnete Wünsche zulassen konnten. Diese »überschießende Psychologisierung« schwerer psychischer Störungen führt zu Erwartungen, die Psychotherapie nicht erfüllen kann, und sollte daher vermieden werden.

6.2 »Belastungsabhängige psychische Störungen«

Im Unterschied dazu ist die »psychologisierende Betrachtung« bei belastungsabhängigen Störungen hochgradig sinnvoll. Wenn angesichts aktueller Belastungen, Verluste oder Veränderungen wesentliche Grundbedürfnisse nicht erfüllt werden, wenn Menschen sich überfordert fühlen und zu der Einschätzung gelangen, daran nichts ändern zu können, ist die Wahrscheinlichkeit groß, dass sich Symptome entwickeln. Psychotherapie soll in diesen Fällen dabei unterstützen, ein möglichst konstruktives Bewältigungsverhalten zu entwickeln. Bei allen belastungsabhängigen psychischen Störungen sind das Induzieren von Hoffnung (»Wir können etwas zur Verbesserung Ihrer Situation beitragen«) und die Unterstützung von Selbstwirksamkeitserwartungen ein wesentliches Wirkprinzip von Psychotherapie und psychotherapeutischer Medizin. Dabei geht es keineswegs nur um Wirksamkeit hinsichtlich der Symptombewältigung, sondern ganz grundsätzlich um die Befriedigung wichtiger Grundbedürfnisse.

Aus systemischer Perspektive ist neben Verlusterlebnissen (Tod, Scheidung, aber auch Arbeitsplatzverlust etc.), Überforderungssituationen (Arbeits- und Mehrfachbelastung, …) und Kränkungen vor allem das Scheitern an Entwicklungsanforderungen zu berücksichtigen. Ein wichtiges Konzept für das Störungsverständnis systemischer TherapeutInnen ist hier der Familienlebenszyklus (McGoldrick et al. 2009). Der Familienlebenszyklus vollzieht sich in folgenden Phasen: Die Loslösung vom Elternhaus, die über die Identifikation mit Peers entsteht und die Etablierung eigener Werte erfordert, das Eingehen einer intimen Partnerschaft, in der Rollen verhandelt und die Abgrenzung nach außen vollzogen werden muss, das Elternwerden, wo durch das Baby die Partnerschaft neu definiert werden muss, und schließlich die Herausforderung, die Kinder wachsen und gehen lassen zu können, und dabei neue Inhalte finden.

Die frühe Familientherapie hat Störungen und Symptome als Ausdruck misslungener, blockierter, forcierter, vermiedener oder behinderter Entwicklungs-

prozesse verstanden. Der große Vorteil der Entwicklungsperspektive, egal ob sie im Familienkontext oder individuell gedacht wird, ist, dass sie wenig pathologisierend ist und eine aktive bewältigungsorientierte Haltung nahelegt. Das Bewältigen oder eben Scheitern an entwicklungsassoziierten Aufgaben ist deshalb auch heute noch eine wichtige Grundlage für ein systemisches Störungsverständnis.

Psychisch gesunde Menschen können nicht nur die beschriebenen Entwicklungsanforderungen, sondern auch belastende Lebenserfahrungen, sogar schwere Schicksalsschläge, häufig erstaunlich gut verarbeiten. Bei weniger resilienten Personen entwickeln sich im Zusammenhang mit psychosozialen Belastungen zunächst dysfunktionale Bewältigungsstrategien und dann häufig Störungssymptome.

Was aber entscheidet über Resilienz oder Vulnerabilität einer Persönlichkeit? Im Unterschied zur empirischen Persönlichkeitsforschung, die tendenziell einen starken genetischen Einfluss auf zentrale Persönlichkeitseigenschaften postuliert (v.a. Angstbereitschaft, Neurotizismus, aber auch antisoziale Züge dürften in hohem Ausmaß »vererbt« sein), gehen psychotherapeutische Modellbildungen von einer zentralen Bedeutung früher Beziehungserfahrungen aus.

6.3 Die Bedeutung früher Erfahrungen

6.3.1 Bindungstheorie

Nicht nur alle Therapiemethoden, auch die stark empirisch orientierte Bindungsforschung betont die zentrale Bedeutung früher Bindungserfahrungen. Es ist unstrittig, dass sich frühe Bindungserfahrungen auf späteres Beziehungsverhalten auswirken: Menschen entwickeln aufgrund ihrer Erfahrung mit den primären Bezugspersonen »innere Arbeitsmodelle« von Bindung, also »kognitiv – affektiv – motivationale Schemata von Beziehungen« (Berman und Sperling 1994), die im Wesentlichen bestimmen, was Menschen von Beziehungen erwarten und wie sie sich in Beziehungen verhalten. Bindungsmuster entwickeln sich in der frühen Kindheit und tendieren zur Stabilität, sind aber grundsätzlich auch veränderbar, wenn später befriedigende Beziehungserfahrungen gelingen. Ebenso unstrittig ist, dass alle Varianten unsicherer Bindung (vermeidend, verstrickt und desorganisiert) mit einer höheren Wahrscheinlichkeit für psychische Störungen einhergehen als ein sicherer Bindungsstil. Die entscheidende Determinante für die Qualität der Bindung ist die Feinfühligkeit der Hauptbezugsperson in Bezug auf die Signale des Säuglings. Eine schnelle angemessene Reaktion fördert sichere Bindung, zurückweisende Reaktionen führen zu unsicher-vermeidendem Beziehungsstil, inkonsistente, unvorhersagbare Reaktionen zu unsicher-ambivalentem Beziehungsstil.

Frühe Beziehungserfahrungen prägen nicht nur späteres Beziehungsverhalten, sondern wirken sich auch langfristig auf die Stressregulation aus. Die chronische Aktivierung der Stresshormonachse hat »physiologische Langzeitfolgen« in der Belastungsregulation, es besteht eine dauerhafte Tendenz zu überschießenden Stressreaktionen. Die differenzierteste Zusammenschau von Bindungstheorie und Systemischer Therapie findet sich bei von Sydow (2008).

6.3.2 Entwicklungspsychologische Überlegungen

In den ersten Monaten nach der Geburt geht es um die vitale Versorgung, um ein adäquates Angebot von Nähe und Verbundenheit, damit das »Urvertrauen« in die Welt als sicherer Ort entstehen kann. Dafür ist es wichtig, dass auf kindliche Unlustäußerungen adäquat reagiert wird: Ausreichend verlässliche Erfahrung der Beruhigung ist Voraussetzung für die Entwicklung von Affektregulierungs- und Selbstberuhigungsfähigkeiten. Ab dem zweiten Jahr muss das Kind die Erfahrung machen, explorieren oder seinen Willen durchsetzen zu dürfen, ohne dass dadurch die Beziehung gefährdet wird. Die weitgehende oder permanente Einschränkung der explorativen Verhaltensweisen des Kindes kann zu dauerhaften Verunsicherungen führen. Später geht es um das spielerische Eintauchen in gemeinsame positive Affektzustände, was eine gesunde Einstellung zu Arbeit und Spiel und einen stabilen Selbstwert befördert, und um ein adäquates sprachliches Angebot für emotionale und intentionale Zustände als Voraussetzung für Affektdifferenzierung und Selbstreflexionsfähigkeit. Aber auch die Auseinandersetzung mit Erwartungen und Normen, die Konfrontation mit Interessen anderer sind eine Voraussetzung für eine gesunde psychische Entwicklung, weil sie die Fähigkeit zur Antizipation von Konsequenzen, Empathie und Frustrationstoleranz fördern.

Der familiäre Kontext ist damit neben konstitutionellen Faktoren von zentraler Bedeutung für die Entwicklung struktureller Kompetenzen. Aber auch spätere Erfahrungen können sich prägend auswirken: Welchen Stellenwert Leistung und Erfolg hatten, wofür Wertschätzung und Anerkennung erfahren wurde, wie Arbeitsteilung erfolgt ist, wie Autorität gelebt wurde, wie mit Konkurrenz und Autonomiewünschen umgegangen wurde, welche Erfahrungen mit Dankbarkeit und Vergebung gemacht wurden, wofür man sich engagiert, wie Spiritualität, Geburt und Sterben erlebt wurden.

Aus familientherapeutischer Perspektive ist auch in einer entwicklungspsychologischen Perspektive immer der Beziehungskontext mitzudenken. Als »bezogene Individuation« bezeichnet Stierlin »die Fähigkeit und Bereitschaft der Mitglieder eines Systems, sich abgrenzen zu können und doch verbunden zu bleiben. Das heißt, sie können bzw. wollen ihre eigenen Positionen (ihre Gefühle, Wahrnehmungen, Erwartungen, Ideen, Rechte, Pflichten etc.) bestimmen und artikulieren und können sich doch auf die Position des/der anderen einstimmen … Sie können Konflikte austragen, Kompromisse aushandeln, Versöhnung anstreben. Sie können gemäß ihrem Alter und der Phase ihres Lebens- und Familienzyklus die Balance von (emotionaler und räumlicher) Nähe und Distanz, von Rechten und Pflichten aushandeln und ändern … Sie können immer wieder eine funktionierende Hierarchie oder Arbeitsteilung herstellen.« (Stierlin 1982)

»Verstehe den Menschen aus seiner Biografie heraus« könnte als gemeinsames Credo der Psychotherapie formuliert werden. Zuletzt hat auch die Verhaltenstherapie diese Wendung vollzogen: Die rasante Verbreitung der Schematherapie unter den VerhaltenstherapeutInnen zeigt, wie dringlich auch hier der Bedarf gesehen wird, Erklärungen für das Gewordensein und daraus resultierende Behandlungsansätze anbieten zu können. Wie stellt sich diesbezüglich die Situation in der Systemischen Therapie dar?

6.3.3 Wie lässt sich die Auswirkung früher Erfahrungen systemtheoretisch konzeptualisieren?

Luc Ciompi hat mit seinem Konzept der FDV-Programme, die sich auf der Basis realer Erfahrungen entwickeln und sich durch Bahnungsphänomene selbstorganisiert reproduzieren, in stringenter systemtheoretischer Formulierung eine Konzeptualisierung von intrapsychischen Prozessen unter Berücksichtigung der Einflüsse früherer Erfahrung geschaffen. Aus meiner Sicht ist es sinnvoll, als zusätzliches Erklärungsprinzip die Grundbedürfnisse einzuführen, denn die FDV-Programme entwickeln sich ab der Geburt rund um das ständige Bemühen, die Erfüllung wichtiger Grundbedürfnisse sicherzustellen. Dabei stehen Grundbedürfnisse und FDV-Programme in einem zirkulären Wechselwirkungsverhältnis.

Die Erfüllung wichtiger Grundbedürfnisse in der Kindheit ermöglicht die Entwicklung eines flexiblen Potenzials an funktionalen FDV-Programmen, die wiederum später die Erfüllung wichtiger Grundbedürfnisse wahrscheinlicher machen. Unter ungünstigen Entwicklungsbedingungen entstehen hingegen eher dysfunktionale FDV-Programme, vor allem Vermeidungsmuster, die in weiterer Folge die Wahrscheinlichkeit reduzieren, dass wichtige Grundbedürfnisse erfüllt werden.

Dass sich frühere Erfahrungen auf die Verarbeitungsmuster und damit auf die Funktionsweise des psychischen Systems auswirken, ist für alle Therapiemethoden eine Selbstverständlichkeit. Das spezifisch Systemische realisiert sich darin, *wie* dieser Zusammenhang gedacht wird. Auch hier wurden die beiden zentralen Konzepte schon erwähnt: Aufschaukelungsprozesse und die Wechselwirkungen zwischen Fühlen, Denken und Verhalten.

Aufschaukelungsprozesse im biologischen, psychischen und sozialen System können im Laufe der Jahre zu einer pathologischen Entwicklung führen, die im Ausmaß nicht auf eine entsprechend schwere »traumatisierende Erfahrung« in der Kindheit zurückzuführen sein muss. Im Unterschied zur Schematherapie, die von einer »realitätsbasierten Auswirkung« früherer Erfahrung ausgeht – das heißt, dass der im Schema »gespeicherte« Erlebnismodus auf eine reale Erfahrung zurückzuführen ist, legt eine kybernetische Perspektive diese Metapher eines »neuronalen Fußabdruckes« nicht nahe. Die Voraussetzung für einen aktuell wirksamen heftigen »Inneren Kritiker« ist nicht das tatsächliche Erleben von massiver Abwertung in einer früheren Entwicklungsphase. Es können auch diskrete Erfahrungen von Kritik und Infragestellung sein, die im Zusammenwirken mit einer spezifischen Vulnerabilität/Empfindlichkeit dysfunktionale Strategien der Bewältigung in Gang setzen und sich im Laufe der Jahre zu einer störungswertigen Beeinträchtigung psychischer Funktionen aufschaukeln.

Das zweite Spezifikum einer systemischen Auslegung der Auswirkungen früher Erfahrungen ist das konsequente Bedenken von Wechselwirkungen zwischen Fühlen, Denken und Verhalten. Im Unterschied zu anderen Therapiemethoden, welche die spontane affektive Bewertung als Ausgangspunkt psychischer Prozesse betrachten, gilt dies aus systemischer Perspektive nur für heftige Affekte. Ein heftiger Affekt »versklavt das Denken«: Starke Wut, Angst oder Kränkung, aber auch Verliebtheit oder Begeisterung wirken wie ein Filter, der nur »passenden Informationen« den Zugang zum Bewusstsein erlaubt. Erinnerungen, Gedanken, Bedeutungskonstruktionen, alle Aspekte der Realität, die nicht zum Affekt passen, können nicht mehr wahrgenommen werden. Die spontane Musterbildung neuronaler Aktivität entscheidet darüber, was anschlussfähig ist.

Allerdings ist unser psychisches Erleben im Normalfall nicht von heftigen Affekten und eindeutigen Gefühlen dominiert. Die meiste Zeit des Tages befinden sich die meisten Menschen (vor allem die psychisch Gesunden) in eher unbestimmten, leicht positiv oder negativ getönten Gemütszuständen. Diese vagen, eher unbestimmten Gefühle werden, wenn überhaupt, erst durch einen kognitiven

Prozess der Bedeutungskonstruktion »ausgedeutet«. Natürlich kann einem unbestimmten Gefühl oder einer vagen Sorge nicht jede denkbare Bedeutung unterstellt werden. Nur was emotional stimmig ist, wird als »Ursache« akzeptiert. Dennoch sind in der Regel verschiedene Bedeutungskonstruktionen möglich. Energielosigkeit und Lustlosigkeit kann als Ausdruck einer Neurotransmitterstörung, eines Eisenmangels aber auch als Folge unbefriedigender Lebenserfahrung verstanden werden – Symptome haben keinen Absender. Sowohl aus medizinischer als auch aus psychotherapeutischer Sicht resultiert daraus eine erhebliche Verantwortung für den »Behandler«.

Wenn somatische Faktoren als Ursache der Symptome ausgeschlossen werden können, besteht die Verantwortung unter anderem darin, konstruktive, das heißt entwicklungsförderliche, Bedeutungsangebote zu machen. Wenn Menschen Psychotherapie in Anspruch nehmen, sind sie häufig in negativen Denkmustern und Identitätskonstruktionen gefangen. Geschichten über Entbehrungen, Kränkung, Zurücksetzung, Nicht-Beachtung können in einem Ausmaß identitätsstiftend werden, dass im Sinne einer selektiven Aufmerksamkeit nur mehr jene Erfahrungen gewertet werden, die das leidvolle Narrativ bestätigen. Dysfunktionale Überzeugungen zur eigenen Person und Geschichte haben damit eine ähnliche Filterfunktion wie heftige Affekte: Was nicht dazupasst, kann nicht mehr wahrgenommen werden. Eine wirkungsvolle therapeutische Strategie ist in diesem Zusammenhang die Dekonstruktion problemaufrechterhaltender Überzeugungen, indem die Selektion aufgehoben und alternative Erfahrungen erfragt werden.

In diesem Zusammenhang sollten auch dominante gesellschaftliche Diskurse und mediale Bedeutungsangebote berücksichtigt werden. Die Zunahme bestimmter psychischer Störungen, wie z. B. Burnout, ist nicht nur – und wahrscheinlich nicht einmal vorrangig – auf steigende Anforderungen der Arbeitswelt zurückzuführen, sondern auch auf die Bereitstellung eines Erklärungsmodells für unspezifische Beschwerden. Je mehr der Aspekt der Gesundheitsgefährdung durch Arbeit im öffentlichen Diskurs thematisiert wird, desto weniger sollte dieses dominante gesellschaftliche Bedeutungsangebot im psychotherapeutischen Kontext unkritisch übernommen werden, worauf später noch gesondert eingegangen werden soll.

6.4 Traumatisierung

Die Geschichte des Traumaverständnisses in den »Psychowissenschaften« würde eine längere Betrachtung verdienen, als sie in diesem Buch geleistet werden kann. Zwei Phänomene sind jedenfalls bemerkenswert: Zunächst, wie lange die »Verwundbarkeit der Seele« von der Fachwelt ignoriert wurde: Bekanntermaßen hat die Posttraumatische Belastungsstörung erst nach dem Vietnam-Krieg 1980 Eingang in das DSM gefunden, während sich die Wissenschaft bei der Untersuchung des psychischen Zustandes von Holocaust-Überlebenden noch uneins war: Einige Studien behaupten, die Überlebenden hätten durch die erlebten Schrecken eine Abhärtung erfahren, die sie gegenüber Erkrankungen weniger empfänglich machten. Andere fanden unterschiedlichste negative Auswirkungen dieser Extrembelastung: von erhöhten Suizidraten über erhöhtes Schizophrenierisiko bis hin zu einem deutlich erhöhten Risiko, im Laufe des Lebens eine Krebserkrankung zu entwickeln.

Solange die Langzeitfolgen psychischer Extrembelastungen auch marginalisiert wurden – in den letzten zwei Jahrzehnten kam es, womit wir beim zweiten bemerkenswerten Phänomen angekommen sind, zu einer überschießenden Ausbreitung des »Erklärungsprinzips Trauma«. Die zunehmende wissenschaftliche Anerkennung posttraumatischer Störungen und der fachliche Diskurs zur traumatischen Genese der Borderline-Persönlichkeitsstörung (z.B. Driessen et al. 2002) führte in den Neunzigerjahren nicht nur zur Entwicklung spezifischer traumazentrierter Angebote in den verschiedensten Therapieschulen, sondern auch dazu, dass Traumatisierung zum favorisierten Erklärungsprinzip psychischer Probleme wurde. Dabei ist auch im professionellen Diskurs eine inflationäre Verwendung des Traumabegriffes zu bemerken: Nicht nur Ereignisse »katastrophalen Ausmaßes«, sondern auch Kränkungen, Zurücksetzungen und Beschämungen werden zunehmend als Traumatisierungen bezeichnet und spezifischen Behandlungen zugeführt. Folgt man dem Trauma-Diskurs, kommt man zu der Einschätzung, dass alles psychische Leid posttraumatisch bedingt wäre.

Ohne die verheerenden Auswirkungen massiver Traumatisierung leugnen zu wollen – natürlich ist die Anerkennung von PTSD und komplexen Traumafolgestörungen aus einer zeitgemäßen Psychiatrie und Psychotherapie nicht wegzudenken –, spricht aus meiner Sicht einiges dafür, diesen Begriff jenen Ereignissen vorzubehalten die – wie auch ICD und DSM fordern – »außerhalb der üblichen menschlichen Erfahrung liegen und für fast jeden stark belastend wären«. Wenn im Unterschied dazu jede Kränkung in der Schulzeit, jede erlebte Lieblosigkeit zum psychischen Trauma hochstilisiert wird, führt dies zu einer Kultivierung einer Opfer- und Anspruchshaltung, die eher als Risikofaktor für seelische Gesundheit zu bewerten ist.

Als psychotherapeutisch Tätige sollte uns bewusst sein, dass die Biografie eines Menschen immer eine Kette von Kränkungen und deren Verarbeitung ist. Statt Erwin Ringel zu folgen, der meinte, »Was kränkt, macht krank«, präferiere ich die Sichtweise von Rainer Gross (2017), der darauf hinweist, dass es »weder ein Anrecht noch eine realistische Hoffnung auf ein kränkungsfreies Leben gibt«. Psychotherapie kann und soll zu einer reifen Verarbeitung von Kränkungen, Zurücksetzungen und Vernachlässigungen beitragen. Wenn dabei allerdings einseitig das Erleben des »verletzten inneres Kindes« fokussiert wird, kann dies zur Chronifizierung der Kränkung führen. Dies leitet über zu dem letzten Punkt, den ich hinsichtlich der Genese psychischer Störungen ausführen möchte – nämlich dem Zusammenhang zwischen psychischen Störungen und Merkmalen moderner Gesellschaften westlicher Prägung.

6.5 Der gesellschaftliche Kontext psychischer Störungen

Wenn heute der Zusammenhang zwischen psychischen Störungen und modernen Gesellschaften thematisiert wird, geschieht dies meist in Zusammenhang mit Burn-out. Viele Merkmale moderner Arbeitswelt werden herangezogen, um die Zunahme der Krankschreibungen aufgrund psychischer Störungen zu begründen. Dieser Diskurs ist hinlänglich bekannt, weshalb er hier nicht wiedergegeben werden muss. Meine Ausführungen sollen sich auf zwei andere, weniger beachtete Aspekte beziehen: Die zentrale These ist hier, dass liberale, wertepluralistische Wohlstandsgesellschaften ihre Mitglieder vor spezifische Herausforderungen stellen. Sowohl Entscheidungsfreiheit als auch Wohlstand sind nicht nur segensreiche Errungenschaften, sondern auch mit besonderen Anforderungen verknüpft.

Wenden wir uns dem ersten Punkt – der liberalen Gesellschaft – zu: Durch die Individualisierungsprozesse der demokratischen Moderne gibt es keine gesellschaftliche Instanz, kein moralisches Gesetz, keine Tradition mehr, die vorgibt, wie wir zu leben haben. Immer mehr Lebensbereiche sind gestaltbar, die Leitdifferenz erlaubt – unerlaubt verschwindet zunehmend zugunsten der Spannung zwischen dem Möglichen und dem Unmöglichen. Es gibt eine Fülle an Entscheidungen und dabei wenig Orientierung: Lebe ich allein oder in einer Partnerschaft, in einer hetero- oder homosexuellen Partnerschaft, definiere ich mich meinem biologischen Geschlecht entsprechend oder nehme ich eine andere Geschlechtsidentität an? Statt Rollenübernahme und Normunterwerfung herrscht das Dogma der persönlichen Initiative und Selbstverwirklichung. Der Mensch ist »seines Glückes Schmied«, durch das ständige Gebot der Optimierung wird jedes Nicht-Erreichen persönlicher Lebensziele als individuelles Scheitern erlebt. Der französische Soziologie Alain Ehrenberg (2008) bezeichnet vor diesem Hintergrund die Depression als die Krankheit der Eigenverantwortlichkeit, das vorherrschende Gefühl sei das der Minderwertigkeit.

Dieser Effekt wird dadurch verschärft, dass moderne psychiatrische Diagnostik immer mehr zu einer überschießenden Pathologisierung und Medikalisierung alltäglicher Erfahrung neigt, »dass das menschliche Erleben von Leid, Ärger im Alltag, von Angst und Traurigkeit, die Teil der conditio humana sind, … leicht missverstanden und zu einer psychischen Störung erklärt wird«. Allen Frances (2014) hat in seinem höchst lesenswerten Buch »Normal. Gegen die Inflation psychiatrischer Diagnosen« ein einprägsames Bild der »Normalität im Belagerungszustand« geschaffen. Verantwortlich für diese Tendenz mag auch sein, dass in weiten Bereichen des psychosozialen Versorgungssystems Leistungen nur verrechnet werden können, wenn eine psychiatrische Diagnose gestellt wird. Dies führt zu einer Verzerrung in der Wahrnehmung, einem Diagnose-Bias. Um den Aufwand der Behandlung zu rechtfertigen, muss der Zustand des Inanspruchnehmers mit einer psychiatrischen Störung etikettiert werden. Als unerwünschte Folge ist mit einer Schwächung der Selbstwirksamkeitserwartungen durch die Diagnose einer »Störung« zu rechnen.

Das Leben in einer liberalen wertepluralistischen Gesellschaft fordert vom Einzelnen, sich zu entscheiden. Diese Fokussierung der Aufmerksamkeit auf Selbstverwirklichung kann zur kollektiven Suggestion führen, dass jeder seines Glückes Schmied ist – in Kombination mit den Optimierungsansprüchen ein relevanter Risikofaktor für psychische Gesundheit auf individueller Ebene, der in psychotherapeutischen Prozessen berücksichtigt werden muss.

Eine weitere gesellschaftliche Veränderung verdient unsere Aufmerksamkeit: In den ersten 50 Jahren ihrer Entwicklung hat sich Psychotherapie als emanzipatorische Kraft verstanden. Ausgehend von Winnicotts Konzept des »Falschen Selbst«, wonach das Kind seine wahren Gefühle und Bedürfnisse verleugnen muss, um sich elterlichen/gesellschaftlichen Anforderungen zu fügen, wurde die Entwicklung des wahren Selbst und Selbstverwirklichung das zentrale Credo in der humanistischen Therapie. Das derzeit vorherrschende gesellschaftliche Problem ist aber nicht, wie in der Zeit von Freud und

Rogers, die Unterdrückung individueller Freiheit und Selbstbestimmung, sondern die mit der Individualisierung einhergehende Entsolidarisierung und Orientierungslosigkeit. Damit sollte auch die gesellschaftliche Funktion von Psychotherapie überdacht werden: Die Förderung von Autonomie und Selbstverwirklichung sollte nicht monopolisiert werden gegenüber Bindung, Verantwortung und Solidarität. Dazu gehört auch, die unerwünschten Folgen autonomieorientierter Verhaltensweisen im Auge zu behalten und damit auch in diesem Bereich einen dominanten gesellschaftlichen Diskurs zu hinterfragen.

Als zweite Herausforderung moderner westlicher Gesellschaft möchte ich den Aspekt der Zivilisationskrankheit beleuchten. Die klassischen Zivilisationskrankheiten wie Übergewicht, Typ-2-Diabetes, Hypertonie, Arteriosklerose sind wesentlich auf Merkmale modernen Lebens – nämlich hochkalorisches Essen und Bewegungsmangel – zurückzuführen. Unser Gehirn wurde evolutionär in den Jahrtausenden des Mangels nicht auf Verzicht und Askese programmiert, für das Leben in einer Überflussgesellschaft ist aber die Fähigkeit zu Konsumverzicht sowohl für die individuelle Gesundheit als auch für das globale Überleben zentral bedeutsam. Wenn wir das Konsumverhalten nicht auf Nahrungszufuhr beschränken, sondern weiter fassen, wird die psychopathologische Dimension dieses Themas deutlich. Die Werbeindustrie und die mit social media einhergehende Bilderflut versorgen uns ständig mit neuen Wünschen. Der Kauf von materiellen Gütern befriedigt aber nur kurzfristig, bald ist eine neuerliche »Belohnung« erforderlich. Der britische Psychologe Michael Eysenck hat diesen Mechanismus in den 90er-Jahren als »hedonistische Tretmühle« beschrieben. In Asien ist dieses Wissen viel älter: »Jeder erfüllte Wunsch bekommt Kinder« – sagt ein chinesisches Sprichwort.

Vor diesem Hintergrund könnte es sinnvoll sein, sich über ein »western-culture-bound-syndrome« Gedanken zu machen, das sind Störungsbilder, die (fast) ausschließlich in modernen Industriegesellschaften vorkommen. Neben der Anorexie und Burn-out würden dazu auch bestimmte Formen von Angst- und Befindlichkeitsstörungen zählen. Die ständige Verfügbarkeit von Konsumgütern, die zu einem Aufschaukeln des Belohnungssystems führen, die Überstimulation in der digitalen Welt können durchaus als Risikofaktoren für psychische Gesundheit gewertet und damit Gegenstand psychotherapeutischer Medizin werden. ÄrztInnen und klinische PsychologInnen scheuen ja auch in anderen Bereichen nicht vor »Lebensstilberatung« zurück, wenn Merkmale des individuellen oder kollektiven Lebensstils störungsrelevant sind. Schädlicher Medienkonsum und bedenkliches Kauf- und Konsumverhalten können dann genauso kritisch hinterfragt werden wie schädlicher Substanzkonsum. Die Unterstützung beim freiwilligen Verzicht auf leicht verfügbare Lustauslöser, das Heraustreten aus der »hedonistischen Tretmühle«, aber auch die Infragestellung von Anspruchsdenken und Opferidentitäten können damit auch »würdige Themen« systemisch-psychotherapeutischer Gespräche sein.

KAPITEL 7

Das Wirkverständnis Systemischer Therapie bei klinisch relevanten psychischen Störungen

Ganz allgemein könnte man formulieren, dass Systemische (Familien-)Therapie versucht, problem- oder symptomaufrechterhaltende Interaktionen, Überzeugungen und Narrative infrage zu stellen bzw. zu unterbrechen und die Entwicklung neuer, konstruktiver Interaktionen, Verhaltensweisen, Bedeutungsgebungen und Erzählungen anzuregen. Die zirkuläre Erfassung von Wechselwirkungen statt linearer Ursache-Wirkungs-Zuschreibung, die Fokussierung individueller bzw. sozialer Konstruktion der Wirklichkeit und die Schaffung neuer Bedeutungen, wobei das Zielkriterium nicht Wahrheit, sondern Nützlichkeit darstellt, sowie eine bescheidene Expertenschaft in Bezug auf die Inhalte und Ziele der Therapie können als gemeinsame Basis der verschiedenen Ansätze innerhalb Systemischer Therapie betrachtet werden (vgl. Wagner, Russinger 2016, S. 25 f.).

Die wichtigsten Wirkprinzipien Systemischer Therapie haben wir bereits kennengelernt: Auch ohne intrapsychische Prozesse zu konzeptualisieren, ist durch lösungs- und ressourcenorientiertes Vorgehen oft eine Besserung psychischer Leidenszustände möglich: In einem ersten Schritt geht es häufig darum, statt der Problemtrance eine Fokussierung der gewünschten Veränderung (Zielorientierung) zu erreichen. Fragen nach Ausnahmen bzw. Unterschieden (wann ist es besser?) zeigen Möglichkeiten der Einflussnahme auf, durch ressourcenorientiertes Fragen (»Was gelingt trotz allem, worauf sind Sie stolz, was soll sich nicht ändern; welche Fähigkeit, die Sie in anderen Lebensbereichen haben, könnte Ihnen bei diesem Problem nützlich sein?«) werden Hoffnungslosigkeit und Selbstzweifel reduziert und Selbstwirksamkeitserwartungen gefördert, wodurch Annäherungsnetzwerke aktiviert und Vermeidungsverhalten geschwächt wird. Neues Verhalten wird durch »Experimente« oder »Hausaufgaben« angeregt, das führt zu neuen Erfahrungen des Gelingens.

Eine weitere Möglichkeit der Destabilisierung problemaufrechterhaltender Muster besteht in der Einführung neuer Bedeutungen (Reframing) bzw. in der Dekonstruktion problemaufrechterhaltender Überzeugungen. Dabei gehen wir davon aus, dass die subjektive Realität durch Narration, das heißt durch Sprache, gebildet und gefestigt wird, wobei diese Erzählungen immer selektiv sind und nie die Vielfalt des Erlebten wiedergeben können. TherapieklientInnen bieten zumeist »problemgesättigte Erzählungen« des Scheiterns, der Unterlegenheit, des Ausgenütztwerdens. Die selektive Selbstbeschreibung als unfähig, unbeliebt oder defizitär erschwert aber die konstruktive Auseinandersetzung mit anstehenden Anforderungen, weshalb narrative Ansätze die Selbstwahrnehmung und die »Selbsterzählung« um Aspekte des Gelingens erweitern. »Es ist nie zu spät, über sich eine Geschichte der Stärke zu erzählen« ist das zentrale Wirkprinzip narrativer Ansätze (vgl. Wagner, Russinger 2018, S. 83).

Aufgrund der bereits ausgeführten »Skepsis gegenüber kausalen Erklärungen« sehen Systemische TherapeutInnen aktuelles Erleben und Verhalten nicht kausal-deterministisch durch Vergangenheit »verursacht«, sondern als die Realisierung eines konkreten Fühl-Denk-Verhaltensprogramms. In vielen Fällen können diese Erlebnis- und Verhaltensweisen im Sinne gut gebahnter FDV-Programme als »Wiederholungsakte« verstanden werden. Wenn dieses aktuelle Erleben in Übereinstimmung mit der Klientin als dysfunktional bewertet wird, braucht es Interventionen, die diese Wiederholung unterbrechen. Auch dafür bieten sich sowohl lösungsorientierte, strategische als auch biografisch einsichtsorientierte bzw. affektaktualisierende Vorgehensweisen an.

Wenn es gelingt, durch lösungsorientierte, narrative oder hypnosystemische Interventionen die Wiederholung zu unterbrechen und die gewünschte Veränderung zu ermöglichen, so ist dem aus therapiepragmatischen Gründen der Vorzug zu geben, da diese Interventionen – um einen medizinischen Terminus zu benützen – das »minimalinvasive Vorgehen« darstellen und damit am risikoärmsten sind. Es erfüllt auch Kurt Ludewigs Grundsatz »Interveniere bescheiden« bzw. das bereits erwähnte wissenschaftstheoretische Gebot der »sparsamen Theorienbildung« (Ockham'sches Rasiermesser). Dabei sollte nicht vergessen werden, dass es bei der Ressourcen- und Lösungsorientierung nicht nur um das Angebot einer neuen Bedeutung/Sichtweise geht, sondern um die Aktivierung von »Annäherungsnetzwerken«.

Nicht durch die kognitive Ausrichtung auf das Ziel, sondern durch die damit verbundene motivationale und emotionale Bereitschaft, neue Erfahrungen zuzulassen, indem z. B. anderes Verhalten ausprobiert wird, erzielen wir Veränderung. In der Regel gehen wir davon aus, dass durch ziel- und ressourcenorientiertes Arbeiten »der Möglichkeitssinn entfacht« wird und der Klient durch neue Verhaltensweisen neue Erfahrungen macht.

Diese »typisch systemischen« Vorgehensweisen sind in klinischen Kontexten gut anwendbar, weil sie auch »kleinräumig« umgesetzt werden können. Da diese Merkmale mehr eine grundlegende Haltung als ein psychotherapeutisches Vorgehen definieren, sind sie auch in Visiten- und Angehörigengesprächen zu realisieren. Es bedarf keiner 50-minütigen Einzelsitzung, um Ressourcenorientierung, Ziel- und Auftragsorientierung im Gespräch nützen zu können. Und es bedarf vor allem keiner langen kontinuierlichen Therapieverläufe. Jedes einzelne Gespräch kann als Unterstützung bei einem »Problem-Lösungsübergang« verstanden werden und damit eine wünschenswerte Wirkung entfalten. Daher erleben auch jene AssistenzärztInnen für Psychiatrie, welche die psychotherapeutische Ausbildung ohne den Wunsch absolvieren, in Zukunft psychotherapeutisch tätig zu werden, systemisches Denken als wertvolle Bereicherung: »Ich bin ein besserer Psychiater geworden« habe ich mehr als einmal am Ende eines Lehrganges als Rückmeldung gehört. Wobei mit der gebotenen Bescheidenheit einzuräumen ist, dass das wohl für jede Ausbildung in psychotherapeutischer Medizin gilt. Egal, ob die Ausrichtung psychoanalytisch, verhaltenstherapeutisch, humanistisch oder systemisch ist, in jedem Fall wird ein Wirkverständnis verbaler Interventionen vermittelt, das über die Anforderungen des ärztlichen Gespräches hinaus das Individuum mit seinen jeweils subjektiven Wünschen, Zielen und Ängsten hinter der ICD-Diagnose wahrnehmbar und adressierbar macht. Voraussetzung für diesen »Mehrwert« psychotherapeutischer Konzepte ist allerdings, dass sie für den klinischen Kontext anschlussfähig sind. Dafür bedarf es manchmal gewisser Modifikationen.

Vor allem bei biografisch gewachsenen, fest etablierten, d.h. durch unzählige Wiederholung gut gebahnten, FDV-Programmen ist eine Ausweitung des klassischen systemischen Interventionsrepertoires indiziert. Neben Achtsamkeitsübungen und hypnosystemischen Techniken, die vor allem der Selbstberuhigung dienen sollen (Tresor, innerer sicherer Ort...), kommen in diesem Zusammenhang verschiedene Formen der Teilearbeit (z.B. Arbeit mit dem inneren Kind...) und andere erlebnisaktivierende Interventionen vermehrt zur Anwendung. Das Gemeinsame dieser Interventionen ist, dass nicht mehr Bedeutungen im Gespräch hinterfragt und dekonstruiert bzw. neue angeboten werden, sondern dass Emotionsverarbeitung gefördert wird. Während die Interventionen, die der Selbstberuhigung dienen sollen, ebenfalls zu den »minimalinvasiven« gerechnet werden können (vor allem, wenn auf die Induktion einer tiefen Trance verzichtet wird), muss die Aktualisierung schmerzhafter Erfahrung durch biografieorientierte affektaktualisierende Interventionen speziell begründet werden. Aufgrund der damit assoziierten Belastung sollten diese Interventionen in längere therapeutische Prozesse eingebettet sein und auf einem differenzierten Fallverständnis beruhen.

KAPITEL 8

Systemische Konzepte in der stationären Psychiatrie

Nachdem die Pioniere der Familientherapie ein biologisches Verständnis psychiatrischer Störungen abgelehnt und den familiären Kontext als pathogenetisch bedeutsam beschrieben hatten, nahm die Systemische Therapie lange Zeit eine pointiert psychiatriekritische Position ein. Inzwischen bietet das allseits zitierte biopsychosoziale Krankheitsmodell einen gemeinsamen theoretischen Rahmen für die jeweils spezifischen Behandlungsfoki von biologischer Psychiatrie, Sozialpsychiatrie und Psychotherapie, in dem sich auch die Systemische Therapie gut wiederfindet.

In der stationären Psychiatrie oder Psychotherapie wurden in Österreich systemische Prinzipien unter anderem durch Moser und Margreiter in Tirol, durch Harry Merl am Institut für Psychotherapie der Landesnervenklinik Wagner-Jauregg in Linz und durch Helmut Jelem in Neunkirchen, früher am Pavillon 2 im Otto Wagner Spital Wien, über viele Jahre konzeptuell und praktisch umgesetzt. In Deutschland ist hier neben der sysTelios Klinik von Gunther Schmidt, die konsequent ein hypnosystemisches Modell realisiert, vor allem das Projekt »Systemtherapeutische Methoden in der psychiatrischen Akutversorgung« im Sinne eines »Best-practice«-Modells zu erwähnen. Hier wurden an drei deutschen psychiatrischen Akutkrankenhäusern mit Vollversorgungsauftrag systemisch-familienorientierte Prinzipien als Routinebehandlung etabliert (vgl. Schweitzer, Nicolai 2010) und die Auswirkungen auf Patienten- und Mitarbeiterzufriedenheit untersucht.

In den »SYMPA«-(Systemische Methoden in der Psychiatrischen

Akutversorgung) Kliniken wurde zwischen 2003 und 2006 das gesamte Betreuungsteam – insgesamt 100 Personen – im Umfang von zumindest 18 Seminartagen in systemischen Techniken ausgebildet. 80 % des Teams wurden erreicht. Durch eine systematische Einbindung des Pflegeteams gelang die Realisierung von Familiengesprächen in der Routinebehandlung zumindest am Anfang und am Ende der stationären Behandlung. Bei Bedarf finden zusätzliche weitere Familiengespräche statt, um die Angehörigen an die therapeutische Entwicklung anzukoppeln und in wichtige Entscheidungen miteinzubeziehen. Am Beginn der stationären Behandlung dient das Familiengespräch neben der Klärung der Auftragslage und der gemeinsamen Zieldefinition auch der Entwicklung eines systemischen Fallverständnisses. Es wird reflektiert, wer welchen interaktionellen Beitrag zur Aufrechterhaltung der Störung leistet (»Störung als Gemeinschaftsleistung«), und untersucht, ob gewisse Symptome dadurch verständlich oder sogar in Bezug auf ihre Funktion für das Familiensystem »sinnvoll« erscheinen. Eine Pathologisierung der Familie im Sinne einer Ursachen- oder Schuldzuschreibung soll auf jeden Fall vermieden werden.

Systemisch geführte Familiengespräche helfen bei der »Offenlegung« familiärer Vorannahmen oder Überzeugungen bezüglich »Gesundheit« und »Krankheit«. Trennungs- und Autonomiekonflikte sind ebenso Standardthemen wie die Frage des »Managements« der Krankheit und die Auswirkungen derselben auf die Familie. Im Wesentlichen gilt es, *normale* Entwicklungsschritte der Patienten als Individuum und der Familie als Gesamtsystem, oft insbesondere der Eltern als Individuen oder als Paar, *trotz der Gegenwart der »Krankheit«* zu ermöglichen.

Nicht nur wenn die Familie unterstützend und »therapiefreundlich« gestimmt ist, sondern gerade wenn seitens der Familie die psychiatrische Behandlung infrage gestellt oder abgelehnt wird, scheint es aus systemischer Perspektive wichtig, diese Einflüsse besprechbar zu machen. Wenn es auch nicht immer angenehm ist, sich mit behandlungskritischen Angehörigen auseinanderzusetzen, so ist es doch besser, dass diese »an Deck sichtbar sind«, als mit unbekannten aber einflussreichen »blinden Passagieren« rechnen zu müssen.

Besondere Aufmerksamkeit verdient im klinischen Kontext die Auftragsorientierung. Aus systemischer Sicht sind PatientInnen Auftraggeber der Behandlung. Über die Art des Auftrages bestehen zahlreiche implizite Vorannahmen und zuweilen wenig explizite Klarheit. Die Klärung der Auftragslage stellt daher einen wichtigen Baustein der Behandlung dar. »Was soll sich durch die Behandlung ändern? Wer erwartet sich was von der Behandlung?« (Berücksichtigung des Überweisungskontextes) »Was soll hier aus Sicht Ihres Mannes/Ihrer Frau passieren? Was soll hier nicht passieren? Wem zuliebe wollen Sie wie viel Behandlung auf sich nehmen?« Fragen wie diese helfen, nicht nur die individuelle Erwartungslage zu klären, sondern berücksichtigen darüber hinaus Behandlungsaufträge von Angehörigen, die sonst nur verdeckt den Behandlungsverlauf bestimmen. PatientInnen werden so von Leidenden, also passiven Trägern ihres Schicksals, zu Leitenden, also zu Gestaltern ihrer Krankheits- und Genesungsprozesse.

Gerade die Psychiatrie steht allerdings oft in einem Doppelauftragsdilemma. Der Ordnungs- und Sicherheitsauftrag der Öffentlichkeit kann in Konflikt mit dem (Nicht-)Behandlungswunsch der PatientInnen oder dem der Angehörigen stehen. Wenn Selbst- oder Fremdgefährdung eine Behandlung gegen den Willen des Patienten aufgrund der öffentlichen Auftragslage erzwingen, wird dies offen thematisiert, und gleichzeitig werden die Bedingungen benannt, an denen man erkennen könnte, dass die Person wieder selbstbestimmte Handlungen der Eigenfürsorge durchführt und damit wieder zum Auftraggeber der Behandlung wird. Da BehandlerInnen in der Psychiatrie in unterschiedlichen Rollen auftreten können – von der Ausübung sozialer Kontrolle bei Fremdgefährdung über Fürsorge bei Personen, die aufgrund ihrer Erkrankung nicht für sich sorgen können, bis hin zu einer kooperativ ausgehandelten Experten-Dienstleistung –, ist Transparenz oberstes Gebot: PatientInnen müssen wissen, mit welchem Rollenverhalten ihrer BehandlerInnen sie wann unter welchen Bedingungen verlässlich rechnen können (vgl. Moser und

Margreiter 2001) und was sie selbst dazu beitragen können, damit ihnen ihre BehandlerInnen in der von ihnen gewünschten Rolle gegenübertreten.

Die systemischen Prinzipien von Kundenorientierung, Lösungs- und Ressourcenfokussierung haben auch Einfluss auf das Besprechungswesen, da für das »Sprechen über PatientInnen« im Rahmen von Fallbesprechungen, Zettelvisiten etc. dasselbe gilt wie für Gespräche mit PatientInnen: nicht das kathartische Schwelgen im Problem, sondern Auftrags- und Zielorientierung, das Schaffen von Möglichkeiten sollten im Vordergrund stehen. Eine wirkungsvolle Möglichkeit, dies sicherzustellen, ist die Anwesenheit der PatientInnen bei der Fallbesprechung. Gerade in schwierigen Behandlungssituationen kann das Setting noch um die Familie der Patientin erweitert werden: Es bilden sich dann zwei »Gesprächskreise«, die abwechselnd in Bezug auf ihre Wahrnehmungen zu Fortschritten oder Blockaden in der Behandlung und zu möglichen Lösungsideen befragt werden. Was auf den ersten Blick nach einem immensen Personal- und Zeitaufwand klingt, erweist sich häufig im weiteren Behandlungsverlauf als gute Investition, weil die Kooperation des Gesamtsystems gefördert und das Lösungspotenzial aller Beteiligten genützt wird.

Helmut Jelem, der wohl erfahrenste »Umsetzer« systemischer Prinzipien in der stationären Psychiatrie in Österreich, formuliert es so: »Systemisches Arbeiten in der Psychiatrie erfordert ein Umdenken und das Aufgeben gewisser gut eingerittener Steckenpferde. Es bedeutet, den Patientinnen und den Mitarbeiterinnen Aufgaben und Kompetenzen zuzutrauen, zuzubilligen, ja sogar zuzumuten, die für sie neu sind. Es bedeutet, sich auf konkrete Aushandlungsprozesse mit Patientinnen einzulassen. Es bedeutet auch, Kontrolle und Kontrollansprüche dort abzugeben, wo man sie im Grunde nie hatte. Es erfordert Mut und Kreativität, könnte letztlich aber dazu beitragen, wenn nicht weniger Arbeit, so doch mehr Arbeitszufriedenheit zu schaffen, wie dies auch in der Begleitforschung des SYMPA-Projektes aufgezeigt wurde.« (Vgl. Wagner, Jelem 2013)

Ein systemisch reflektierter Umgang mit psychiatrischen Systemen wird durch die Unterscheidung von drei Perspektiven erleichtert: Je nach Situation und Aufgabenstellung kann die Psychiatrie einem normativen Kontext, einem Behandlungskontext und einem Problemlösekontext entsprechen. Beim normativen Kontext geht es um die Einschätzung von Selbst- und Fremdgefährdung, die Leitunterscheidung ist damit gefährlich/ungefährlich. Der Psychiater ist mit gesellschaftlicher Macht ausgestattet, begutachtet, kontrolliert und darf gegen den Willen des Patienten behandeln. Die Rolle des Patienten ist in Bezug auf das psychiatrische Wirken passiv, die Standards werden durch das Rechtssystem und das medizinische System (Leitlinien etc.) definiert. Im Behandlungskontext werden biologische, pharmakologische und psychoedukative Verfahren eingesetzt. Die Leitunterscheidung ist krank/gesund, die Psychiaterin verhält sich als wissende Expertin und bietet aktiv ihr Expertenwissen an, die Patientin »lässt sich behandeln«. Psychotherapeutische Gespräche folgen einer anderen Logik: Wir sprechen hier von einem Problemlösekontext: Der psychotherapeutisch tätige Psychiater oder Psychologe ist ein »bescheidener Experte«, führt neue Sichtweisen ein, fragt mehr, als er erklärt, die Leitunterscheidung ist nützlich/nicht nützlich (vgl. Ruf 2005).

KAPITEL 9

Systemische Therapie im Kontext psychiatrischer Störungen – Diagnostische Kompetenz und Auftragsorientierung – das Erstgespräch

Psychotherapie lässt sich nicht auf Krankenbehandlung reduzieren. Wenn aber Psychotherapie zur Behandlung klinisch relevanter psychischer Störungen eingesetzt wird, bedarf es einer reflektierten Unterscheidung – nicht zwingend Trennung – von primär ärztlichem und psychotherapeutischem Behandlungsbedarf, und zwar unabhängig davon, ob von einer Fachärztin für Psychiatrie und Psychotherapie/psychotherapeutische Medizin oder von einer psychologischen Psychotherapeutin behandelt wird. Viele FachärztInnen für Psychiatrie können entweder aufgrund mangelnder Ausbildung oder wegen fehlender zeitlicher Ressourcen die im engeren Sinne psychotherapeutische Behandlung nicht selber durchführen und weisen daher zur psychotherapeutischen Behandlung zu. PsychologInnen und PsychotherapeutInnen müssen mit FachärztInnen kooperieren, wenn ein medikamentöser Behandlungsbedarf besteht. Ein integriertes Behandlungsverständnis ist daher für beide Berufsgruppen wichtig.

Aber auch wenn ein Facharzt für Psychiatrie und psychotherapeutische Medizin sowohl psychiatrisch als auch psychotherapeutisch behandeln kann, muss er in jedem Einzelfall zunächst klären, ob eine psychische Störung vorliegt, die ein primär »ärztliches Vorgehen«

erfordert. Dies kann eine Medikamentenverordnung sein, aber auch eine Empfehlung für »gesundheitsförderliches« bzw. der Hinweis auf »problemaufrechterhaltendes Verhalten« (z.B. Substanzkonsum). So wie der Allgemeinmediziner bei einer prädiabetischen Stoffwechsellage die Essgewohnheiten exploriert und Diätempfehlungen formuliert, kann die Problematisierung eines ausgeprägten Vermeidungsverhaltens und eine entsprechende Verhaltensempfehlung bei einer Angststörung ein genauso wichtiger Aspekt der fachlichen Expertise sein wie die Verschreibung eines SSRI. Das ärztliche Verhalten definiert sich nicht ausschließlich über die Medikamentenverschreibung, sondern über die Fokussierung der zu behandelnden objektivierbaren Krankheit im Unterschied zum subjektiven Leidenszustand. Nach der Diagnose erfolgen direktive Interventionen (Aufklärung und Behandlungsempfehlung) unter Rückgriff auf abgesichertes Expertenwissen. Lebensstilberatung und die Empfehlung von gesundheitsförderlichem Verhalten kann natürlich auch von klinisch erfahrenen PsychologInnen und PsychotherapeutInnen durchgeführt werden. Dann geht es auch hier um die Vermittlung von störungsspezifischem Expertenwissen.

Um diese Unterscheidung zu verdeutlichen, stellen wir in einem ersten Schritt »rein fachärztliches« und »rein psychotherapeutisches« Vorgehen gegenüber: Der Facharzt für Psychiatrie klärt primär das Vorliegen einer behandelbaren psychischen Störung, indem er die aktuelle Symptomatik und den Krankheitsverlauf in Hinblick auf die Erfüllung der Diagnosekriterien für einzelne Störungsbilder überprüft. Im besten Fall – sofern die Zeit reicht – bewertet er diese Symptomatik im Lebenskontext, um zu einer angemessenen Behandlungsempfehlung zu kommen (Medikation und Psychotherapie, nur Psychotherapie, nur Medikation, Krankschreibung etc.). Er interessiert sich also primär für die »objektive Seite« der Störung, sucht das Allgemeine im Speziellen.

Im Unterschied dazu interessiert sich die systemische Therapeutin primär für die subjektive und individuelle Ausprägung der Symptomatik, sie sucht also das Spezielle im Allgemeinen: »Wie genau äußert sich Ihre Depression? Wann zeigt sie sich stärker, wenn Sie allein sind oder in Gesellschaft? Wie wirkt sich die Depression auf Ihre Beziehungen und auf Ihr Bild von sich selbst aus?« Sie stellt »Symptome« in Zusammenhang mit aktuellen oder früheren lebensgeschichtlichen Faktoren (Hypothesenbildung), erfragt Ausnahmen, Ressourcen, Ziel und Lösungsvorstellungen und versucht, mit psychotherapeutischen Mitteln den Veränderungsprozess zu unterstützen.

Der Facharzt für Psychiatrie und Psychotherapie/Psychotherapeutische Medizin muss sich nun fallbezogen entscheiden, in welchem Ausmaß er ärztliches und psychotherapeutisches Handeln realisiert. In manchen Fällen drängt sich die Entscheidung auf: Der akut psychotische Patient, die schwer depressive Patientin in einem submutistischen Zustand ist aufgrund der aktuellen psychopathologischen Symptomatik psychotherapeutisch kaum erreichbar, also wird es darum gehen, zuerst durch eine psychopharmakologische Behandlung eine Besserung zu erzielen. Auch am anderen Ende des Spektrums gibt es eindeutige Fälle: der Mann, der sich über das sexuelle Desinteresse seiner Frau beklagt und jetzt überlegt, auf die Avancen seiner Mitarbeiterin einzugehen, obwohl ihm dies als strengem Katholiken schwere Schuldgefühle macht, die Mutter, die unter den Konflikten mit ihrer pubertierenden Tochter leidet, die Jura-Studentin, die im dritten Studienjahr bemerkt, dass sie dieses Fach nur ihren Eltern zuliebe studiert und deshalb erwägt, ihr Studium zu beenden, obwohl sie schon so viel investiert hat … In diesen Fällen drängt sich eine rein psychotherapeutische Vorgehensweise auf, weil keine psychische Störung, sondern ein Lebensproblem vorliegt, eine schwierige Entscheidung ansteht. Hier ist also ein »Problemlösungskontext«, kein »Krankheitskontext« gegeben.

Aber wie stellt sich die Situation bei den Grenzfällen dar, die laut Allen Frances (2014) einen großen Anteil der psychischen Störungen ausmachen? Wie verhalten sich FachärztInnen für Psychiatrie und Psychotherapie/Psychotherapeutische Medizin an dieser »dicht besiedelten Grenze zur Normalität«? Wie viele andere Kritiker moderner psychiatrischer Klassifikationsschemata problematisiert auch Frances, dass immer mehr Aspekte des menschlichen Lebens pathologisiert und medikalisiert werden – überschießende »Diagnosen« von Belastungsreaktionen oder pathologischen Trauerreaktionen lassen den Eindruck entstehen, dass der psychisch gesunde Mensch rundherum glücklich und zufrieden ist. Diesem Drang zur Medikalisierung sollten FachärztInnen für Psychiatrie und Psychotherapeutische Medizin nicht folgen. Sie sollten ein differenziertes Verständnis menschlicher Leiden entwickeln und einen realistischen Blick auf die Beeinflussbarkeit durch psychopharmakologische oder psychotherapeutische Behandlungsangebote entwickeln.

Demzufolge ist bei psychosozialen Leidenszuständen nicht in jedem Fall eine exakte psychiatrische Diagnostik notwendig. Wichtig ist hingegen eine verlässliche Einschätzung, **ob** eine psychiatrische Diagnostik wichtig ist. Das Erkennen einer bipolaren oder psychotischen Störung, einer schweren depressiven Episode, einer Suchterkrankung oder einer strukturellen Beeinträchtigung mit hoher Instabilität ist für eine adäquate Behandlung unerlässlich – warum?

Die Sinnhaftigkeit einer Diagnose lässt sich danach bewerten, ob die Folgen der Diagnosestellung nützlich, belanglos oder schädlich sind. Das gilt für die somatische Medizin genauso wie für die Psychiatrie. In der somatischen Medizin ist die »exakte Diagnose« sehr häufig Voraussetzung für eine adäquate Behandlung. Wenn geschwollene Füße auf eine Herzschwäche zurückzuführen sind, müssen sie anders behandelt werden, als wenn sie durch eine Venenklappeninsuffizienz bedingt sind. Auch in der Psychiatrie erfordern bestimmte Störungen evidenzbasiert definierte therapeutische Vorgehensweisen: Eine bipolare Störung wird medikamentös anders behandelt als eine psychotische oder schizoaffektive Störung. Wenn eine Fachärztin manische oder hypomane Episoden in der Anamnese eines aktuell depressiven Patienten nicht erfragt, begeht sie einen Kunstfehler und gefährdet evtl. den Patienten, indem er durch die antidepressive Medikation ohne Phasenprophylaxe eine manische Episode provoziert. In diesem Bereich sind Expertenwissen und diagnostische Kompetenz unerlässlich. Wenn andererseits eine Diagnose keine therapeutischen Konsequenzen hat, das heißt, für die Behandlungsplanung irrelevant ist, gibt es keinen »medizinischen Grund« für die Diagnosestellung.

Denken Sie an eine Chemielaborantin, die an ihrer Arbeitsstelle im Umgang mit hochgiftigen Substanzen höchste Vorsichtsmaßnahmen einhalten muss. Sie hätte »immer schon« dazu geneigt, sich Sorgen zu machen, vor allem um ihre Gesundheit, habe immer schon hohe Hygienestandards eingehalten und penibel Ordnung gehalten. Seit sie nun aber in der Arbeit mit hochgiftigen Substanzen hantiert, sind ihre diesbezüglichen Ängste dekompensiert. Sie könne sich nicht mehr von dem Gedanken, dass ihr ein Fehler passiert sei, distanzieren, und auch zu Hause verbringt sie viel Zeit damit, den Zugang zu Wasch- und Putzmittel mehrfach abzusichern. Immer wieder schlichtet sie den Vorratsschrank neu, immer wieder kontrolliert sie die Verschlüsse, dennoch beschäftigt sie die Sorge, sich kontaminiert zu haben, und daher beobachtet sie alle Veränderungen in ihrem Körper mit großer Angst. Jede flüchtige Hautrötung, jeder Gelenkschmerz, jede Herzfrequenzsteigerung löst die Sorge aus, sich nun doch vergiftet zu haben. Wiederholt hat sie auf Laboruntersuchungen gedrängt, die, wie zu erwarten, nur kurzzeitig Beruhigung verschafften. Der Hausarzt wies schließlich zur psychiatrischen Abklärung zu – die Fragestellung auf der Zuweisung: hypochondrische Störung? DD Zwangsstörung. Man hätte die Zahl der Differenzialdiagnosen noch erweitern können: Generalisierte Angststörung? Dysthymie?

Da in jedem Fall ein SSRI indiziert ist, kann die exakte Differenzialdiagnose hier auch ausbleiben – sie hat keine therapeutische Konsequenz. Egal, für welche bzw. wie viele der genannten Störungen die Diagnosekriterien erfüllt sind – neben einem Behandlungsversuch mit einem SSRI wird es vor allem darum gehen, die Patientin dabei zu unterstützen, besser mit ihren Ängsten und Zwängen zurechtzukommen. Für die Erarbeitung eines therapeutisch relevanten Fallverständnisses ist eine Abgleichung mit den im ICD ausgeführten Symptomkombinationen nicht essenziell. Das ICD liefert hier keine zusätzlichen Informationen über zugrunde liegende pathophysiologische Mechanismen oder relevante Problemzusammenhänge.

Wie oben erwähnt: Nicht in jedem Fall ist eine exakte psychiatrische Diagnostik notwendig. Wichtig ist hingegen eine verlässliche

Einschätzung, ob eine psychiatrische Diagnostik wichtig ist. Das sollten auch nicht ärztliche PsychotherapeutInnen bedenken. Häufiger als in anderen Fachrichtungen kommen PatientInnen mit selbstgestellten Diagnosen zur Behandlung. Burn-out, Panikattacken oder Depression sind »salonfähige Diagnosen« geworden, sie haben sich im Laiendiskurs verbreitet und werden oft unkritisch verwendet. Andere Diagnosen werden von KlientInnen seltener als Eintrittskarte in die Therapie verwendet: Psychotische oder bipolare Störungen, Suchterkrankungen und strukturelle Beeinträchtigungen werden zumindest von bislang unbehandelten PatientInnen kaum spontan berichtet. Allerdings: Nicht jede vom Patienten geschilderte »Panikattacke« ist eine Angststörung, nicht jeder Zwangsgedanke ist als Zwangsstörung zu verstehen, oft verbirgt sich auch hinter diesen Symptomen eine psychotische Störung. Hier bedarf es klinischer Erfahrung und einer gezielten Explorationstechnik, um jenseits der subjektiven Erklärungsmodelle (»Ich wurde gemobbt und jetzt habe ich Panikattacken«) aus dem Gesamtbild der Symptome und Beeinträchtigungen eine Diagnose zu stellen. In diesen Fällen sollten nicht ärztliche PsychotherapeutInnen zum Facharzt überweisen. Für die psychiatrische Diagnostik ist es in diesem Zusammenhang häufig sinnvoller, sich ein Bild über das globale psychosoziale Funktionsniveau (GAF-Skala) im Längsschnitt zu machen, als penibel genau die Diagnosekriterien des ICD oder DSM abzufragen. Auf der GAF-Skala (Achse V im DSM) werden speziell die psychischen, sozialen oder beruflichen Funktionsbereiche beurteilt. Funktionsbeeinträchtigungen aufgrund von körperlichen oder umgebungsbedingten Einschränkungen sollen nicht einbezogen werden.

Die oben erwähnte Chemielaborantin beschreibt sich zwar als »immer schon besorgt um ihre Gesundheit«, allerdings hat sie das nicht daran gehindert, einen qualifizierten Beruf zu erlernen und in diesem weitgehend unbeeinträchtigt tätig zu sein. Auch im Bereich der nahen persönlichen Beziehungen ist die Patientin kaum beeinträchtigt: Sie lebt in einer stabilen Partnerschaft, hat einen Sohn, den sie angemessen betreut, kann in ihren nahen Beziehungen Verbundenheit und Freude erleben und ihre Verantwortung wahrnehmen.

Auf der GAF-Skala würde das im Längsschnitt einem Funktionsniveau von 61–70 entsprechen (einige leichte Symptome oder Schwierigkeiten hinsichtlich der sozialen, beruflichen oder schulischen Leistungsfähigkeit, insgesamt aber relativ gute Funktionsfähigkeit auch bezüglich wichtiger zwischenmenschlicher Beziehungen). Durch die aktuelle Anforderung des Umganges mit hochgiftigen Substanzen haben sich laut GAF-Skala mäßige bis ernste Symptome entwickelt – das aktuelle Funktionsniveau wäre dann bei ca. 50 anzusiedeln.

Hätte diese Klientin ähnliche Symptome bereits früh entwickelt, daher ihre Berufsausbildung abgebrochen und keine dauerhafte Erwerbsarbeit realisieren können, hätte sie darüber hinaus keine stabile Partnerschaft und anamnestisch häufigere Phasen kritischer Instabilität, wäre die Gesamteinschätzung eine andere. Man würde dann die aktuelle Symptomatik eher in Zusammenhang mit einem niedrigen Funktionsniveau der Persönlichkeit (vgl. alternatives Modell für Persönlichkeitsstörungen im DSM-5) sehen, was im therapeutischen Behandlungsangebot berücksichtigt werden müsste.

Aufgabe dieses Buches kann es natürlich nicht sein, die diagnostische Kompetenz von FachärztInnen für Psychiatrie und Psychotherapie/Psychotherapeutische Medizin zu verbessern. Die obigen Ausführungen sollen nur verhindern, dass systemisch ausgebildete Fachärztinnen durch den Anspruch auf bescheidene Expertenschaft und die Aufforderung, »geringstmögliche Pathologie« zu unterstellen, sinnvolle psychiatrisch-diagnostische Anforderungen aus den Augen verlieren. Eine radikale Infragestellung fachärztlicher Expertenschaft und eine strikte Ablehnung psychiatrischer Diagnosen ist mit verantwortungsvoller psychotherapeutischer Tätigkeit genauso wenig vereinbar wie eine dogmatische Auslegung der Auftragsorientierung. Vielmehr ist es nötig, sich fallbezogen zwischen ärztlicher Expertise und bescheidener Expertenschaft, zwischen evidenzbasierter Behandlung und erkenntniskritischer Haltung zu positionieren. Ähnliches gilt für klinische PsychologInnen, die fallbezogen zwischen standardisiertem störungsspezifischen Vorgehen und individualisiertem psychotherapeutischen Handeln entscheiden müssen.

Denn anders als der Chirurg, der die Gallenblase entfernt, oder der Internist, der den Diabetes einstellt, kann Psychotherapie oder Psychotherapeutische Medizin nie »die Depression« behandeln. Es gibt in jedem Einzelfall einen Menschen in einer konkreten Lebenssituation mit seiner Biografie, seinen Erklärungen über sein Gewordensein, seinem ganz subjektiven Blick auf sich selbst und die Welt, seinen Überzeugungen, Hoffnungen und Ängsten. Und dieser Mensch hat ein intuitives Verständnis davon, was gegen »seine Depression« helfen könnte. Selbst wenn dieses Verständnis nicht explizit formulierbar ist, begrenzt es doch das Spektrum anschlussfähiger therapeutischer Vorgehensweisen. Im Unterschied zu medizinischen Behandlungen ist Psychotherapie ein Veränderungsprozess, in dem das Selbstverständnis des Klienten nicht nur das Ziel, sondern auch die Ausgangsposition mitbestimmt – hier müssen wir Anschluss finden (»den Klienten dort abholen, wo er ist«) – die subjektiven Erklärungen, aber auch Werte und Überzeugungen müssen dabei berücksichtigt werden.

Da die Diagnose das therapeutische Vorgehen nicht festlegt, sondern das jeweils aktuelle Selbstverständnis und v.a. die spezifische Kooperationsbereitschaft des Klientensystems berücksichtigt werden müssen, ist eine langfristige Planung des therapeutischen Vorgehens nur begrenzt möglich. Aus systemischer Perspektive sind daher eine umfassende Diagnostik und Therapieplanung am Anfang der Therapie nicht in jedem Fall sinnvoll. »Diagnostik« und »Prozesssteuerung« erfolgen als iterative Prozesse jeweils kleinschrittig unter Berücksichtigung der aktuellen Themen und Bedürfnisse der KlientInnen. Die wesentliche Frage ist jeweils die nach dem nächsten sinnvollen Schritt.

Eine wichtige Orientierungshilfe bietet hier das Gebot der Ziel- und Auftragsorientierung: Systemische TherapeutInnen fragen nach den behandlungsbezogenen Erwartungen aller Beteiligten. Sie fragen nicht nur: »Was erwarten Sie sich von unserer Kooperation?«, sondern auch: »Was erhofft sich denn Ihr Mann/Ihr Sohn/Ihr Chef davon, dass Sie zu mir kommen?« Besonders wichtig sind die Behandlungserwartungen von potenziellen Auftraggebern (»Eigentlich komme ich nur, weil die Lehrerin meines Sohnes gesagt hat, ich brauche Hilfe«) oder Zuweisern (»Mein Hausarzt hat gesagt, ich soll's einmal mit einer Psychotherapie versuchen«).

Bei zur Psychotherapie »überwiesenen« Patienten lohnt es sich, explizit nachzufragen: »Und wie sehen Sie das?« Es ist wichtig, hier eine freundlich interessierte Haltung einzunehmen, die deutlich macht, dass wir kein Glaubensbekenntnis erwarten, dass wir Vorbehalte gegen Psychotherapie ernst nehmen und bereit sind, uns mit diesen zu beschäftigen. »Was spricht denn für Sie dagegen, in Psychotherapie zu gehen?« Vielleicht sind es leicht auszuräumende Bedenken (»Da muss ich mehrmals wöchentlich kommen und meine ganze Vergangenheit berichten«), vielleicht sind es familiäre Zuschreibungen (»Wenn ich jetzt in Therapie gehe, kommt das einem Eingeständnis gleich, dass ich Alkoholiker und deshalb schuld an unseren Eheproblemen bin«). Mit der gleichen Haltung fragen wir, wenn eine empfohlene Medikation abgelehnt wird: »Was spricht denn für Sie dagegen, Medikamente zu nehmen? Was genau befürchten Sie?« Die wohlwollende Auseinandersetzung mit den Motiven der Ablehnung ist gut investierte Zeit, lassen sich doch häufig Bedenken ausräumen oder konsensualisierte Vorgehensweisen finden.

Frau Schober, eine 45-jährige Lehrerin mit ausgeprägter Medikamentenaversion, kommt Mitte Juli in die fachärztliche Ordination. Sie beschreibt eine ausgeprägte Erschöpfungsdepression, habe sich die letzten Monate nur noch durchs Schuljahr geschleppt, alle anderen Interessen zurückgestellt, mit letzter Kraft und nur mehr das Nötigste gemacht. Nun sind zwei Wochen Ferien vergangen und ihr Zustand hat sich nicht gebessert. Im Gegenteil – sie könne nicht schlafen, sei tagsüber unruhig, aber nicht arbeitsfähig, würde kaum mehr ihren Haushalt schaffen, nicht einmal die Post öffnen. Das von mir angebotene schlaffördernde Antidepressivum wird vehement abgelehnt. Statt die Patientin »psychoedukativ aufzuklären«, frage ich nach den Gründen. »Ich muss es aus eigener Kraft schaffen« war die mit Nachdruck formulierte Antwort. »Das klingt ja fast nach einem

Lebensprinzip – ist das ein Grundsatz, der viele Bereiche Ihres Lebens bestimmt, oder bezieht sich das nur auf den Verzicht von Medikamenten?«

Die Patientin beginnt daraufhin, ihre Familiengeschichte zu erzählen: Sie beschreibt ihren Vater als einen sehr attraktiven Mann, begeisterten Tennisspieler und Sportwagenfahrer. Ihre Mutter sei hingegen dicklich, ängstlich und »dauernd krank und bedürftig«. Das sei ihr immer ein abschreckendes Beispiel gewesen. Um sich von ihrer Mutter abzugrenzen, habe sie bei sich jede Art von Bedürftigkeit bekämpft. Ich würdige dieses biografisch sinnvolle Motiv und frage nach, wie hoch ihre Opferbereitschaft diesbezüglich sei. »Wie entschlossen sind Sie denn, diesem Prinzip zu folgen? Wie hoch ist der Preis, den Sie bereit sind zu zahlen? Wie viele Ihrer Ferien sind Sie denn bereit zu opfern?« Ich streue die Information ein, dass durch die Schlafstörung möglicherweise die erwartete Erholung nicht einsetze und dieser Zustand mangelnder Leistungsfähigkeit und Genussfähigkeit lange anhalten könnte. Des Weiteren weise ich sie auf ein Dilemma hin – es könnte ja sein, dass sie, wenn der Zustand unbehandelt fortdauert, ihrer Mutter eigentlich ähnlicher ist, als wenn sich durch eine Schlafregulierung ihre Selbstheilungskräfte wieder entfalten könnten.

Da wir uns schon dem Ende des Gesprächs nähern, empfehle ich der Klientin, sich diese Fragen zu überlegen und mir beim nächsten Mal zu sagen, wie lange – zwei Wochen, zwei Monate, zwei Jahre – sie entschlossen sei, das Prinzip der Medikamentenfreiheit aufrechtzuerhalten.

Wenn eine Medikation zwar indiziert ist, aber nicht durchgesetzt werden kann und eine rein ärztliche »Aufklärung« wenig erfolgversprechend erscheint, ist eine wohlwollende Auseinandersetzung mit den Motiven ein sinnvoller erster Schritt. Oft empfiehlt es sich, die Entscheidung zu vertagen, die aktuelle Ablehnung zu akzeptieren, Informationen einzuspeisen und einen Abwägungs- und Entscheidungsprozess anzuregen.

Betrifft die Ablehnung nicht die Medikation, sondern die Psychotherapie, kann ähnlich vorgegangen werden. »Gut, ich verstehe, dass Sie es zuerst nur mit Medikamenten probieren wollen. Ich befürchte, dass sich dadurch bestimmte grundsätzliche Probleme in Ihrem Leben nicht bessern, nur die Auswirkungen auf Ihren Zustand abgeschwächt werden. Aber vielleicht täusche ich mich. Außerdem ist es Ihre Entscheidung, mit wie viel Besserung Sie sich zufriedengeben bzw. was Sie bereit sind, in eine Besserung zu investieren. Geben wir also zunächst dem Antidepressivum eine Chance, bleiben wir in Kontakt und beobachten wir, ob der Effekt ausreicht.«

In anderen Fällen genügt eine Einladung zu einem Suchprozess: Wie müssen wir unsere Kooperation gestalten, wie oft sollten wir uns sehen, wen sollten wir zu diesen Gesprächen einladen, über welche Themen sollte gesprochen werden, dass diese Treffen trotz Ihrer Bedenken für Sie nützlich sein könnten?

Als systemische TherapeutInnen interessieren wir uns ganz explizit auch für Unterschiede in den Behandlungserwartungen, auch für Widersprüche oder »Gegenstimmen«. Wir machen uns ein Bild von Eigen- oder Fremdmotiviertheit – ohne das eine zwangsläufig für gut und das andere für weniger gut zu halten. »Wer hatte die Idee, dass Sie hierherkommen?« thematisiert ganz gezielt mögliche Auftraggeber. »Wie kommt es, dass wir uns heute kennenlernen?« ist im Unterschied dazu ein offener Einstieg und lädt eher ein, den Anlass für den Therapieentschluss zu thematisieren.

»Woran würden Sie (Ihre Frau/Ihr Sohn/Ihr bester Freund) merken, dass diese Gespräche für Sie hilfreich sind?« leitet den Aufmerksamkeitsfokus in Richtung Zielarbeit. »Was wäre anders/besser, wenn diese Therapie sich lohnt?« »Wer würde das als Erster merken?« »Was wäre der erste kleine Schritt in die richtige Richtung?« »Wer würde sich darüber am meisten freuen?« »Gibt es auch jemanden, dem das nicht recht wäre?«

Häufig besteht ein Konsens in Bezug auf die Behandlungsbedürftigkeit des beschriebenen Problems durch den oder die Betroffenen, den Behandler und die soziale Bezugsgruppe sowie hinsichtlich des durch die Therapie zu erreichenden Zieles (Symptomreduktion, Veränderung des Erlebens und Verhaltens, Verbesserung von Beziehungen …). Ist dies nicht der Fall, muss dem »Aushandlungsprozess« besondere Sorgfalt gewidmet werden.

Wenn Anlass, Anliegen (Wohin soll's gehen?) und Auftrag (»Was kann ich dazu beitragen«) geklärt sind, kann ein Kontrakt, ein Arbeitsbündnis, geschlossen werden – so beschreibt es das Lehrbuch. In Wirklichkeit ist die erste Therapiephase in vielen Fällen dominiert von den Klagen und Problembeschreibungen von KlientInnen, die nicht radikal abgekürzt werden können, ohne die therapeutische Beziehung zu gefährden. Genauso wie die Pole Expertenschaft und Kunden/Auftragsorientierung ausbalanciert werden müssen, darf auch die Lösungsperspektive nicht undifferenziert priorisiert werden. Ein Verständnis über die »Geschichte des Problems«, die Exploration möglicher Problemzusammenhänge und früherer Problemlösungsversuche ist meist gut investierte Zeit. Bei einer dogmatischen Ausrichtung auf Ressourcen, Ausnahmen und Ziele verlieren wir häufig den Klienten. »Manifeste Störungen sollten nicht schöngeredet, Konflikte sollten nicht bagatellisiert und schwierige Themen sollten nicht tabuisiert werden.« (Vgl. Bleckwedel 2009, S. 129).

Ein Prinzip, dem wir im systemischen Denken immer wieder begegnen, sollte auch hier berücksichtigt werden: Es geht nicht um ein »Entweder-oder«, sondern um ein »Sowohl-als-Auch«. Es geht um Expertenwissen und Auftragsorientierung, es geht um die Exploration von relevanten Problemzusammenhängen und um die Verwirklichung einer Ziel- und Ressourcenperspektive.

Die Exploration richtet sich einerseits nach den Interessen und Aufträgen von Klienten, steht aber auch im Dienst der Therapeuten, damit diese ihren Job nach dem Wissensstand, den Regeln der Kunst und den Standards der Profession erledigen können. Eine überhebliche Expertenposition ist dabei genauso wenig hilfreich wie eine Verleugnung des Expertenstatus. Therapeuten sollen Experten darin sein, Prozesse und Entwicklungen zu verstehen, sinnvolle Zusammenhänge herzustellen und therapeutische Arrangements zu gestalten. Die Vorstellungen

> und Wünsche des Klienten bewegen sich in einem weiten Spektrum zwischen direkten und indirekten, bewussten und unbewussten, machbaren und nicht realisierbaren Aufträgen. In diesem Spannungsfeld müssen Therapeuten auf einer ausführlichen Exploration und gemeinsamer Diagnostik bestehen, um die Situation einschätzen zu können. Erst auf dieser Basis kann man Aufträge und Ziele aushandeln und Aufgaben und Abläufe verantwortlich planen (Bleckwedel 2009, S. 132).

Allerdings ist hier unter Diagnostik nicht die Einordnung in ein psychiatrisches Klassifikationssystem gemeint (die wie oben ausgeführt nur nützlich ist, wenn sie behandlungsrelevant ist), sondern – weiter gefasst – ein Verstehensprozess, in dem Klientin und Therapeutin gemeinsam einen sinngebenden Zusammenhang zwischen aktuellen und früheren Lebensbedingungen, grundsätzlichen Überzeugungen und Werthaltungen, Persönlichkeitsmerkmalen, problematischen FDV-Programmen herstellen, der für den therapeutischen Prozess und für künftige Lösungen nützlich ist. Um diese Art von »Diagnostik« von der im engeren Sinn psychiatrischen Diagnostik abzugrenzen, schlage ich hierfür den Begriff »Fallverständnis« vor, auf den ich in einem späteren Kapitel auch noch genauer eingehen werde.

In jedem Fall geht es aber darum, im Erstgespräch Vertrauen und Hoffnung zu schaffen. Der therapeutische Kontext muss einen sicheren Ort bieten, wo KlientInnen kreativ an Konflikten, Problemen und Lösungen arbeiten können. Es muss dabei auch Raum für schmerzhafte Gefühle, Krisen und Klagen geben, allerdings darf dadurch die Qualität des »Lösungsraumes« nicht gefährdet werden (vgl. Bleckwedel 2009, S. 33). Wenn sich in der therapeutischen Situation nur wiederholt, was auch im »Leben draußen« als kränkend, quälend und problematisch erlebt wird, muss die Wiedergabe/Reproduktion des Leids unterbrochen werden – entweder durch einen inhaltlichen Fokus auf Ziele und Ressourcen oder durch Methoden und Techniken, die einen relevanten Verarbeitungsschritt ermöglichen. Vor allem im Mehrpersonensetting muss der Therapeut destruktive Prozesse rasch wahrnehmen und unterbrechen können. Dafür bedarf es neben einem entsprechenden Interventionsrepertoire vor allem der Fähigkeit und Bereitschaft zu führen.

Im Erstgespräch – oder besser in der Anfangsphase der Therapie – werden für eine erste Orientierung Problem und Lebenskontext sowie Ziele und Behandlungserwartungen erfragt. Wir interessieren uns für das Problem (die Symptome, die Krankheit), Problemzusammenhänge, die Geschichte des Problems (Ausnahmen, Unterschiede), frühere Lösungsversuche, persönliche Erklärungsmodelle und die Sichtweisen relevanter Anderer. In Bezug auf den Lebenskontext fragen wir nach dem Beruf und der familiären Situation, interessieren uns dabei aber auch besonders für Ressourcen und Gelungenes, für Hobbys, Interessen, Werte. Die Erstellung eines Genogramms ist zumindest in einer Minimalversion (wer gehört zur Familie, wie heißen Ihre Kinder, wie alt sind sie, leben die Eltern noch, wie viele Geschwister haben Sie, wie ist da der Kontakt?) meist sinnvoll, um einen ersten Eindruck vom Beziehungsumfeld zu erhalten und für die Folgesitzungen auf den ersten Blick verfügbar zu halten.

Während das Genogramm in der systemischen Fachliteratur meist als fixer Bestandteil des Erstgesprächs dargestellt wird, gibt es wenig Anleitung für das Erfragen der Biografie. Ziel- und Lösungsorientierung sollten aber nicht darüber hinwegtäuschen, dass eine grobe Orientierung in der Biografie für ein angemessenes Fallverständnis unverzichtbar ist. »Wie ist Ihr Leben bislang verlaufen? Wir müssen das jetzt nicht im Detail besprechen, aber ich hätte gerne einen groben Überblick, damit ich mich besser auskenne…« Eine detaillierte biografische Anamnese ist nicht typischer Bestandteil eines systemisches Erstgespräches, wohl aber ein erstes Thematisieren des Zieles.

Allerdings ist die »Vollversion« von Zielorientierung nicht immer umsetzbar. »Wo soll es hingehen?« »Wofür sollen unsere Gespräche nützlich sein?« »Was wäre dann genau anders?« »Solution talk« im Sinne der lösungsorientierten Therapie mit Visualisierung und Energetisierung des Zielzustandes ist bei chronifizierten Problemstellungen selten zu erreichen. In diesen Fällen muss Zielarbeit bescheidener und kleinräumiger erfolgen: »Was muss heute hier passieren bzw.

was darf nicht passieren, damit Sie, wenn Sie heute nach Hause gehen, ein bisschen zuversichtlicher sind, dass diese Gespräche sich positiv auf Ihr Leben/Ihren Zustand auswirken?« oder »Wenn diese Gespräche sich als hilfreich erweisen, was wäre dann in einem halben Jahr/in einem Jahr anders?« Durch Fragen wie diese erhalten wir nicht nur wichtige Informationen über das »gewünschte andere«, sondern wir induzieren auch positive Behandlungserwartungen, wir geben Hoffnung, ohne ein unerfüllbares »Heilsversprechen« zu formulieren.

Das Spezifische an einem systemischen Erstgespräch ist damit der Versuch, die Problemtrance durch ein Mäandern zwischen Problem und Ziel, durch Ressourcen- und Auftragsorientierung zu durchbrechen. Am Ende des Erstgespräches werden ein erstes Fallverständnis und eine erste Fassung des Kontrakts formuliert, dabei wird versucht, auch auf die Ressourcen der KlientInnen Bezug zu nehmen, z. B. durch das Äußern von Anerkennung über das Gelungene. Eventuell kann eine erste Beobachtungs- oder Reflexionsaufgabe mitgegeben werden. In vielen Fällen eignet sich dafür die first session formular task (FSFT): Beobachten Sie bitte bis zum nächsten Mal: Was soll sich an Ihrem Leben nicht ändern? Oder: Was von dem, was in Ihrem Leben derzeit nur selten passiert, sollte künftig häufiger passieren? Aufgaben sind ein fixer Bestandteil systemischen Arbeitens. Sie dienen dazu, die Zeit zwischen den Therapiesitzungen für therapeutische Ziele zu nützen. Das ist bei einer niederfrequenten Therapie meist sinnvoll und notwendig. Die FSFT fördert Ressourcenorientierung und ist damit gerade in der Anfangsphase einer Therapie, wenn spezifischere Aufgaben aufgrund unzureichender Informationen über Problemzusammenhänge noch nicht möglich sind, besonders nützlich.

Im Erstgespräch geht es darum, sich ein Bild von den verschiedenen Belastungen, Problemen oder Symptomen zu machen, die Anlass zur Inanspruchnahme von professioneller Behandlung sind, und gemeinsam mit den PatientInnen eine erste Idee einer hilfreichen Kooperation zu entwickeln. Wie aber werden Sie psychotherapeutisch handlungsfähig, wenn so unterschiedliche Ausgangssituationen Menschen dazu veranlassen, Behandlung in Anspruch zu nehmen? Was müssen Sie alles berücksichtigen? Was müssen Sie wissen, um mit der Therapie beginnen zu können?

Die 45-jährige Sozialarbeiterin, die wegen eskalierender Konflikte mit ihrem Adoptivsohn in Behandlung kommt, die 35 Jahre alte Managerin, die seit drei Wochen wegen Panikattacken und Burn-out im Krankenstand ist und fragt: »Soll ich wieder arbeiten gehen?«, der selbstständige Immobilienmakler, der unter einer unbefriedigenden Arbeitssituation leidet und dessen Alkoholkonsum sich so gesteigert hat, dass seine Frau nun mit Scheidung droht, die 14-jährige Schülerin, die Stimmen hört, die ihr befehlen, ihre Kleidung immer wieder zu ordnen und sich selbst zu befriedigen, die 30-jährige Borderlinerin, die in einer gewalttätigen On-off-Beziehung gefangen ist und einen problematischen Substanzkonsum betreibt, obwohl sie einen Säugling zu betreuen hat – was haben sie gemeinsam? Was können sie von einer systemischen Therapie erwarten? Was muss die behandelnde Therapeutin können und wissen, um hilfreich zu sein?

Retzer formuliert dazu lapidar: Für das Handwerk der Psychotherapie braucht man eigentlich keine Theorie. Es genügt, dass man weiß, was zu tun ist. Aber – woher weiß man, was zu tun ist? Mangels einfacher Algorithmen, die festlegen, was bei welcher Problemlage zu tun ist, besteht die Herausforderung darin, auf der Basis eines adäquaten Fallverständnisses ein erstes hilfreiches Angebot zu machen. Dies ist im Kontext von »psychotherapeutischer Medizin« noch komplexer, da initial entschieden werden muss, ob auch oder vielleicht nur psychopharmakologisch interveniert werden soll. Die nachfolgenden Fallvignetten sind für psychologische PsychotherapeutInnen ebenso von Interesse, da diese ja gegebenenfalls entscheiden müssten, zu einem Facharzt zuzuweisen. Durch die Darstellung von Fallvignetten sollen die strukturierenden Überlegungen, die Schritt für Schritt das therapeutische Handeln bestimmen, dargelegt werden.

KAPITEL 10

Prozesssteuerung zwischen ärztlicher und therapeutischer Identität (5 Fallvignetten)

Sowohl in Deutschland als auch in Österreich ist seit einigen Jahren die psychotherapeutische Ausbildung verpflichtender Teil der Facharztausbildung Psychiatrie. Die psychotherapeutische Versorgung kann daher im Rahmen der ärztlichen Berufsausübung – in diesem Fall im Rahmen der psychiatrischen Behandlung – erfolgen und muss nicht delegiert werden. Die routinemäßige Trennung von psychiatrischer und psychotherapeutischer Behandlung ist ein Relikt aus Zeiten, in denen FachärztInnen für Psychiatrie nur selten über die nötige psychotherapeutische Behandlungskompetenz verfügten, und widerspricht dem Berufsbild »Facharzt für Psychiatrie und Psychotherapie bzw. Psychotherapeutische Medizin«.

Dass dennoch vielerorts einer kombiniert psychiatrisch-psychotherapeutischen Behandlung mit dem Verdacht fehlender Professionalität begegnet wird, dürfte daran liegen, dass die diesbezügliche Fachdiskussion stark von einem psychoanalytischen Therapieverständnis und den daraus resultierenden Anforderungen an Abstinenz geprägt ist. Mögen die psychoanalytisch tätigen KollegInnen das für sich anders entscheiden – in einem systemischen Therapieverständnis ist die kombiniert psychiatrisch-psychotherapeutische Behandlung in den meisten Fällen völlig unkompliziert realisierbar und hat sowohl für die Behandelnden als auch für die Behandelten Vorteile. So ist in den meisten Fällen die psychopharmakologische Medikation innerhalb weniger Minuten abgehandelt, und diesbezügliche Entscheidungen basieren trotzdem auf einem umfassenden Gesamteindruck der Patientin, wie er in kurzen kassenärztlichen Untersuchungen nicht gewährleistet ist. Die gute therapeutische Beziehung unterstützt meist die Medikamentencompliance, und außerdem hilft die Verordnung aus einer Hand, ein integriertes Verständnis von biologischen und psychosozialen Beeinflussungsmöglichkeiten zu entwickeln. Nur in wenigen Fällen massiven Agierens um die Medikation ist eine Trennung von psychopharmakologischer und psychotherapeutischer Behandlung fachlich sinnvoll und nötig.

In den folgenden fünf Falldarstellungen wird dargestellt, wie je nach individuellen Erfordernissen und Behandlungserwartungen flexibel Aspekte ärztlicher und psychotherapeutischer Identität realisiert werden. Wenn auch in diesen Falldarstellungen primär der ärztliche Psychotherapeut angesprochen ist, können die differenzierenden Überlegungen auch für nicht ärztliche PsychotherapeutInnen relevant sein, weil sie bei der Entscheidung helfen, wann und in welcher Form mit FachärztInnen kooperiert werden muss.

10.1 Psychotherapie ohne Medikation

Die 45-jährige Sozialarbeiterin, Frau Musil, die wegen eskalierender Konflikte mit ihrem Adoptivsohn in Behandlung kommt, ist durchgehend arbeitsfähig und auch noch in der Lage, im Freundeskreis entspannte Momente zu finden (70–80 auf der GAF-Skala). Sie ist allerdings massiv belastet durch Selbstvorwürfe und Selbstabwertung, wenn sie nach Provokation durch ihren 14-jährigen Adoptivsohn aus der Rolle fällt und ihn »aufs Tiefste beschimpft«. Die Klientin stellt einen Zusammenhang zu ihrer Kindheitserfahrung her: Ihre Eltern waren Alkoholiker, vor allem die Mutter war bis ins junge Erwachsenenalter massiv feindselig und verbal aggressiv. Ihr vernichtendes Urteil: »Jetzt holt mich meine Vergangenheit ein, ich bin nicht besser als sie.«

1. Schritt: Kein medikamentöser Behandlungsbedarf, da Schlaf und Arbeitsfähigkeit nicht eingeschränkt sind. Der Antrieb ist

unbeeinträchtigt, die Genussfähigkeit teilweise erhalten. Für den nicht ärztlichen Psychotherapeuten ergibt sich kein zwingender Grund für eine fachärztliche Abklärung.

2. Schritt: Für ein erstes Fallverständnis sind die Schwierigkeiten mit dem Adoptivsohn zentral. Von diesem provoziert, fällt die Klientin, die sonst sehr hohe moralische Anforderungen an sich stellt, aus der Rolle, wofür sie sich danach sehr schuldig fühlt. Diese Schuldgefühle beeinträchtigen nicht nur die Lebensqualität der Klientin, sondern dürften durch die damit verbundene Selbstabwertung auch ein inkonsequentes Verhalten dem Sohn gegenüber bewirken.

3. Therapeutische Absicht für die ersten Gespräche: Ich wähle zuerst ein bewältigungsorientiertes Vorgehen: Wie kann ich die Patientin bei der Unterbrechung des Problemmusters unterstützen? Wann muss sie aus der Situation mit dem Sohn aussteigen, um die Eskalation abzuwenden? Welche Strategien sind diesbezüglich am ehesten erfolgversprechend?

4. Nachdem die Patientin diesbezüglich einige erfolgreiche Erfahrungen gemacht hat, folgt ein narratives und ressourcenorientiertes Vorgehen zur Unterbrechung der Selbstabwertung und zur Dekonstruktion der Einschätzung »Ich bin wie meine Mutter«. Dabei werden vor allem die Unterschiede zum hoch dysfunktionalen Erziehungsstil ihrer Eltern fokussiert: Was ist ihr im Unterschied zu ihren Eltern alles gelungen? Welche Anforderungen stellt sie an sich als Erziehungsperson? Wo überall hat sie »ihren Stallgeruch erfolgreich abgelegt«?

10.2 Initiale psychiatrische Behandlung mit nachfolgender Einzeltherapie

Die 35-jährige Managerin, nennen wir sie Frau Mag. Stark, die seit drei Wochen wegen Panikattacken und Burn-out im Krankenstand ist, will wissen, ob und wann sie wieder arbeiten gehen soll. Bei der Exploration stellt sich heraus, dass die Patientin in den Jahren vor dem Zusammenbruch immer wieder bis zu 70 Wochenstunden gearbeitet hat, seit einem Beziehungsende vor vier Monaten nahezu durchgehend. Nach den Gründen gefragt, gibt sie an: »Das kann ich am besten.« Anamnestisch zeigt sich schon seit der Jugend eine extrem hohe Leistungsorientierung, sie habe sich schon immer wegen der familiären Konflikte (hoch aggressive Auseinandersetzungen zwischen den Eltern) ins Studium geflüchtet. Seit zwei schweren Panikattacken und ausführlicher organischer Abklärung in der Notaufnahme ist Frau Mag. Stark nun im Krankenstand, kann sich aber zu Hause nicht erholen, ihr fällt die »Decke auf den Kopf«; gleichzeitig ist sie massiv erschöpft, psychovegetativ labil, kann nicht schlafen. Einer psychotherapeutischen Behandlung steht die Klientin ambivalent gegenüber, einerseits hätten ihr alle zugeraten, andererseits habe sie Angst, »alles« bearbeiten zu müssen. Sie berichtet in knappen Worten über sexuelle Übergriffe durch ihren Onkel, zu dem sie sich manchmal geflüchtet habe, wenn sie es zu Hause nicht mehr ausgehalten habe. Das wolle sie sicher nicht besprechen. Sie habe ihren Weg gefunden, damit umzugehen, »diese Kiste packe ich sicher nicht mehr aus«.

1. Schritt: Ich drücke meine explizite Versicherung aus, dass wir hier nichts besprechen müssen, wozu sie nicht bereit ist, egal, ob wir uns auf eine psychiatrische oder psychotherapeutische Behandlung einigen. Aufgrund der Schlafstörung und der ausgeprägten inneren Unruhe bei gleichzeitiger Erschöpfung empfehle ich zunächst ein schlafförderndes Antidepressivum. In Anbetracht der Ambivalenz der Klientin schlage ich ein schrittweises Vorgehen vor: Zunächst etablieren wir eine psychopharmakologische Behandlung und vereinbaren mit der Amtsärztin eine »Ausgeherlaubnis«. Bislang hat die Patientin im Krankenstand kaum ihre Wohnung verlassen, was ihr aber nicht gutgetan hat. Ich schreibe eine kurze Bestätigung, dass regelmäßige leichte körperliche Betätigung für die Wiedererlangung der Arbeitsfähigkeit in diesem Fall fachärztlich indiziert ist, und vereinbare mit der Patientin leichtes körperliches Training und die selbstständige

Erledigung aller Einkäufe. Alle weiteren Behandlungsentscheidungen treffen wir, so versichere ich, konsensuell in Abhängigkeit vom weiteren Verlauf.
2. Schritt: Der Zustand der Patientin hat sich deutlich gebessert. Wir besprechen den weiteren »Trainingsplan«, den wir nun um den Programmpunkt soziale Kontakte erweitern. Hier geht es auch um die gemeinsame Abwägung, welche der FreundInnen und KollegInnen wie viel von ihren psychischen Problemen erfahren kann/soll. Es handelt sich im Wesentlichen noch um ein »ärztliches Gespräch«, Frau Mag. Stark ist noch immer sehr zurückhaltend in der Thematisierung von persönlichen Inhalten.
3. Schritt: Die Patientin hat in einem sehr offenen Gespräch mit der Kontrollärztin einen zweiwöchigen Wanderurlaub bewilligt bekommen. Gleichzeitig ist sie sehr verunsichert, weil sie von ihrer Firma sehr unterschiedliche Botschaften erhält: Zwei Kolleginnen und die Betriebsärztin raten ihr zu einer mehrmonatigen Auszeit (»Das brauchst du, sonst kommst du nicht mehr auf die Füße«), ihr direkter Vorgesetzter und Förderer, selbst ein »Arbeitsviech«, wie es die Patientin ausdrückt, rechnet im Gegensatz schon bald wieder mit ihrer Arbeitsfähigkeit. »Schwächeln lassen wir die anderen, das ist nichts für uns.« In diesem Gespräch lässt sich die Patientin erstmals auf einen gemeinsamen Suchprozess ein – was braucht sie, um für sich zu einer guten Entscheidung zu kommen? Welche inneren Stimmen melden sich da zu Wort? Leistung und Arbeitseinsatz waren immer gute Ratgeber, immerhin haben diese für ihren beruflichen Erfolg und auch für die Bewältigung schwieriger Situationen in der Kindheit gesorgt. Das wird auch von meiner Seite gewürdigt, »aber jetzt könnte es an der Zeit sein, auch andere Ratgeber zu Wort kommen zu lassen«. Frau Mag. Stark erinnert sich bei dieser Gelegenheit, dass die »Alleinherrschaft des inneren Antreibers« immer auch Ausdruck von Unglück im Privatleben ist – damals, als sie vor den Eltern geflüchtet ist, und jetzt, nachdem ihr Freund sie verlassen hat. Wir vereinbaren für die Zeit nach ihrem Wanderurlaub wöchentliche Therapiesitzungen, um zügig die Frage des rich-

tigen Zeitpunktes für den beruflichen Wiedereinstieg zu klären und dann die ersten Wochen der Berufstätigkeit zu begleiten, um die nötigen Einstellungsänderungen und Verhaltensmodifikationen (wie viele Überstunden, wie viel Delegation etc.) zu unterstützen. In diesem dritten Kontakt entsteht ein Kontrakt bezüglich der weiteren psychotherapeutischen Zusammenarbeit. An dieser Stelle könnte die Patientin auch an eine nicht-ärztliche Psychotherapeutin weiterempfohlen werden, wenn dies aus Kapazitätsgründen nötig erscheint.

10.3 Fortführung einer etablierten psychopharmakologischen Behandlung in Kombination mit Einzel- und Paartherapie

Der selbstständige Immobilienmakler, der unter einer unbefriedigenden Arbeitssituation leidet und dessen Alkoholkonsum sich so gesteigert hat, dass seine Frau nun mit Scheidung droht, kommt auf Empfehlung seines Hausarztes am 11. Dezember erstmals zur weiteren psychiatrisch-psychotherapeutischen Behandlung. Hr. Pauli, der sich selbst als sehr introvertiert und immer nach Worten ringend beschreibt, präsentiert sich massiv belastet. Er mag seinen Beruf nicht, er fühlt sich mit seinen neuen Partnern in der Firma nicht wohl, die eheliche Situation hat sich zugespitzt, er hat das Vertrauen in seine Leistungsfähigkeit und Belastbarkeit verloren, fühlt sich wie ein Wrack. Das problematische Alkoholkonsumverhalten hat er seit einer Woche eingestellt, eine deutliche Entzugssymptomatik hat sich nicht entwickelt; Hr. Pauli ist unruhig und deutlich depressiv. Er berichtet von mehreren Panikattacken, die jeweils zum fluchtartigen Verlassen des Büros und zum Abbruch des Arbeitstages geführt haben. Nun ist der Patient im Krankenstand und völlig verunsichert, ob er je wieder an seine Arbeitsstelle zurückkehren kann.
1. Schritt: Da die psychopharmakologische Intervention und die Krankschreibung bereits erfolgt sind und der Patient seinen pro-

blematischen Alkoholkonsum schon eingestellt hat, gibt es keinen unmittelbaren fachärztlichen Behandlungsbedarf. Wie in einem systemischen Erstgespräch üblich mäandert das Gespräch zwischen ausführlichen Problembeschreibungen des Patienten, die bis in die Kindheit zurückreichen (er sei immer im Schatten seines Bruders gestanden, ihm habe man nie etwas zugetraut, auch er sich selbst nicht, daher auch dieser ungeliebte Beruf, »zu was Gscheitem hat's nicht gereicht«, dann noch diese Fehlentscheidung, sich in die Firma der Partner einzukaufen, die sich jetzt als geldgierig und rücksichtslos erweisen, und er – ein Versager), und der Ressourcensuche durch die Therapeutin. »In welchen Momenten geht es Ihnen besser?« »Wann fühlen Sie sich weniger unwohl in Ihrer Haut?« »Wann ist es Ihnen das letzte Mal richtig gut gegangen?« »Was soll sich in Ihrem Leben nicht ändern?«

Diese Ressourcenperspektive ermöglicht eine Relativierung der zuerst aussichtslos beschriebenen Situation. Die Ehe ist nicht verloren. Pia, seine Frau, ist sein »Lebensmensch«, sie war seine große Liebe und ist es noch immer, auch wenn die Alltagsstreitereien oft zermürbend sind. Sein Lichtblick ist sein Sohn Thomas, vier Jahre. Mit ihm kann er musizieren, basteln, herumtollen, wenn sie zusammen sind, rücken alle Probleme in den Hintergrund, nur in diesen Situationen fühlt er sich lebendig.

Zum Abschluss des ersten Gespräches frage ich den Patienten, woran er erkennen könnte, dass sich die Sache in eine gute Richtung entwickelt und woran das seine Frau erkennen könnte. Hr. Pauli meint, dass die strikte Alkoholabstinenz jetzt für seine Frau das wichtigste Signal sei. Dann müsse es ihm gelingen, wieder zu reden. Wegen der vielen Vorwürfe sei er total verstummt, seine Frau sei hingegen wie ein Maschinengewehr. Ich biete dem Patienten an, zum nächsten Gespräch seine Frau einzuladen. Zum einen würden mich ihre Sichtweise, ihr Blick auf die Entwicklung der letzten Monate interessieren, zum anderen könnten wir versuchen, die Kommunikation zwischen ihnen wieder in Gang zu bringen. Hr. Pauli hält das für eine gute Idee, vor allem ist er sicher, dass seine Frau die Gelegenheit schätzen wird, über ihre Belastung und mögliche Lösungsansätze zu sprechen, »denn in Wirklichkeit ist sie mein bester Freund. Es gibt niemanden, der es so gut mit mir meint.« Ich frage noch nach, ob seine Frau weiß, dass er so über sie denkt, worauf er einräumt, dass es schon lange nicht mehr zur Sprache kam. Auf meine Frage, ob es möglich wäre, ihr das bei Gelegenheit zu sagen, schüttelt er den Kopf, das werde wohl noch einige Zeit dauern, im Moment sei es so schwierig zwischen ihnen. Zuletzt hole ich mir die Erlaubnis, für den Fall, dass es passt, diesen Satz im Paargespräch zu zitieren – damit ist Hr. Pauli einverstanden.

2. Schritt: In dem Paargespräch erhält die Ehefrau zuerst Gelegenheit, über ihre Sicht der Entwicklung und den aktuellen Zustand zu berichten. Therapeutisch besonders relevant sind die Markierung des Tiefpunktes und die daran anschließenden ersten Stabilisierungshinweise. »Woran würden Sie merken, dass sich die Tendenz zur Stabilisierung fortsetzt? Was wären die nächsten gewünschten Veränderungen?« Ähnlich, wie vom Patienten angenommen, formuliert die Ehefrau: »Mehr Präsenz, weniger Rückzug.« Ich nutze den Rest der Stunde, um günstige Gelegenheiten für »Präsenz« zu finden. Da die Belastbarkeit des Patienten noch eingeschränkt ist, fühlt er sich konfrontativen Auseinandersetzungen noch nicht gewachsen. »Die Auseinandersetzung mit Ihnen ist im Moment noch ein Minenfeld. Das überfordert Ihren Mann in der aktuellen Situation. Das liegt nicht nur an den Vorwürfen, die Sie ihm machen, sondern vor allem an seinem schlechten Gewissen. Ich verrate Ihnen ja kein Geheimnis, wenn ich Ihnen mitteile, dass Ihr Mann selbst sein schärfster Kritiker ist. Günstig wäre daher, einen anderen Kontext, andere Situationen zu finden, wo Sie ihn als ›präsent‹ erleben.« Die beiden Ehepartner stimmen überein, dass ein erstes Betätigungsfeld der Umgang mit dem Sohn ist. Basteln und zeichnen mit Thomas hat Herrn Pauli immer Spaß gemacht, und das kann er sich auch schon in unmittelbarer Zukunft vorstellen. Um diesen Unterschied deutlicher sichtbar zu machen, frage ich nach, inwiefern sich das positiv auf die Beziehung und ihre Zuversicht auswirken

würde, wenn ihr Mann diese Tätigkeiten wieder aufnimmt. Frau Pauli antwortet: »Es wäre wieder ein Stück Normalität. Ich mag es, wenn er Spaß mit unserem Sohn hat. Ich mag ihn, wenn er unserem Sohn Freude macht. Er wird dann wieder ein Stück mehr zum Mann an meiner Seite, bleibt nicht bedürftiger Patient. Außerdem hab ich dann ein bisschen Zeit für mich.« Dieses Nachfragen dient der »Energetisierung« der gewünschten Veränderung. Wenn Herr Pauli all die positiven Auswirkungen hört, wird er die gewünschte Veränderung mit höherer Wahrscheinlichkeit vollziehen – gleichzeitig werden die positiven Auswirkungen bei der Frau wahrscheinlicher. Es wird ein Unterschied, der einen Unterschied macht – ein bedeutungsvoller Schritt hin zur Normalität.

3. Schritt: In der nächsten Therapiephase wechseln Paargespräche und Einzelgespräche ab. Der Zustand des Patienten stabilisiert sich zusehends, im privaten Umfeld erreicht er wieder normale Funktionsfähigkeit. In Bezug auf den Beruf besteht aber noch immer eine starke Vermeidungstendenz. Ich etabliere ein Anxiolytikum als Bedarfsmedikation und motiviere den Patienten zu einem individualisierten »Rehab-Programm«, wonach er mehrmals wöchentlich für einige Stunden seinen Arbeitsplatz aufsucht und zumindest die Routinearbeiten erledigt. Die vom praktischen Arzt vorgeschlagene psychiatrische Rehabilitation empfehle ich nicht, da die Wartezeit und die stationären Bedingungen eher zur Chronifizierung der arbeitsbezogenen Ängste beitragen würden. In einem späteren Paargespräch ergibt sich die Gelegenheit, den Satz des Klienten aus dem Erstgespräch zu zitieren: »denn in Wirklichkeit ist sie mein bester Freund. Es gibt niemanden, der es so gut mit mir meint«, was zu einer sehr berührenden Innigkeit zwischen den beiden führt.

10.4 Fachärztliche Diagnostik und kombinierte Einzel- und Familientherapie

Eine ehemalige Patientin, Bankangestellte und alleinerziehende Mutter, kontaktiert mich in höchster Aufregung, weil ihre 14-jährige Tochter ihr gestanden habe, dass sie Stimmen höre und nun glaubt, dass sie schizophren sei. Frau Singer, eine sehr perfektionistische und leistungsbereite Frau, war wegen einer Erschöpfungsdepression bei mir in Behandlung gewesen, wodurch ich auch bereits ein Bild von ihrer Beziehung zu ihrer Tochter hatte: sehr eng, sehr liebevoll, sehr besorgt und bestimmend. Kritische Stimmen mögen nun die Frage erheben, ob eine Behandlung der Tochter angesichts der Vorbehandlung der Mutter sinnvoll ist. Diese Frage ist nur im Einzelfall und nicht dogmatisch zu klären. Wären Pubertätskonflikte mit der Mutter Anlass für die Behandlung, hätte ich jemand anderen empfohlen, da mein Vertrauensverhältnis zur Mutter dann hinderlich gewesen wäre. In diesem Fall einer angst- und schambesetzten Symptomatik und der engen Mutter-Tochter-Beziehung ist dieses Vertrauensverhältnis hingegen eine günstige Eingangsbedingung.

1. Schritt: Beim Erstkontakt mit Anna ist ihre Mutter zunächst dabei. In Anwesenheit der Mutter wiederhole ich, was ich über die aktuelle Problematik schon gehört habe, lenke dann aber das Gespräch »zum Anwärmen« auf den Lebenskontext. Ich frage nach, in welche Schule sie geht, wie es mit den Freundinnen steht, was sie für Hobbys hat. Nachdem sich auf diese Weise ein vertrauensvolles Gesprächsklima ergeben hat, setze ich das Gespräch mit der Klientin allein fort und lasse mir die Symptomatik des »Stimmenhörens« näher beschreiben. Die genaue psychiatrische Exploration ergibt eher das Bild einer Zwangsstörung, sie müsse bestimmte Handlungen vollziehen – Kleidung ordnen, sich selbst befriedigen. Von Letzterem habe sie ihrer Mutter nichts erzählt, das sei zu peinlich. Zu einem Leistungsknick in der Schule ist es nicht gekommen. Ich bedanke mich bei der Patientin für ihr Vertrauen und kläre sie auf, dass ich die Sympto-

matik nicht als Zeichen einer Psychose verstehe, sondern als Zwangssymptomatik, die in dieser Lebensphase angesichts der vielen Entwicklungsanforderungen recht häufig vorkommt. Ich frage nach, ob sie eine Idee hat, um welche Entwicklungsschritte es gehen könnte, ob es irgendwelche Veränderungen gibt, die sie zur Zeit belasten. Anna erzählt von Konflikten mit ihren Freundinnen, hier sei sie im Moment nur »fünftes Rad am Wagen«. Das hänge damit zusammen, dass die anderen Mädels alle viel mehr dürfen, z. B. auf dem Heimweg Cola trinken, sich noch am Abend in der Stadt treffen und gemeinsam spazieren gehen. Ihre Mutter würde das alles nicht erlauben und sie verstehe das auch, weil Cola schlecht für den Magen ist und für Ausgehen am Abend ist sie noch zu jung. Anna hat sich also mit den Ängsten der Mutter und ihrem rigiden Erziehungsstil identifiziert, lehnt sich dagegen nicht auf, riskiert damit aber eine Marginalisierung in ihrer Peergroup. In diesem wachsenden Spannungszustand hat sich die Zwangssymptomatik entwickelt, die interessanterweise einerseits Aspekte mütterlicher Anforderungen (Ordnung) übernimmt und ins Absurde steigert, andererseits ihr die von der Mutter tabuisierte Sexualität »abverlangt«. Aufgrund der Offenheit der Klientin und ihrer guten Reflexionsfähigkeit halte ich die Prognose für günstig und schlage fürs Erste einen rein psychotherapeutischen Behandlungsversuch vor. Anna ist damit einverstanden, zum Abschluss wird die Mutter über meine diagnostische Einschätzung und die Vereinbarung informiert. Eine Medikation würde erst eingeführt, wenn sich innerhalb des nächsten Monats durch die psychotherapeutische Behandlung kein nennenswerter Erfolg einstellt.

2. Schritt: In der nächsten Behandlungsphase wird Anna dabei unterstützt, die »Zwanghaftigkeit der Zwangshandlungen« zu variieren, indem sie einen inneren Dialog etabliert: »Ach so, du willst, dass ich ordne – aber ich will jetzt nicht, dieses Mal lass ich aus« oder »Ja, das passt mir auch gerade, weil ich eh keine Lust zum Lernen habe«. Bezüglich Selbstbefriedigung lässt sich schnell eine gewisse Funktionalität erkennen: Würde die innere Stimme

dazu nicht verpflichten, hätte sie sich noch nicht getraut, diesen Teil ihres Körpers kennenzulernen und damit zu experimentieren. Ich habe die Hypothese formuliert, dass die »Stimme« aufhören wird, ihr die Selbstbefriedigung »anzuschaffen«, wenn sie, Anna, es sich auch ohne Stimme erlauben würde. Im Zuge dieser Gespräche kommt es zu einem raschen Abklingen, wenn auch nicht völligem Verschwinden der Zwangshandlungen.

3. Phase: Durch das Nachlassen der Zwangssymptomatik geraten andere Themen in den Vordergrund. Auffällig ist die sehr enge und liebevolle Beziehung zwischen Anna und ihrer Mutter, die in Zusammenhang mit der Ängstlichkeit der Mutter und den daraus resultierenden rigiden Verhaltensregeln eine altersadäquate Loslösung erheblich erschwert. Schritt für Schritt wird Anna ermutigt, die Regeln des »Erlaubten« mit ihrer Mutter zu verhandeln bzw. auch die eine oder andere Entscheidung für sich zu treffen. Begleitende Gespräche zu dritt unterstützen diese Entwicklung. Auch hier wirkt sich das in der früheren Therapie entstandene Vertrauensverhältnis positiv aus.

4. Phase: Nach vier Monaten ist die Zwangssymptomatik weitgehend abgeklungen, und Anna hat sich gewisse Freiräume herausverhandelt. Ich frage nach, woran sie erkennen könnte, dass sie keine Unterstützung mehr braucht; was wäre sozusagen »das Gesellenstück oder die Reifeprüfung«? Anna daraufhin: »Wenn ich mich traue, mir grüne Strähnen in die Haare färben zu lassen.« Zwei Monate später war es so weit: Anna kam strahlend und mit grünen Strähnchen zur Therapie, wir rekapitulierten die einzelnen Schritte in der Therapie, ihre erfolgreiche Bewältigung von Zwangssymptomen und Entwicklungsaufgaben und beendeten feierlich unsere Zusammenarbeit.

10.5 Stützende psychopharmakologisch-psychotherapeutische Behandlung einer Borderline-Patientin

Eine 30-jährige Frau, seit Langem arbeitslos, kommt wegen massiver Stimmungsschwankungen im Rahmen eskalierender Beziehungskonflikte zum Erstgespräch. Die Exploration ergibt ein recht eindeutiges Bild: Nach einer zunächst unauffälligen kindlichen Entwicklung mit guter Schulbildung gibt es seit der Adoleszenz diverse psychiatrische Auffälligkeiten. Immer wieder Panikattacken, depressive Episoden, fallweise Konsum illegaler Drogen ohne gravierende Abhängigkeitsentwicklung, längere Phasen der Benzodiazepinabhängigkeit, in der Jugend eine anorektische und eine bulimische Phase, immer wieder Selbstverletzungen und Selbstmordversuche, keine abgeschlossene Berufsausbildung, keine länger dauernde Partnerschaft.

1. Phase: Die genaue psychiatrische Exploration bestätigt die Verdachtsdiagnose einer Borderline-Störung mit kritischer Instabilität in vielen Lebensbereichen und Phasen hoher Selbstgefährdung. Vorrang hat daher die Stabilisierung durch Etablierung einer spannungslösenden Medikation und ein stützendes, bewältigungsorientiertes Gesprächsangebot. Aufgrund der initialen Instabilität werden wöchentliche Sitzungen vereinbart, nach den ersten beiden einstündigen Terminen zur Anamneseerhebung wird vor allem daran gearbeitet, wie die eskalierenden Konflikte in der Partnerschaft vermieden werden können. Dazu wird einmalig auch der Partner der Klientin in die Therapie eingeladen, der massive Provokationen durch die Klientin beschreibt und ebenfalls an der Vermeidung gewalttätiger Übergriffe interessiert ist. Über die Aufforderung, eine »Anleitung für die Eskalation« zu verfassen (»Wer müsste was tun, damit es heute Abend noch zu einer Eskalation kommt?«), werden die Einflussmöglichkeiten von jedem Einzelnen deutlich, es können gemeinsame Strategien für die Eskalationsvermeidung erarbeitet werden.

2. Phase: Nach sechswöchiger Behandlung war eine gewisse Sta-

bilisierung erreicht. Der episodische Substanzkonsum konnte deutlich reduziert werden, gewalttätige Übergriffe fanden nicht mehr statt, mittelfristige Behandlungsziele können formuliert werden.
3. Phase: Aufgrund der erreichten Stabilisierung hat sich die Patientin, die seit zwei Jahren arbeitslos ist, beim AMS für eine Schulungsmaßnahme angemeldet. Als der Kurs beginnt, verhindern Panikattacken die regelmäßige Teilnahme. Die begrenzte Belastbarkeit wird wieder deutlich. Es folgt wieder eine Phase der ressourcenorientierten Stärkung.
4. Phase: Die Patientin wird, für mich überraschend, von einem neuen Partner schwanger. Sie hatte, ohne es zu besprechen, in der initialen Verliebtheit auf die Verhütung verzichtet. Frau Pollak hofft, dass sich mit diesem Kind alles zum Guten wendet, ich äußere meine Bedenken, motiviere sie dazu, auch einen weniger positiven Verlauf durchzudenken, und thematisiere auch die Möglichkeit eines Schwangerschaftsabbruches, ohne diesen jedoch eindeutig anzuraten. Die Patientin entscheidet sich für die Fortführung der Schwangerschaft, die weitgehend unkompliziert verläuft, obwohl der Kindesvater nicht, wie erhofft, zur Patientin zieht. Er wird fallweise in die Therapie eingeladen, um gemeinsam zu überlegen, wie Partnerschaft und Elternschaft mit getrennten Wohnsitzen zu realisieren sind.
5. Phase: Auch die Geburt und die postpartale Zeit verlaufen relativ stabil. Die Patientin wurde in den ersten Monaten vom Jugendamt betreut, nach sechs Monaten zog sich das Jugendamt aufgrund der unauffälligen Entwicklung zurück. Erst etwa neun Monate nach der Geburt beginnt die Klientin wieder mit einem sporadischen Substanzkonsum, sie hat ihr Interesse vom Kindesvater abgezogen, halte es zu Hause nicht mehr aus, sie leide unter einem »Lagerkoller«. Der Expartner kommt seinen »Vaterpflichten« einigermaßen regelmäßig nach, nimmt dabei viel Unterstützung von seiner Mutter in Anspruch. Wann immer das Kind durch Vater bzw. Großmutter versorgt wird, geht die Patientin aus und verkehrt zunehmend unkritisch mit anderen Männern. Da die Klientin in dieser Phase recht wenig Problembewusstsein

zeigt, wird der Kindesvater häufiger eingeladen, um in gemeinsamen Gesprächen eine verantwortungsvolle Lösung sicherzustellen. In Einzelgesprächen offenbart sich die massive Bindungsstörung. Die Patientin berichtet, keinen körperlichen Kontakt mehr mit ihrem Sohn auszuhalten, »Gott sei Dank schläft er den ganzen Tag«. Es kann ein Bewusstsein dafür entwickelt werden, dass angesichts der körperlichen Aversion eine störungsfreie Entwicklung nicht anzunehmen ist und dass das abnorme Schlafverhalten des Sohnes als Reaktion auf ihre fehlenden Kontaktangebote gewertet werden könne. Als sich außerdem Anzeichen einer verzögerten motorischen Entwicklung zeigen, ist Frau Pollak zu einer Vorstellung bei einer entwicklungsdiagnostischen Ambulanz bereit.

Dort wird die von mir vermutete Entwicklungsverzögerung bestätigt und die Klientin in weiterer Folge dazu ermutigt, das Sorgerecht der Großmutter väterlicherseits zu überlassen. In dieser Phase ist eine intensive therapeutische Arbeit nötig, da die Patientin, obwohl sie die Verantwortung für ihr Kind nicht übernehmen kann und will, die Abgabe des Sorgerechts als Beleidigung und Beschuldigung erlebt. In dieser Behandlungsphase kommt es auch zu massiven Konsumphasen und Selbstverletzungen, die auch eine stationäre Aufnahme erforderlich machen. Eine langfristige Stabilisierung der Patientin konnte bis heute nicht erreicht werden. Ziel der Behandlung war über lange Strecken Schadensbegrenzung, Vermeidung von Selbstgefährdung sowie die Ermöglichung prognostisch günstiger Lebensbedingungen für das Kind.

Wie in den Fallbeispielen deutlich wurde, lässt sich bei manchen PatientInnen das psychotherapeutische und das fachärztliche Handeln so sauber trennen, dass es von verschiedenen Personen durchgeführt werden kann. In diesen Fällen ist auf eine gute Kooperationsbeziehung zwischen den Behandlern zu achten. In den meisten Fällen liegt ein inhaltlicher Austausch im Interesse der PatientInnen, die dem erfahrungsgemäß auch gerne zustimmen.

In manchen Fällen ist allerdings die psychiatrische und die psychotherapeutische Behandlung so eng verwoben, dass es sich empfiehlt, sie in Personalunion durchzuführen. Dabei ist allerdings zu bedenken, dass die Ärztin, die den Bedürfnissen und Erwartungen eines Patienten entsprechend – auch – psychotherapeutische Aspekte berücksichtigt, damit nicht erst beginnt, wenn die Patientin zur Psychotherapie entschlossen zur ersten vereinbarten Sitzung erscheint und im extra dafür ausgestatteten Therapieraum Platz nimmt. Als grundsätzliche Haltung können psychotherapeutische Elemente außer in Akutsituationen der Selbst- oder Fremdgefährdung oder bei extremer Beeinträchtigung der Reflexionsfähigkeit in der psychiatrischen Gesprächsführung immer nützlich sein. Sie erfordern allerdings Modifikationen des ärztlichen Gesprächsverhaltens und ein Mäandern zwischen ärztlicher Expertise und explizitem Interesse für subjektive Sichtweisen und Einstellungen (»Wie sehen Sie das, wie erklären Sie sich das? Wie stehen Sie dazu?«). Individuelle Erlebnisweisen (»Wie fühlt sich diese Situation für Sie an? Was empfinden Sie?«), Ziele (»Wie hätten Sie es lieber? Wo wollen Sie hin?«) und Ängste (»Was hindert Sie daran?«) müssen neben der »objektiven Seite« der Krankheit berücksichtigt werden.

KAPITEL 11

»Systemisches Gesprächsverhalten« in klinischen Kontexten: Ressourcenorientierung

Die zentrale Wirkabsicht von Psychotherapie besteht darin, Menschen in eine aktive gestaltende Position zu sich selbst und zu ihrer Umgebung zu bringen (vgl. Bleckwedel 2009, S. 25). Das zentrale Wirkprinzip von Psychotherapie ist, dass im Schutz der therapeutischen Beziehung und unterstützt durch methodenspezifische Wirkfaktoren problemassoziierte Einstellungen oder Erlebnisweisen überwunden und über die Anregung neuen Verhaltens neue Erfahrungen möglich werden.

Neben der Ziel- und Lösungsorientierung ist hier die Ressourcenorientierung von besonderer Bedeutung, da sich der von Problemen belastete, verzweifelte Mensch erst auf den Weg Richtung Veränderung macht, wenn er in Kontakt mit seinen Ressourcen ist. Das Evozieren eines ressourcenreichen Zustandes ist nicht immer so einfach wie bei dem in Kapitel 4.2 beschriebenen Jura-Studenten, der zwar bezüglich Studium prokrastiniert, aber als Tennistrainer und Turnierspieler auch seine Einsatzbereitschaft und Leistungsfähigkeit kennt – aber dann umso wichtiger.

Es mag sein, dass der durchschnittliche psychiatrische Patient über weniger Ressourcen verfügt als die durchschnittliche Klientin in einer Psychotherapie. Ganz sicher kommt aber hinzu, dass Ressourcenorientierung in der professionellen Haltung des durchschnittlichen Psychiaters keinen prominenten Platz einnimmt. Wir haben an anderer Stelle die »deformation professionelle« erwähnt, die dazu führt, dass das Individuum mit seinen jeweils subjektiven Wünschen, Zielen und Ängsten hinter der scheinbar objektiven ICD-Diagnose und dem psychopharmakologischen Behandlungsbedarf vergessen wird. Mit dieser Fokussierung auf Diagnosekriterien wird die Aufmerksamkeit auf Symptome und ihre Auswirkungen, also auf Defizite, auf das Misslingende, evtl. auch Gefährdende im Leben gerichtet. Ressourcen werden dabei nicht sichtbar. Eine ähnliche deformation professionelle wurde mir auch von klinischen PsychologInnen berichtet, die vor allem in der Diagnostik tätig sind.

Dabei ist, wie schon gesagt, ein ressourcenreicher Zustand für das Erreichen angestrebter Veränderungen – oder noch basaler – für das Anstreben von Veränderung Voraussetzung. Wenn Menschen psychiatrische oder psychotherapeutische Hilfe suchen, sind sie oft ratlos und verzweifelt. Vergleichsweise selten wird Psychotherapie in Anspruch genommen, wenn die Selbstoptimierung auf einem hohen Niveau perfektioniert werden soll. Für dieses Ende des Spektrums sind meiner Beobachtung nach eher Meditation und Yoga attraktiv. Psychiatrische und psychotherapeutische Hilfe muss zunächst oft Hoffnung schaffen und Vertrauen in Selbstwirksamkeit aufbauen. Die Haltung des Veränderungsoptimismus ist diesbezüglich hilfreich, aber nicht ausreichend. Veränderungsoptimismus aufseiten des Behandelnden mag Hoffnung geben, es ist aber die Ressourcenorientierung, die Selbstwirksamkeitserwartungen stärkt. KlientInnen müssen darin unterstützt werden wahrzunehmen, was sie selber dazu beitragen können, dass es ihnen besser geht. Dafür ist ein Blick auf das Gelingende, auf ihre Stärken unverzichtbar – es ist sozusagen der Kraftstoff für die Reise.

Ressourcenfokussierung bezieht sich auf verschiedene Zeithorizonte: Bezüglich Vergangenheit lässt sich fragen: Was ist gelungen, worauf kann man sich verlassen, was ist gesichert? Von Kindern, die man gut auf den Weg gebracht hat, über eine Berufsausbildung, gute Freundschaften, freudvoll erlebte Hobbys bis hin zu bereits überwundenen Krisen und Krankheiten können unterschiedlichste Erfahrungen erfragt werden.

In einer Ausbildungsgruppe wurde ich an dieser Stelle von einem kritischen Kollegen unterbrochen, der mir von einem seiner drogenabhängigen Patienten in Substitutionsbehandlung erzählte. Eine sehr belastete Kindheit und Jugend mit Heimaufenthalten, keine Berufsausbildung, keine befriedigenden Hobbys, zwei Haftstrafen in der Anamnese, aktuell ein angegriffener Gesundheitszustand und jetzt auch noch eine drohende Kindesabnahme durch das Jugendamt. »Was sollen da für Ressourcen zum Vorschein kommen?«, fragte mich der Kollege. Ich konnte ihm diese Frage nicht beantworten, aber wir fanden heraus, dass er aufgrund der »desolaten Bedingungen in der Gegenwart und in der Vergangenheit« auch nie explizit nach Ressourcen gesucht hatte. Ich konnte den Kollegen ermutigen, das nachzuholen, und gab ihm ein paar Anregungen mit auf den Weg. »Gibt es – bei all den aktuellen und den vielen früheren Schwierigkeiten – etwas, das Ihnen gelungen ist, worauf Sie stolz sind? Gibt oder gab es Menschen in Ihrem Leben, die es gut mit Ihnen meinten und die Ihnen vermittelt haben, dass Sie ein wichtiger Mensch sind? Gibt es Menschen, denen Sie geholfen haben? Bei allem, was das Jugendamt jetzt kritisiert, gibt es auch etwas, was in Ihrer Beziehung zu Ihren Kindern sicher gelungen ist?«

In der nächsten Supervision berichtete der Kollege mit einigem Erstaunen, dass es dem Patienten gar nicht so schwergefallen sei, Ressourcen zu nennen. »Ich habe meine Kinder nie geschlagen, obwohl ich selbst oft windelweich geprügelt worden bin.« »Ich bin weg von der Nadel« und »Ich habe immer meine Familie erhalten«. Gerade die letzte Aussage war hoch irritierend, weil der Patient noch nie einer geregelten Beschäftigung nachgegangen war. Der Kollege fragte daher nach – was heißt das genau? Er erfuhr, dass der Patient zwar von der Sozialhilfe lebt, dass aber seine Lebensgefährtin, bevor sie mit ihm zusammenkam, obdachlos gewesen war, von illegaler Prostitution gelebt und dabei viel Gewalt erfahren hatte. Mit seiner Unterstützung (Meldeadresse und Begleitung bei den erforderlichen Amtswegen) hat sie nun eine einigermaßen abgesicherte Existenz. Die Beschreibung

»Ich habe immer meine Familie erhalten« ist zwar gemessen am bürgerlichen Erwartungshorizont für einen Sozialhilfeempfänger unpassend, aber aus der Perspektive des Betroffenen nachvollziehbar. Der junge Kollege erzählte mir, dass dieses Gespräch seinen Blick auf den Patienten nachhaltig geändert hat: Er hat ein Leben gerettet (das seiner Lebensgefährtin), er ist ein Kämpfer, der sich immer wieder aus dem Sumpf zieht, und er fühlt sich einem moralischen Wert verpflichtet (Kinder nicht zu schlagen), in dessen Genuss er selbst nicht gekommen ist. Diese um Stärken und Kompetenzen erweiterte Sichtweise des Behandlers erlaubte einen gewissen Veränderungsoptimismus und eine engagiertere Zusammenarbeit. »Das sind beachtliche Leistungen – was könnten Sie als Nächstes schaffen?« war das Motto der weiteren Kooperation.

In diesem Fall hat die Ressourcenperspektive vor allem den Blick des Behandelnden verändert. Diesen Effekt sollte man hinsichtlich seines Veränderungspotenzials nicht unterschätzen. Wenn von den Behandelnden die für die Veränderung nötigen Ressourcen nicht gesehen werden, blockiert dies den Veränderungsprozess wahrscheinlich im selben Ausmaß, wie wenn die Betroffenen ihre Ressourcen nicht wahrnehmen. In der Regel realisiert sich die Ressourcenorientierung allerdings vor allem durch einen entsprechenden Perspektivenwechsel bei den Betroffenen. Die Art, wie Menschen ihre Lebensgeschichte erzählen, ist in hohem Maße situations- und stimmungsabhängig. Da psychiatrische oder psychotherapeutische Hilfe meist in Krisensituationen in Anspruch genommen wird, treten in diesen Momenten oft die belastenden Erlebnisse und die schwierigen Lebensphasen in den Vordergrund. Dies ist zum einen auf die Stimmungsabhängigkeit des Gedächtnisses zurückzuführen (durch eine Art »Affektbrücke« werden in unglücklichen Momenten eher Erinnerungen an vergangenes Unglück aktualisiert), zum anderen auf das basale Bedürfnis des menschlichen Geistes, kausale Erklärungen zu finden. In vielen Erstgesprächen hört man daher Sätze wie: »Es ist so viel zusammengekommen«, und dann eine Aufzählung von »life events«, die zur

Erklärung aktueller Schwierigkeiten (Depression, Panikattacken, ….) herangezogen werden.

Zum Erstgespräch kommt eine 50-jährige Kleinunternehmerin, die vor einiger Zeit eine Lungenentzündung hatte und sich seither nicht mehr richtig erholt. Ihre Leistungsfähigkeit ist eingeschränkt, sie beschreibt sich als antriebs- und freudlos. »Vor zehn Jahren war die Scheidung, vor sieben Jahren ist meine Mutter gestorben, vor fünf Jahren hab ich mit meinem neuen Partner den Dachboden ausgebaut, das war unendlich anstrengend. Vor drei Jahren dann der Sprung in die Selbstständigkeit, seither arbeite ich extrem viel. Letztes Jahr ist dann auch noch meine Schwester an Krebs erkrankt, und mein Sohn hat geheiratet – heimlich in Hawaii, ohne Familie, nur mit den zwei besten Freunden. Das ist mir alles zu viel, ich hab das nicht verarbeitet, immer nur funktioniert.«

Diese Erzählung ist Ergebnis einer Selektion – denn genauso könnte man die Geschichte so erzählen: »Die Scheidung war der Beginn einer neuen Lebensphase, die insgesamt sehr befriedigend verläuft. Wir haben letztlich eine für beide akzeptable finanzielle Lösung gefunden, und mein Sohn hat zu beiden Elternteilen guten Kontakt behalten. Ich habe zwei Jahre später meinen jetzigen Partner kennengelernt, mit dem ich nicht nur mein Haus meinen Wünschen entsprechend umgestaltet habe, sondern auch den lang gehegten Wunsch der Selbstständigkeit verwirklichen konnte. Das Geschäft verlangt uns viel ab, aber wir sind zufrieden mit dem Erfolg. Dass meine Schwester Krebs bekommen hat, führte zu einer Wiederannäherung, wir hatten seit meiner Scheidung weniger Kontakt, weil mein Schwager und mein Exmann sehr eng befreundet sind und es damit für sie zu einem Loyalitätskonflikt gekommen war.« Diese Erzählung enthält neben den Belastungen auch die Bewältigungserfahrungen und verweist damit auf Gelungenes. Durch das »Internalisieren von Lösungen« lassen sich die Kompetenzen fokussieren, die zur konstruktiven Bewältigung beigetragen haben. Die Klientin ist

belastbar, mutig, kann Entscheidungen treffen und die für die Umsetzung nötigen Kräfte mobilisieren, sie konnte eine Scheidung ohne destruktive Eskalation vollziehen und auf Menschen (ihre Schwester) wieder zugehen, obwohl sie von ihr enttäuscht worden war.
Was davon wäre in der jetzigen Situation nützlich? Natürlich fällt der Klientin zuerst die Belastbarkeit ein, aber die ist ihr ja eben verloren gegangen. Das wäre die Lösung, aber darauf hat sie keinen direkten Einfluss. Ich fokussiere stattdessen die anderen Ressourcen und die mögliche Nützlichkeit für die anstehenden Herausforderungen: Die Fähigkeit zur Wiederannäherung in Bezug auf ihren Sohn und ihre Schwiegertochter, die Fähigkeit, Entscheidungen zu treffen in Bezug auf anstehende Veränderungen in der Organisation des Geschäfts …

In diesem Fall lassen sich Ressourcen in der ganzen Lebensspanne finden, es geht nur darum, die Selektion des aktuellen Narrativs aufzuheben und das »Ausgelassene« wieder einzufügen. In anderen Fällen liegen die Erfahrungen des Gelingens weiter zurück. Dann ist es evtl. hilfreich, nach der »besten Zeit im Leben« zu fragen. Dies ist zum einen diagnostisch interessant (welches globale soziale Funktionsniveau wurde damals erreicht) und kann auch dazu beitragen, früher vorhandene Ressourcen zu aktualisieren, v.a. wenn »internalisierende Formulierungen« verwendet werden: »Was ist Ihnen damals gelungen? Auf welche Fähigkeiten verweist das?«

Auch der Blick auf belastende Kindheitserfahrungen kann ressourcenorientiert erweitert werden. Die fehlende Präsenz und Unterstützung der Eltern kann Selbstständigkeit und Selbstwirksamkeit gefördert haben (»Welche Fähigkeiten haben Sie entwickelt, um das gut auszugleichen? Wofür konnten Sie diese Fähigkeiten in weiterer Folge gut nützen?«), die hohen Leistungsanforderungen haben vielleicht gute Schul- und Studienerfolge und damit einen gelungenen Start ins Berufsleben zur Folge gehabt. Ein autoritärer Vater, mit dem es in der Adoleszenz heftige Kämpfe gegeben hat, hat vielleicht dazu beigetragen, dass Selbstbehauptungsfähigkeiten früh gefordert waren, damit aber auch gefördert wurden. (»Sie haben schon früh gelernt, sich gegen Autoritäten zu behaupten. Wie hat sich das im späteren Leben ausgewirkt, waren Sie unerschrockener als andere?«)

Eine ressourcenorientierte Haltung soll dazu beitragen, belastende Erfahrungen auch in Hinblick auf ihre entwicklungsfördernden Aspekte wahrzunehmen, es sollen aber nicht alle Belastungen »schöngeredet werden«. In vielen Fällen ist es sogar nötig, dafür zu sensibilisieren, welche »Schrammen uns das Leben zugefügt hat« bzw. welche »Ausgleichsbewegungen die Seele machen musste«, um mit den gegebenen Bedingungen fertig zu werden. Hier kann die Förderung von Problembewusstsein z.B. hinsichtlich dysfunktionaler Fühl-Denk-Verhaltensprogramme wichtiger sein als eine strikte Ressourcenorientierung.

Auch der Entschluss zur Therapie oder die Bereitschaft, dem Therapiewunsch eines anderen (in der Paar- oder Familientherapie) nachzukommen, kann gewürdigt werden. Einem schwer depressiven Patienten, der auf Drängen des behandelnden Psychiaters die Psychotherapie beginnt, kann man sagen: »Ich finde es ganz beachtlich, dass Sie trotz aller Hoffnungslosigkeit, die mit der Depression einhergeht, die Kraft und Energie aufbringen, hierher zu kommen. Was meinen Sie denn, erwartet sich Ihr Psychiater von unserer Zusammenarbeit? Was müsste denn hier geschehen, damit er zu der Einschätzung kommt, wir sind am richtigen Weg? Und wie sieht das Ihre Frau?« Einem halbherzig begleitenden Ehemann kann man bestätigen, dass es eine beachtliche Leistung ist, trotz aller Skepsis, die auch legitim ist, diesen Schritt zu wagen und mit einem Fremden ganz persönliche, heikle Sachen zu besprechen. Gerade bei Fremdmotiviertheit, bei den zur Therapie Mitgenommenen oder Geschickten ist es wichtig, »gute Absichten« zu unterstellen.

Besonders nützlich ist die Aktivierung von Ressourcen in der aktuell erlebten Gegenwart: Bei welchen Gelegenheiten geht es Ihnen besser? Was sind die besten Momente in einer Woche? Was können Sie genießen? In welchen Momenten fühlen Sie sich sicher, selbstbewusst, stark, zufrieden? Was gibt Ihnen Kraft, Mut, Zuversicht? In diesem Zusammenhang hat sich auch die von Steve de

Shazer und Insoo Kim Berg entwickelte First Session Formula Task (FSFT) bewährt. Hier wird am Ende der ersten Stunde die Aufgabe gegeben, sich bis zum nächsten Mal zu überlegen, was sich am aktuellen Leben **nicht** ändern soll.

Eine 55-jährige Patientin schildert im Erstgespräch wortreich ihr Unglück über die aktuelle Lebenssituation. Sie ist in zweiter Ehe verheiratet mit einem pensionierten selbstständigen Versicherungsmakler. Solange ihr Mann berufstätig war, hat die Partnerschaft passabel funktioniert, sie war seine Assistentin, sie waren viel unterwegs (ihr Mann war auf die Versicherung von Yachten spezialisiert), haben interessante Menschen kennengelernt, ihr Mann wurde als kompetenter Fachmann geschätzt, war zwar dominant, aber nicht feindselig. Nun, seit er in Pension ist, kommandiere er sie dauernd herum, sei schlecht gelaunt, weil er nach einem Unfall Schmerzen habe, und ließe ihr keinerlei Freiheiten. Sie müsse ihn den ganzen Tag bedienen und sich dabei noch beschimpfen lassen. Die Schilderung des Lebens in ihrem »goldenen Käfig« nimmt die ganze Stunde ein, der Blick auf mögliche Ressourcen gelingt nicht. Die Hoffnungslosigkeit der Patientin hat mich angesteckt – die finanzielle Abhängigkeit von ihrem übellaunigen, selbstgerechten alten Mann wirkt tatsächlich beklemmend. Ich beende die Stunde mit der FSFT: »Ihre Situation klingt wirklich schwierig, ja nahezu hoffnungslos. Ich würde Sie dennoch bitten, und das wird Sie jetzt vielleicht wundern, sich bis zum nächsten Mal zu überlegen, was sich an Ihrem Leben **nicht** ändern soll.«

Die nächste Stunde eröffnet die Patientin mit der Schilderung, dass sie jeden Tag um sechs Uhr früh laufen geht. Das Gespräch fand Ende November statt, und ich fragte ungläubig: »Auch jetzt im Winter, da ist es um sechs Uhr früh doch stockfinster?« Die Patientin bejahte ganz selbstverständlich und zeigte mir auf ihrem Handy Selfies von sich mit Stirnlampe am Feldweg, vereiste Äste im Hintergrund. Dieses Bild beschäftigte uns lange: »Was sehen Sie auf diesem Bild?« »Eine einsame, verzweifelte

Frau, die in der Finsternis laufen gehen muss, weil es ihr Mann nicht erträgt, eine Stunde am Tag allein zu sein.« Ich erzählte ihr dann ausführlich, was ich sehe – eine unglaublich disziplinierte, starke Frau, die sich trotz widriger Umstände etwas erkämpft, was ihr wichtig ist. Mein Bild von dieser Frau hat sich gewandelt, das Wahrnehmen ihrer Stärke und Entschlossenheit hat den weiteren Therapieverlauf bestimmt.

Das Fokussieren aktueller und vergangener Ressourcen dient nicht primär der Beschwichtigung (»Ist ja nicht so schlimm, zumindest das gelingt ja noch«), sondern soll vor allem Selbstwirksamkeitserwartungen fördern: »Wenn Sie das können, wenn das gelingt, dann haben Sie gute Chancen, auch andere Ziele zu erreichen.«

Die Mobilisierung zusätzlicher Ressourcen in der unmittelbaren Zukunft verfolgt hingegen in einem ersten Schritt eher das Ziel der Entlastung und der Förderung selbstfürsorglichen Verhaltens. Was hat Ihnen je gutgetan, wo haben Sie sich entspannt, wobei konnten Sie Freude empfinden, bei welchen Menschen oder Tätigkeiten haben Sie sich wohlgefühlt? Was davon könnten Sie wieder in Ihrem Leben etablieren, um sich Pausen von den Mühen/Erleichterung/Lichtblicke zu verschaffen und Kraft zu sammeln, für das, was ansteht? Dieses Vorgehen wirkt etwas trivial und wäre wohl eher dem Konzept der Beratung zuzuordnen, sollte aber, wenn es »ein Unterschied ist, der einen Unterschied macht«, nicht vernachlässigt werden. Außerdem hat die Frage »Was hat Sie denn bislang daran gehindert, sich diese Erleichterungen zu verschaffen?« durchaus »therapeutisches Potenzial«. Welche Grundüberzeugungen, Beziehungsmuster, FDV-Programme stehen der Aktualisierung selbstfürsorglichen Verhaltens im Weg? Ist es Angst vor Ablehnung durch andere, sind es überzogene Leistungsansprüche an sich selbst, woher kommt das, wofür war es gut und wie will man damit in Zukunft umgehen?

Eine etwas anspruchsvollere Form der Ressourcenarbeit – man könnte diese Technik allerdings auch der Zielarbeit zuordnen – ist die rückblickende Beschreibung des Gelungenen von einem imaginierten Zeitpunkt in der Zukunft aus. Das Futur 2 (»vollendete Zukunft«)

ist eine in der deutschen Sprache selten verwendete Zeitform und prognostiziert eine abgeschlossene Handlung in der Zukunft: Wenn Sie Ihr Ziel erreicht haben werden, wenn die Symptome überwunden sein werden, was werden Sie dann erzählen, wie Ihnen das gelungen ist? Oft wird der Effekt dieser Arbeit verstärkt, wenn sie nicht sitzend nur im Gespräch vollzogen, sondern mit einer Bewegung im Raum verbunden ist.

Eine junge Psychiaterin erlebt den ersten Suizid eines von ihr betreuten Patienten. Objektiv hat sie keinen Anlass zu Schuldgefühlen, das wird ihr sowohl von ihrem Oberarzt als auch von den Kollegen bestätigt. Das Klima auf ihrer Abteilung ist unterstützend, auch die Ehefrau des Patienten erhebt keine Vorwürfe gegen die behandelnden Ärzte. Trotzdem ist die Kollegin, die den Patienten nach dem stationären Aufenthalt ambulant psychotherapeutisch begleitet hat, extrem verunsichert und voller Selbstzweifel. Sie überlegt ernsthaft, alle laufenden Therapien zu beenden, weil sie sich im Moment selbstständig nicht arbeitsfähig fühlt: »Ich bin nur mehr mit meiner Angst beschäftigt«, erklärt sie. Als Supervisorin komme ich zu der Einschätzung, dass ich kognitiv keinen Unterschied erzeugen kann. Alle »hilfreichen Informationen« sind bekannt, aber beruhigen die Kollegin nicht. Ich biete ihr daher eine andere Art der Erfahrung an: Ich lege ein drei Meter langes Seil auf und biete ihr an, sich vorzustellen, dass das eine Ende des Seils die Gegenwart darstellt und das andere Ende des Seils das Ende der Facharztausbildung in zwei Jahren. Ich bitte sie dann, sich vorzustellen, wie sie am Ende der Facharztausbildung, wenn sie dieses belastende Ereignis gut bewältigt haben wird, darüber denken wird. »Wenn Sie das alles gut hinter sich gebracht haben werden, wenn die Einschätzung Ihres Oberarztes und Ihrer Kollegen, dass Sie keine Möglichkeit hatten, dieses tragische Ereignis vorherzusehen und zu verhindern, bei Ihnen angekommen ist, sagen wir, in zwei Jahren, am Ende Ihrer Facharztausbildung, wie wollen Sie dann über dieses Ereignis sprechen? Was werden Sie dann genau sagen?« Es geht dann nicht um

das Nachsprechen eines Satzes, sondern um das Finden einer stimmigen Formulierung: »Ich werde dann wissen, ich war nicht schuld. Ich werde wissen, dass ich nichts übersehen habe und dass ich nichts verhindern hätte können.« Diese für sie stimmige Formulierung, dieses Antizipieren des Lösungszustandes lasse ich die Kollegin auf dem Zielpunkt (Ende der Facharztausbildung) aussprechen und frage nach, wie sich das anfühlt (»erleichtert«) und wo sich im Körper diese Erleichterung spüren lässt (»Ich kann tiefer atmen, mich mehr aufrichten«).
Nach dieser Aktualisierung des Lösungszustandes bitte ich die Kollegin zurückzuschauen – was wird sie dann, wenn sie weiß, dass sie nicht schuld war, dass sie nichts übersehen hat, und wenn sich dieses Wissen als Erleichterung im Körper spüren lässt, was wird sie dann sagen, was ihr geholfen haben wird, diesen Zustand zu erreichen? Die Kollegin blickt »zurück«, denkt nach und sagt dann: »Die Unterstützung meines Oberarztes und meiner Kollegen, mein Glaube und das Bewusstsein, dass solch schmerzhafte Erfahrungen zu unserem Beruf gehören.« In einem nächsten Schritt gehe ich mit der Kollegin noch einmal zu dem Punkt zurück, der die Gegenwart markiert, und spreche noch einmal die Verunsicherung und die nagenden Selbstzweifel an. Ich bitte sie, in sich hineinzufühlen und in dem für sie passenden Tempo in ganz kleinen Schritten die Strecke zum Ziel zurückzulegen, und wiederhole dabei langsam die hilfreichen Erfahrungen: »Und in den nächsten Monaten beginnen Sie, Schritt für Schritt zu spüren, wie die Unterstützung Ihres Oberarztes und Ihrer Kollegen Ihnen dabei hilft, wieder Sicherheit zu finden … (Pause …). Und Sie können darauf vertrauen, dass Ihr Glaube Ihnen dabei hilft, mit dieser Erfahrung fertig zu werden … (Pause …). Und Sie werden nach und nach Ihren Frieden damit finden, dass auch solch schmerzhafte Erfahrungen des Scheiterns zu unserem Beruf gehören … (Pause …). Und nach und nach übernehmen Sie die Sichtweise Ihres Chefs und Ihrer Kollegen, die bestätigen: ›Ich kann nichts dafür. Ich hatte keine Chance, es zu verhindern.‹« Am »Ziel« angekommen, wirkt die Kollegin deutlich entlastet.

Es ist eine häufige Erfahrung bei dieser Art von Arbeit, dass rein kognitiv nicht viel neue Information entsteht. Es geht also nicht um Klärungsprozesse, um neue Einsichten, neue »Bedeutungskonstruktionen« oder Hilfe bei der Problembewältigung. Es geht vielmehr darum, dass sich die emotionale Bewertung der Situation ändert, dass ein zuversichtliches Kompetenzerleben, die Überzeugung, mit den Anforderungen des Lebens gut umgehen zu können, entwickelt werden kann. Da diese Intervention deutlich vom Wirkverständnis hypnosystemischer Therapie beeinflusst wird, soll im entsprechenden Kapitel noch einmal darauf eingegangen werden.

Ressourcenorientierung in den verschiedenen Zeitdimensionen zu verwirklichen, ist eine Kernkompetenz systemischen Arbeitens, sollte aber nicht dogmatisch und auf Kosten eines angemessenen Problemverständnisses verfolgt werden. Verantwortungsvolles systemisches Arbeiten in klinischen Kontexten erfordert das individuelle Ausbalancieren von Ressourcen/Lösungsorientierung und Problem/Störungsperspektive. Die störungsbedingten Defizite und die daraus resultierenden Limitierungen und Gefährdungen müssen anerkannt und in das Fallverständnis integriert werden.

Insofern stehe ich auch dem von manchen SystemikerInnen geforderten routinemäßigen Reframing des Symptoms als Ressource skeptisch gegenüber. Manchmal macht es Sinn, die »Funktionalität« eines bestimmten Symptoms, einer Störung zu suchen. Als »sekundärer Krankheitsgewinn« ist die Vorstellung, dass Störungen auch Vorteile für den Betroffenen haben und diese zur Aufrechterhaltung der Störung beitragen, ein breit anerkanntes Konzept.

SystemikerInnen gehen diesbezüglich häufig noch einen Schritt weiter: »Mit der Deutung der Symptome als ›Fähigkeit‹ wird der Begriff ›Krankheit‹ aus einer Metaperspektive infrage gestellt« (vgl. Ruf 2013, S. 21). Aus systemischer Sicht ist die Defizitperspektive der Psychiatrie in ihrem Absolutheitsanspruch abzulehnen. Sowohl ein defizitorientiertes wie auch ein ressourcenorientiertes Verständnis psychischer Störungen sind als Wirklichkeitskonstruktionen zu betrachten, die an ihrer Nützlichkeit gemessen werden müssen.

Wenn eine defizitorientierte Sichtweise Behandlungsmöglichkeiten eröffnet, die den Zielen der Betroffenen entsprechen, sollte daher nicht aus ideologischen Gründen darauf verzichtet werden. Dies gilt nicht nur für den Einsatz von Psychopharmaka, der ja nicht durch das Vorliegen eines »funktional sinnvollen Verhaltens« begründet werden kann, sondern z.B. auch bei strukturellen Störungen, wo eine Perspektive des »Nicht-Könnens« häufig Voraussetzung für ein sinnvolles Behandlungsangebot darstellt.

Während eine Umdeutung des Symptoms als Ressource oder Kompetenz, als sinnvoller Lösungsversuch in einem spezifischen interaktionellen Kontext daher individuell begründet werden muss, ist Ressourcenorientierung durchgehend geeignet, den Einfluss des Wollens auf die psychiatrische Symptomatik zu vergrößern. Auch bei akuten oder chronifizierten psychiatrischen Störungen gibt es Möglichkeit, auf die Symptomausprägung Einfluss zu nehmen. Veränderungsoptimismus, Förderung der Selbstwirksamkeitserwartungen durch Ressourcenorientierung und das Erfassen problemaufrechterhaltender Faktoren sind damit zentrale Wirkfaktoren einer Systemischen Therapie.

KAPITEL 12

»Systemisches Gesprächsverhalten«: Fragen als Intervention

Der kanadische Psychiater und Familientherapeut Karl Tomm (1988, 1989) hat in den späten 80er-Jahren die Idee des »systemischen Interviews als Intervention« in den familientherapeutischen Diskurs eingeführt. Therapiehistorisch markiert dies den Übergang von der Familientherapie zur Systemischen Therapie bzw. von Kybernetik I zu Kybernetik II. Besonders gut sichtbar wurde diese Wende vom Mailänder Team in seinem Artikel »Hypothetisieren, Zirkularität und Neutralität« (Selvini-Palazzoli et al. 1981) vollzogen. Indem diese drei Grundprinzipien systemischen Arbeitens hier als wirkverantwortlich beschrieben werden, verliert die aus dem Denken der Kybernetik I geborene Abschlussintervention, die die pathologischen Spiele der Familie unterbrechen sollte, an Bedeutung.

Zirkularität wurde in den 80er-Jahren zu **dem** Bestimmungsstück Systemischer Therapie. Dennoch gibt es keine verbindliche Definition von Zirkularität, der Begriff wird von einzelnen Autoren unterschiedlich eng oder weit gefasst. Unter dem Einfluss der lösungsorientierten Therapie nach Steve de Shazer und Insoo Kim Berg hat Zirkularität zwar seinen identitätsstiftenden Charakter wieder eingebüßt, dennoch sind das Denken in Wechselwirkungen, das Zugrundelegen einer zirkulären Kausalität und die Skepsis gegenüber linearen Erklärungen ein zentrales Merkmal Systemischer Therapie geblieben und soll daher auch als Erstes erläutert werden, bevor auf die anderen systemischen Fragetechniken eingegangen wird.

Die ursprüngliche Definition des Mailänder Teams ist für unser heutiges Verständnis von Zirkularität nur begrenzt hilfreich, weil sie eher auf die erkenntnistheoretische Neupositionierung durch Kybernetik II verweist als auf eine konkrete therapeutische Absicht. Selvini et al. schreiben 1981: »Unter Zirkularität verstehen wir die Fähigkeit des Therapeuten, sich selbst in seiner Befragung vom Feedback leiten zu lassen, das sich ihm aus dem Verhalten der Familie darbietet, wenn er um Information über ihr Verhältnis untereinander, d.h. über Unterschiede und Veränderungen, bittet.« Dass in dieser Definition primär auf die Zirkularität im beobachtenden System (also der Einheit Therapeut–Familie) verwiesen wird, ist der Abwendung von Kybernetik I geschuldet, macht aber nicht genügend deutlich, dass die wesentliche therapeutische Funktion von zirkulären Fragen darin besteht, zirkuläre Wechselwirkungen zwischen den Familienmitgliedern sichtbar zu machen. Peggy Penn (1983, S. 203) erklärt die Wirkung zirkulärer Fragen wie folgt: »Jedes Familienmitglied fühlt sich natürlich als Individuum mit eigenen, individuellen Wahrnehmungen des Familienproblems. Bei der Beantwortung zirkulärer Fragen aber wird jeder Einzelne gezwungen, sozusagen die ›Familienströmung‹ zu erleben und somit lineare Perspektiven aufzugeben. Kurz gesagt, jeder nimmt jeden als innerhalb der Feedbackschleife wahr. … Eine andere gemeinsame Wahrnehmung taucht auf, und die Erkenntnis der eigenen Beteiligung an der Störung oder dem Dilemma nimmt zu.« Auf die konkrete Umsetzung zirkulären Fragens und den spezifischen Nutzen wird noch einzugehen sein.

Ausgehend vom zirkulären Fragen hat sich »Fragen« als die Hauptintervention Systemischer Therapie etabliert. In den meisten Lehrbüchern nehmen die Kapitel zu »systemischen Fragen« einen großen Platz ein, sie enthalten unzählige Anregungen für hilfreiche Frageformen (besonders zu empfehlen von Schlippe und Schweitzer 2012, S. 249–279). Auf der Basis einer konstruktivistischen Grundhaltung und bescheidener Expertenschaft ist Fragen die beste Art, den Aufmerksamkeitsfokus zu lenken und neue Ideen einzubringen. Denn natürlich dienen Fragen nicht nur der Informationsgewinnung (Therapeut erfährt, was Klient schon weiß), sondern enthalten auch implizite Angebote, wie die Dinge gesehen werden könnten. Verpackt in eine Frage kann die Therapeutin diese Ideen auf Anschlussfähigkeit überprüfen, ohne die therapeutische Beziehung allzu sehr zu belasten. Dennoch sollten diese Fragen nicht beliebig gestellt werden, die Therapeutin sollte sich der implizit übermittelten Botschaft nicht nur bewusst sein, sondern diese auch absichtsvoll einsetzen. Die Fragen dienen der Hypothesenprüfung oder -sondierung und sind nicht das beliebige Produkt eines Zufallsgenerators.

So hat auch Karl Tomm den ersten der drei Artikel, der 1988 in »System Familie« unter der Überschrift »Das systemische Interview als Intervention« erschienen ist, dem »strategischen Vorgehen« als »vierte Richtlinie« neben den von der Mailänder Gruppe definierten drei grundlegenden Prinzipien von Hypothetisieren, Zirkularität und Neutralität gewidmet.

Dieses »strategische Vorgehen« hat nichts mit der strategischen Therapie, die in den 80er-Jahren von Jay Haley am MRI entwickelt und in den letzten Jahren von Nardone weiterentwickelt wurde, zu tun, sondern fokussiert ganz allgemein die »kognitive Aktivität« des Therapeuten, die mit der Entscheidung für ein konkretes therapeutisches Tun verbunden ist (vgl. Tomm 1988, S. 149 f.). Karl Tomm weist darauf hin, dass in jedem Moment Entscheidungen getroffen werden müssen, was zu tun und was zu lassen ist: »Welche Hypothese verfolge ich? Welches Thema greife ich auf? Was bedeutet es, wenn ich ein vom Klienten angesprochenes Thema nicht aufgreife? Welche meiner Beobachtungen und Überlegungen soll ich veröffentlichen? Welche Frage soll ich stellen?« Und im Falle einer Mehrpersonentherapie: »An wen soll ich sie richten?«

Karl Tomm übersieht dabei nicht, dass die therapeutische Absicht, die mit einer Frage oder Intervention verbunden ist, die tatsächliche Wirkung keineswegs determiniert: »Es kann gar nicht stark genug betont werden, dass es sehr wichtig ist, diesen Unterschied zwischen Absicht und Wirkung zu erkennen und zu akzeptieren.« KlientInnen hören nur das, was vor dem Hintergrund ihrer Lebensgeschichte, der daraus gewachsenen Überzeugungen und des aktuellen emotionalen Befindens für sie anschlussfähig ist. Obwohl damit die tatsächlichen

Wirkungen einer Frage oder Intervention immer unvorhersehbar sind, könne der Therapeut »sehr stark dazu beitragen, diese Eventualitäten zwischen Absicht und Wirkung zu steuern«. Auch wenn der Therapeut die tatsächlichen Wirkungen einer konkreten Frage nicht mit aller Bestimmtheit antizipieren kann, muss er die »wahrscheinlichen, möglichen, unwahrscheinlichen und unmöglichen Wirkungen verschiedener Fragen berücksichtigen« (vgl. Tomm 1989). Dasselbe Paradoxon greift auch Kurt Ludewig (1987) in seinem viel zitierten »Therapeutendilemma« (»Handle wirksam … ohne zu wissen, was dein Handeln auslösen wird«) auf.

Karl Tomm (1989) hat in diesem Zusammenhang die wesentlichen Absichten und Wirkungen von vier verschiedenen Fragetypen unterschieden: Lineale und zirkuläre Fragen dienen der Orientierung und Information des Therapeuten. Reflexive und strategische Fragen dienen der Veränderung. Wenn man als zusätzliches Unterscheidungskriterium die zugrunde liegende Kausalitätskonstruktion betrachtet, entsteht ein Vierfelder-Schema: So haben wir es bei den linealen Fragen mit einer explorierenden Absicht vor dem Hintergrund linearer Kausalitätsanahmen zu tun, während es bei zirkulären Fragen ebenso um eine explorierende Absicht, allerdings vor dem Hintergrund zirkulärer Kausalitätsannahmen, geht. Strategische Fragen realisieren dementsprechend eine Veränderungsabsicht vor dem Hintergrund einer linearen Kausalitätskonstruktion (Karl Tomm spricht auch von korrektiven Fragen), reflexive Fragen hingegen sollen das Selbstheilungspotenzial selbstorganisierter Systeme anregen (Veränderungsabsicht vor dem Hintergrund zirkulärer Kausalitätsannahmen).

Diese Einteilung, bei der es eigentlich nicht um die Kategorisierung von Fragen, sondern um die Unterscheidung verschiedener therapeutischer Absichten geht, hat sich in der Fachliteratur nicht durchgesetzt. Die gleichen Fragetypen, die Tomm als reflexive Fragen bezeichnet, werden von Peggy Penn (1983) als zirkuläre Fragen bezeichnet.

Es lohnt sich daher nicht, bei einzelnen Fragen heftig nachzudenken, was für ein Typ Frage das »ist«. Eher müsste man fragen: Was soll sie bewirken? In weiterer Folge sollen daher die Fragetypen dahingehend erläutert werden, welche therapeutische Absicht sie ausdrücken sollen und welche Grundüberzeugungen über psychosoziale Systeme und deren Veränderung sie enthalten. Es werden zwei Unterscheidungskategorien eingeführt, Zirkularität vs. Linearität und Wirklichkeits- vs. Möglichkeitskonstruktion. Kehren wir dazu noch einmal zu den zirkulären Fragen zurück:

12.1 Zirkuläre Fragen zur Wirklichkeits- und Möglichkeitskonstruktion

Die zugrunde liegende Überzeugung besteht hier darin, dass individuelles Erleben und Verhalten in unzählige Feedbackschleifen eingebettet ist. Statt intrapsychische Erklärungen zu suchen, wird es für hilfreich gehalten, diese zirkulären Zusammenhänge zu erkunden. Dabei wird eine »Wechselwirkungsrealität« unterstellt, die Fragen dienen dazu, »die Muster freizulegen, die Personen, Handlungen, Wahrnehmungen, Ideen, Gefühle, Ereignisse … in kybernetischen Kreisläufen miteinander verknüpfen« (Tomm 1988b). Im Zentrum stehen die Fragen zum Symptom: Wie wird das Problem/Symptom von den einzelnen Familienmitgliedern verstanden, welche Erklärungen gibt es für das Symptom und wie wirken sich diese aus?

Im Erstgespräch mit einem depressiven Patienten und seiner Frau könnte dann zum Beispiel gefragt werden: Was genau machen Sie, wenn Sie depressiv sind? Woran merken das die anderen Familienmitglieder? Wer merkt es als Erster? Wer macht sich die größten Sorgen um Sie? Wer am wenigsten? Was macht Ihre Frau, wenn sie sich Sorgen macht? Wie reagieren Sie darauf? Was nehmen die Kinder von diesem Muster wahr? Ziel dieser Fragen ist daher zu erkunden, wie das Symptom Beziehungen beeinflusst und wie Verhalten in Beziehungen das Symptom beeinflusst.

Die »Depression« wird damit »entdinglicht« (vgl. von Schlippe, Schweitzer 2012, S. 255), und es wird möglich, die Verhaltensweisen sichtbar zu machen, die sie bilden, und diese in einen Beziehungskontext zu stellen. Zirkuläre Fragen sensibilisieren damit für Interaktionsmuster und erzeugen Informationen über das Beziehungsgefüge in Familien: Was macht dein Vater, wenn deine Mutter und deine Schwester streiten? Wie wirkt sich das aus? Wenn er nicht weggehen und sich raushalten würde, sondern Position beziehen würde – auf welcher Seite würde er stehen? Was würde das für den Streit zwischen Mutter und Schwester bewirken? Zirkuläre Fragen können damit sowohl den Ist-Zustand als auch die Auswirkungen verschiedener Veränderungen betreffen (Möglichkeitskonstruktion).

Es geht jeweils um das Erfassen von Beziehungsmustern, die sich rund um das Problem/Symptom entwickelt haben, weil angenommen wird, dass diese an der Problemaufrechterhaltung beteiligt sind. Besonders interessant sind dabei die von der Familie erlebten Beziehungsunterschiede vor und nach dem Ausbruch des Problems (vgl. Penn 1983, S. 206) bzw. im Falle einer eingetretenen Lösung des Problems. Diese Unterschiede in den Beziehungsmustern vor Auftreten des Problems und aktuell können auch Anlass für funktionale Hypothesen geben (»Wofür ist das Symptom gut?«).

Dabei wird bewusst auf das Erkunden einer »Innensicht« des Betroffenen verzichtet. Wir fragen also in einer Paartherapie nicht den weinenden Mann: »Warum weinen Sie?«, sondern: »Was denken Sie, was das Weinen für Ihre Frau bedeutet?«, oder in einer Familientherapie den anwesenden Sohn: »Was denkst du, was es für deine Mutter bedeutet, deinen Vater weinen zu sehen?« (vgl. von Schlippe, Schweitzer 2012, S. 252 ff.). Werden in einer Paar- oder Familientherapie solche Muster exploriert, generiert dies für die anwesenden Familienmitglieder neue Informationen, die auch ein Veränderungspotenzial haben können. Auch hier gehen wir also davon aus, dass das Erfragen des Ist-Zustandes (Wirklichkeitskonstruktion von A über B und/oder C) bei B und C Veränderungen bewirken kann.

Besonders hilfreich sind in diesem Zusammenhang Frageformen, die Unterschiede verdeutlichen, z. B. das Erfragen von Rangreihen (»Wer macht sich am meisten Sorgen, wer am wenigsten? Wer ist am optimistischsten, wer am wenigsten?«) oder Prozentfragen (»Zu wie viel Prozent halten Sie Ihre Depression für eine Neurotransmitterstörung, zu wie viel Prozent für psychisch bedingt? Zu wie viel Prozent halten Sie die Schulschwierigkeiten Ihres Sohnes für eine genetische Störung – ADHS –, zu wie viel Prozent machen Sie Erziehungsfehler Ihrer Frau dafür verantwortlich?«).

Zirkuläre Fragen stellen wir daher, wenn wir Informationen über Beziehungen generieren bzw. die Wechselwirkungen zwischen Beziehungen und Symptomen erfassen wollen. Zirkuläres Fragen ist damit die technische Umsetzung der »interaktionellen Perspektive«, intrapsychische Zusammenhänge werden dabei nicht exploriert. Das heißt auch, dass damit zwar Einsicht in interaktionelle Zusammenhänge (»Was ist mein Beitrag in den Feedbackschleifen, was trage ich zur Aufrechterhaltung zu den Problemen bei, was könnte ich verändern?«), nicht aber in intrapsychische Zusammenhänge geschaffen wird. Wenn sich der Einzelne damit auseinandersetzen soll, welche Motive und Bedürfnisse, welche Ängste seinem Verhalten zugrunde liegen (Förderung von Selbstreflexion und Steuerungsfähigkeit), müssen andere Fragen zum Einsatz kommen.

12.2 Lineale Fragen zur Wirklichkeitskonstruktion

Eine mögliche und weitverbreitete Art der Unterscheidung ist die von zirkulären und linealen Fragen. Nach Karl Tomm (1989) werden lineale Fragen vor dem Hintergrund linearer Kausalitätsannahmen in explorierender Absicht gestellt: »Die unmittelbare Absicht des Fragens liegt darin, das Verständnis des Therapeuten zu entwickeln.« In diesem engen Verständnis dienen lineale Fragen vor allem in der Anfangsphase der Therapie dem Kennenlernen der Lebenssituation, der Erkundung des Therapieanlasses sowie des aktuellen Problemverständnisses: Sind Sie verheiratet? Wie alt sind Ihre Kinder? Wer lebt sonst noch mit Ihnen im Haushalt? Was machen Sie beruflich? Wie lange sind Sie schon depressiv? Gab es einen Auslöser? Was alles können Sie deshalb nicht tun? Wie wirkt es sich bezüglich Arbeitsfähigkeit aus? Was belastet Sie besonders? Kennen Sie solche Phasen von früher? Hat jemand anderer in Ihrer Familie ähnliche Symptome? Wie erklären Sie sich die Symptome? Was hat in früheren Phasen geholfen?

Fragen wie diese sind für die Arbeitsfähigkeit des Therapeuten unerlässlich, bringen aber laut Karl Tomm keine für KlientInnen neue Informationen hervor und haben damit kein therapeutisches Veränderungspotenzial. Das heißt: Diese Fragen bewirken in der Regel keine Veränderung im Klientensystem. Das gilt allerdings nur für Fragen, deren Beantwortung nur sofort abrufbares Wissen – wie biografische und anamnestische Daten etc. – beinhaltet.

12.2.1 Fragen nach Ressourcen und Ausnahmen

Bereits bei ressourcenorientierten Fragen »Was ist in Ihrem Leben gelungen? Was soll sich nicht ändern?« ist durch die Veränderung des Aufmerksamkeitsfokus sehr wohl eine therapeutische Wirkung zu erwarten. Dasselbe gilt für die Frage nach Ausnahmen (»Wann tritt das Problem nicht auf? Was ist dann anders?« Oder: »Wann hatten Sie beide eigentlich zuletzt eine gute Phase in Ihrer Partnerschaft? In welchen Bereichen funktionieren Sie als Paar gut? Wo kooperieren Sie am besten? Was schätzen Sie am anderen? Wofür sind Sie sich gegenseitig dankbar?«), einem Kernstück der SFT. Das heißt – auch lineale Fragen können Veränderungen bewirken, indem die Aufmerksamkeit vom Problem weggelenkt, die »Problemtrance« unterbrochen wird. Der angenommene Wirkmechanismus bei Fragen nach Ressourcen ist die Herstellung eines ressourcenreicheren Zustandes, welcher Voraussetzung für die Mühen der Veränderung darstellt. Dies kann auch für die Fragen nach Ausnahmen gelten. Hinzu kommt bei diesen, dass durch den Vergleich von Situationen, in denen die Ausnahme vorkommt, mit solchen, in denen das Problem vorherrscht, Einflussfaktoren eruiert werden können. Durch die Frage »Was ist an den Tagen, an denen die Ausnahme vorkommt, anders?« bzw. durch entsprechende Vorhersageaufgaben wird dieses Wirkprinzip verstärkt.

Wenn wir bei der Unterscheidung von Fragen zur Wirklichkeitskonstruktion und Fragen zur Möglichkeitskonstruktion bleiben, gehören auch die klassisch-systemischen Fragen zum Überweisungskontext (»Wer hatte die Idee zu diesem Kontakt? Was erwartet sich X, das hier passieren soll?«) und Fragen zur Auftragsklärung sowie Fragen zum Problemkontext (»Wann tritt das Problem auf, wann nicht? Welche Erklärung haben Sie für das Problem?«) zur Exploration der Wirklichkeitskonstruktion.

12.2.2 Fragen zum Überweisungskontext und zur Auftragsklärung

Die »therapeutische Absicht« bei Fragen zum Überweisungskontext ist die Klärung von Eigen- und Fremdmotiviertheit sowie der Behandlungserwartungen der Überweisenden. Fremdmotivation ist in einem systemischen Verständnis kein grundsätzliches Problem, sollte nur als solche (an)erkannt werden, um sie adäquat nützen zu können. »Wie kann ich Ihnen helfen, mich wieder loszuwerden?« ist dementsprechend die adäquate Haltung bei Therapie in Zwangskontexten (vgl. Conen & Checcin 2007).

Die Bedeutung der Auftragsklärung ist längst kein Alleinstellungsmerkmal Systemischer Therapie mehr. Jede Krankenhausabteilung oder Kuranstalt widmet sich am Anfang einer Behandlung der Auftragsklärung. Aber nur die Systemische Therapie hat nach der konstruktivistischen Wende durch die Ablehnung der überlegenen Expertenposition die Auftragsorientierung als zentrales Bestimmungsstück definiert und demzufolge eine besondere Vielzahl an Fragen zur Auftragsklärung entwickelt. Dabei werden nicht nur im Mehrpersonensetting die unterschiedlichen Therapieerwartungen der Beteiligten erfragt, auch im Einzelsetting wird eine differenzierte Auftragsklärung als unerlässlich für ein gelingendes Arbeitsbündnis gehalten. Dies beinhaltet auch die expliziten oder impliziten Aufträge Abwesender: »Was erhofft sich denn Ihre Frau von der Therapie? Woran würde die Lehrerin von Paul, die diese Therapie angeregt hat, bemerken, dass es in die richtige Richtung geht?« oder »Wem zuliebe oder wem zu Trotz kommen Sie in Therapie?«

Sind Angehörige die wahren Auftraggeber, werden ihre Erwartungen erfragt und mit den Erwartungen und Befürchtungen des Klienten in Beziehung gesetzt. Stehen Angehörige der Therapie kritisch gegenüber, interessieren wir uns für die Gründe. Ebenso freundlich interessieren wir uns für die Bedenken, die KlientInnen selbst hinsichtlich Therapie haben. Dass Argumente gegen Therapie auch respektvoll gewürdigt werden, fördert das Vertrauen in die therapeutische Beziehung und gibt der Klientin die Sicherheit, nicht einem autoritär agierenden Experten gegenüberzusitzen, der für sich überlegenes Wissen beansprucht. Die Befürchtung, dass durch das interessierte Erfragen der Argumente gegen Therapie diese durch Legitimation bekräftigt werden, ist unbegründet – vielmehr würden diese therapieskeptischen Positionen sonst als »blinde Passagiere« mitreisen. Im Unterschied dazu gehören therapieskeptische Argumente sorgsam »verwaltet«. »Was müsste hier passieren, dass diese Befürchtungen verstärkt werden?« »Wären Sie bereit, es anzusprechen, wenn unsere Zusammenarbeit sich in diese Richtung entwickelt?«

Auftragsorientierung ernst zu nehmen bedeutet aber nicht, den Therapieauftrag als »Bestellung« zu verstehen – das wäre eine Trivialisierung eines komplexen und anspruchsvollen Zusammenwirkens im therapeutischen System. Man kann einen Autoservice in Auftrag geben, eine Fußpflege oder eine Teppichreinigung. Ein Therapieauftrag hingegen ist ein komplexer Aushandlungsprozess und gerade bei klinisch relevanten Störungen anfänglich nur eingeschränkt möglich. Auftragsorientierung ist damit vor allem als Haltung zu sehen, als Aufforderung, das, was therapeutisch sinnvoll erscheint, auf Anschlussfähigkeit zu überprüfen und zu konsensualisieren. Je krankheitswertiger die Störung ist, desto größer ist die Bedeutung spezifischer Expertenschaft der Behandelnden, desto wichtiger auch ihr Beitrag zur Formulierung eines initialen Therapieangebotes. Unrealistische oder potenziell selbstschädigende Therapieaufträge können nicht angenommen werden. Auf das nötige Ausbalancieren von Auftragsorientierung und professioneller Expertenschaft wurde schon eingegangen.

12.2.3 Fragen zur interaktionellen und biografischen Problemkontextualisierung

Bei den problemassoziierten Fragen liegt in den Lehrbüchern für Systemische Therapie der Fokus immer auf der interaktionellen Problemkontextualisierung. Wann tritt das Problem auf, wann nicht, was tun dann die anderen? Wer hat welche Erklärung, wie wirkt sich diese aus? Wie schon beim zirkulären Fragen ausgeführt, führt dieser Fokus zur »Entdinglichung« des Problems und lässt es in seiner interaktionellen Bedeutung sichtbar werden. Es sollte aber nicht vergessen werden, dass dieser interaktionelle Fokus nur eine der möglichen »Brillen« ist, durch die wir die Welt betrachten können. Und sicher nicht die einzig nützliche für Psychotherapie.

Eine andere »Brille« wäre die biografische. Viele Menschen haben ein Bedürfnis, in der Therapie über ihr Leben nachzudenken. Bei aller Skepsis gegenüber linearen kausalen Erklärungen (»weil damals, deshalb heute«) müssen systemische TherapeutInnen dies nicht verweigern. Eine therapeutisch unterstützte Auseinandersetzung mit dem eigenen Gewordensein kann gewünschte Veränderungsprozesse unterstützen. In einem narrativen Therapieverständnis wird dies auch explizit genützt. Die Reflexion der eigenen Geschichte hat nicht die Funktion zu erklären, warum etwas so und nicht anders geworden ist. Vielmehr geht es darum, »Erfahrungen mit Bedeutung zu versehen und von ihnen Sinn und Orientierungsmöglichkeiten für Gegenwart und Zukunft abzuleiten« (vgl. Welter-Enderlin und Hildenbrand 2015, S. 39). Ein interessiertes Erfragen von relevanten biografischen Erfahrungen ist also mit einem systemischen Therapieverständnis sehr wohl vereinbar, auch wenn es keine prominente Rolle in den Lehrbüchern einnimmt.

Die biografische Einbettung problematischen Erlebens legt allerdings ganz andere Fragen nahe als die interaktionelle Kontextualisierung: Wir fragen dann z. B.: »Woher kommt die große Empfindlichkeit gegenüber Zurücksetzung oder Nicht-Beachtung?« Oder: »Es ist erstaunlich, wie ungerührt Sie diese Kränkung erleben. Wo haben Sie das gelernt? Ist das gut für Sie?« Oder: »Offensichtlich haben Sie ein besonders großes Bedürfnis nach Verbindlichkeit in nahen Beziehungen. Jede kleine Enttäuschung löst große Verunsicherung aus. Haben Sie eine Ahnung, woher das kommt? Würden Sie diesbezüglich gerne gelassener werden, oder halten Sie Ihre Vorsicht für nötig, um drohende Gefahren rechtzeitig zu erkennen?«

12.2.4 Fragen zur Klärung von Affekten, Bedürfnissen und Motivationen

Klärung wird schulenübergreifend als einer der wesentlichen Wirkfaktoren in der Psychotherapie beschrieben. In der systemischen Fachliteratur wird Klärung jedoch als genuiner Wirkfaktor selten explizit erwähnt, was wahrscheinlich auf die konstruktivistische Skepsis gegenüber sicherer Erkenntnis zurückzuführen ist. Implizit ist allerdings im Erfragen zirkulärer Zusammenhänge ein klärender Aspekt enthalten. Wenn ich mein Erleben und Verhalten als Teil eines größeren interaktionellen Musters verstehe, werden neue Einflussmöglichkeiten eröffnet – es handelt sich also um eine Klärung der interaktionellen Dimension aktuellen Erlebens. Psychische Verarbeitungsprozesse im engeren Sinn werden allerdings von der Systemischen Therapie nicht konzeptualisiert, insofern sind auch die Interventionen, die funktionale Verarbeitungsprozesse unterstützen sollen, in der Fachliteratur nicht differenziert dargestellt.

Ich halte das für problematisch, denn die interaktionelle Brille, durch die Emotionen als Kommunikationsakte in Beziehungen gesehen werden, ist für emotionale und motivationale Klärungsprozesse nur bedingt geeignet. Anders als in der oben beschriebenen zirkulären Gesprächsführung, wo der weinende Mann gefragt wird, was sein Weinen für seine Frau bedeuten könne, fragen wir in einer klärungsorientierten Perspektive den weinenden Mann sehr wohl: »Was bewegt Sie gerade?« Der Fokus der therapeutischen Aufmerksamkeit ist damit nicht auf den interaktionellen, sondern auf den intrapsychischen »Kontext« gerichtet. Wir interessieren uns für seine Gefühle und für die unerfüllten Bedürfnisse, auf die das Weinen verweist. Die zugrunde liegende Absicht ist die Förderung eines funktionalen psychischen Verarbeitungsprozesses, an dessen Anfang häufig die bewusste Affektwahrnehmung steht, denn nur diese ermöglicht eine absichtsvolle Auseinandersetzung (»Verarbeitung«) verletzter Bedürfnisse. Je weniger das Affekterleben auf die impliziten Muster beschränkt ist, desto flexibler, adaptiver und kreativer werden die emotionalen Reaktionen.

Dieses therapeutische Vorgehen beruht auf der von vielen Therapiemethoden geteilten Überzeugung, dass psychische Störungen häufig aus der Vermeidung schmerzhafter Gefühle resultieren. Wenn das Erleben bestimmter Gefühle nicht toleriert wird, kann dies zu rigidem, überkontrollierten Erleben, zum Überborden anderer Gefühle oder zu dysfunktionalen Copingstrategien führen. Den dafür nötigen weiterführenden Techniken wenden wir uns im Kapitel über emotionsbasierte Interventionen zu, die Sinnhaftigkeit von Fragen zur Klärung von Emotionen und Bedürfnissen dürfte ausreichend begründet sein.

12.2.5 Fragen zur Erfassung dysfunktionaler psychischer Verarbeitung

Die aktuellen Probleme und Schwierigkeiten eines Klienten vor dem Hintergrund seiner persönlichen Lebensgeschichte zu reflektieren und dabei auch relevante Muster der Erlebnisverarbeitung zu erfassen, hat nichts mit verdinglichender Diagnostik zu tun. Eine basale Einschätzung des Funktionsniveaus der Persönlichkeit, die Feststellung von Störungen der Emotionsverarbeitung, der Affektregulation, der Realitätskontrolle oder der Beziehungsfähigkeit und natürlich das Vorliegen einer behandlungsbedürftigen psychiatrischen Störung können für bestimmte Therapieprozesse von zentraler Bedeutung sein. In diesen Fällen bedarf es einer »diagnostischen Brille«. Da die Diagnose von psychiatrischen Störungen zu den Kernkompetenzen in der Facharztausbildung gehört, muss hier nicht weiter darauf eingegangen werden. Anders stellt sich die Situation bezüglich des Erfassens struktureller Beeinträchtigungen dar. Aufgrund der Monopolisierung typologischer Diagnostik von Persönlichkeitsstörungen im klinischen Alltag wurden Generationen von FachärztInnen und PsychologInnen nicht systematisch darin geschult, strukturelle Defizite zu erfassen und im Behandlungsprozess zu berücksichtigen. Es bleibt zu hoffen, dass sich dies durch die im alternativen DSM-5-Modell vorgeschlagene Erfassung des Funktionsniveaus der Persönlichkeit ändert.

In diesem alternativen Modell zur Diagnose von Persönlichkeitsstörungen werden zwei Dimensionen zur differenzierten Beschreibung des Funktionsniveaus unterschieden: das Selbst und die interpersonellen Beziehungen. In der Selbstdimension interessieren wir uns u. a. für die Stabilität des Selbstwerts, die Fähigkeit zur produktiven Selbstreflexion und die Akkuratheit der Selbsteinschätzung. Zur Abklärung der Selbststeuerung wird gefragt, ob sinnhafte kurz- und langfristige Ziele verfolgt werden können, ob es konstruktive und prosoziale Maßstäbe des Verhaltens gibt und ob Emotionen adäquat erlebt und kontrolliert werden können.

Hinsichtlich der interpersonellen Beziehungen interessieren wir uns für die Empathiefähigkeit, indem wir nach Verständnis und Anerkennung des Erlebens und der Motive anderer, Toleranz gegenüber unterschiedlichen Sichtweisen und Verstehen der Wirkung des eigenen Verhaltens auf andere fragen, sowie für die Fähigkeit, nahe und respektvolle Beziehungen zu pflegen. In diesem Zusammenhang ist das Vorkommen prosozialer Gefühle wie Dankbarkeit, Fürsorglichkeit und Verantwortlichkeit von diagnostischer Bedeutung. »In welcher Art haben Sie schon einmal für jemand anderen Verantwortung übernommen, ihm oder ihr geholfen, sich fürsorglich verhalten? Wie ist es Ihnen dabei ergangen, wie hat sich das auf die Beziehung ausgewirkt? In welchen Situationen haben Sie Schuldgefühle erlebt? Wie verarbeiten Sie Verluste, können Sie trauern?« (Vgl. Wagner/Russinger 2016, S. 134)

Neben der Fähigkeit der Affektregulierung und Impulskontrolle machen wir uns also ein Bild von der Fähigkeit, den Affekt für das Verständnis der Situation und eigener Bedürfnisse zu nützen, und der Fähigkeit, die Affekte anderer adäquat wahrzunehmen und die Bedürfnisse anderer zu verstehen. Darüber hinaus schätzen wir die

Fähigkeiten zur Beziehungsregulierung ein, indem wir nach der Fähigkeit fragen, eigene Interessen zu wahren und dennoch die Interessen des anderen zu achten sowie positive Gefühle trotz punktueller Frustrationen zu bewahren. Zur Erkundung des emotionalen Erlebens stellen wir dann Fragen wie:

- Welche Gefühle kennen Sie bei sich vor allem?
- Wie gut können Sie Ihre Gefühle wahrnehmen und unterscheiden?
- Verstehen Sie, warum in konkreten Situationen bestimmte Gefühle auftreten?
- Haben Sie manchmal den Eindruck, dass Sie gar keine Gefühle haben, wo andere Menschen emotional reagieren?

All diese Fragen resultieren aus der Überzeugung, dass strukturelle Beeinträchtigungen, auch wenn sie vom Betroffenen spontan nicht geschildert oder problematisiert werden, zur Aufrechterhaltung der subjektiv erlebten Probleme beitragen. Es bedarf hier einer »dosierten Selbstbeauftragung«, um diese Aspekte der intrapsychischen Selbstorganisation zu erfragen, zu benennen und evtl. Beeinträchtigungen zu problematisieren. In diesem Zusammenhang sei noch darauf hingewiesen, dass für die Diagnose einer strukturellen Beeinträchtigung auch konkrete anamnestische verhaltensbezogene Fakten erhoben werden sollten. Es ist nötig, das Narrativ des Klienten (d. h. Informationen über sein »Innenleben«) mit dem manifesten Verhalten in Bezug zu setzen. Vor allem die Zahl der »Abbrüche« sowohl von Ausbildungs- und Arbeitsverhältnissen wie auch von nahen Beziehungen ist dabei relevant. In der Behandlungsleitlinie Persönlichkeitsstörung (Renneberg et al. 2010) wird daher darauf hingewiesen, dass die Beobachtung manifesten Verhaltens die beste Quelle für die hypothetische Erschließung intrapsychischer Prozesse darstellt und daher auf eine möglichst genaue Exploration der »hard facts« einer Biografie bei Verdacht auf eine strukturelle Störung nicht verzichtet werden darf. Auf die Bedeutung struktureller Beeinträchtigungen für das Fallverständnis wird in einem späteren Kapitel noch ausführlicher eingegangen.

12.3 Fragen zur Möglichkeitskonstruktion

Wenden wir uns nun aber den Fragen zur Möglichkeitskonstruktion zu. Gelingende systemische Gesprächsführung zeichnet sich immer durch ein ausgewogenes Verhältnis von klärenden Fragen zur »Wirklichkeit« und Inputs zur Bereicherung des »Möglichkeitsraumes« aus.

12.3.1 Zielorientierte Fragen, Wunderfrage

Viele lösungsorientierte Fragen dienen der Möglichkeitskonstruktion: Fragen nach Zielen (»Was soll diese Therapie bewirken? Wo wollen Sie hin? Was wäre dann genau anders? Was ist ein erster Schritt in die richtige Richtung?«) und die Wunderfrage fokussieren das »gewünschte andere« und sollen durch die entsprechende Konkretisierung der Vorstellung zur Realisierung zieldienlichen Verhaltens beitragen. Die zugrunde liegende Annahme ist, dass durch die zunehmende Einengung auf das Problem konstruktives Annäherungsverhalten verhindert wird. Das Symptom verweist damit nicht auf ein dahinter liegendes Problem, ihm wird auch keine Funktionalität unterstellt, vielmehr wird die »Problemtrance« als selbstorganisierte Musterbildung verstanden, die Möglichkeitsräume einengt. Die Konkretisierung und Energetisierung von Annäherungszielen wirkt dieser Einengung entgegen und erhöht damit die Wahrscheinlichkeit zieldienlichen Verhaltens.

12.3.2 Verschlimmerungsfragen, Fragen zur Nicht-Veränderung

Dass Fragen nach dem Ziel nützlich sind, ist unmittelbar einsichtig. Weniger selbsterklärend ist die Wirkung von Verschlimmerungsfragen: »Was müssten Sie tun, damit die Situation noch schlimmer wird? Wer könnte Ihnen dabei am besten helfen?« Gerade bei geringen Selbstwirksamkeitserwartungen, wenn sich keine umsetzbaren Ideen, die für die Zielerreichung nützlich sind, erfragen lassen, dienen Verschlimmerungsfragen dazu, Einflussmöglichkeiten sichtbar zu machen. Die Unterlassung von allem, was das Problem verschlimmern könnte, ist in vielen Therapieverläufen ein wichtiger erster Schritt und gerade bei Multi-Problem-Patienten schon ein hinreichendes Therapieziel. Wenn der Verzicht auf übermäßigen Substanzkonsum gelingt, eskalierende Konflikte und Beziehungsabbrüche vermieden werden können, ist oft schon viel gewonnen. Eine ähnliche Funktion hat auch die Frage nach einem bewussten Rückfall zum Abschluss einer erfolgreichen Therapie: »Wenn Sie Ihr Problem noch einmal ›einladen‹ wollten – wie könnten Sie das tun?«

Eine andere Funktion hat das Erkunden der Auswirkungen von Nicht-Veränderung: »Gesetzt den Fall, niemand kann sich zu einer Veränderung seines Verhaltens entschließen, jeder tut weiter, wie gehabt, wie wird Ihre Familie/Ihre Partnerschaft … dann in fünf Jahren ausschauen?« Die Extrapolation des Status quo in die Zukunft fördert zumeist die Veränderungsmotivation. Gleichzeitig erlaubt sie der Therapeutin, eine veränderungsneutrale Haltung einzunehmen, »nicht mehr zu wollen als der Klient«. In die gleiche Richtung weist eine Modifikation dieser Frage: »Was schätzen Sie denn, wie lange werden Sie die aktuelle Strategie (des Alkoholkonsums/des Erziehungsverhaltens/der Beziehungsgestaltung etc.) noch fortführen? Was würde Sie zu einer Veränderung Ihrer Strategie/Ihrer Einschätzung/Ihrer Überzeugung bewegen?«

12.3.3 Fragen zum Nutzen des Problems, Als-ob-Fragen

In vielen Fällen ist es sinnvoll, den Nutzen des Problems zu erkunden. »Wenn sich die schulischen Probleme Ihres Sohnes, die Sie so belasten, dass Sie in Therapie kommen, plötzlich in Luft auflösen würden, wenn das Problem plötzlich gelöst wäre – womit müssten Sie sich dann in Ihrem Leben beschäftigen?« Dieses Vorgehen basiert auf der Annahme, dass sich manchmal Probleme ungebührlich ausweiten, weil sie von anderen ablenken bzw. legitimieren, dass man sich um diese (noch) nicht kümmern muss. Eine provokantere Form ist die direkte Frage: »Wofür wäre es gut, das Problem noch eine Zeit lang zu behalten oder es immer mal wieder einzuladen?«

Wenn der Nutzen des Problems (z.B. die Reduktion elterlicher Leistungsansprüche durch die Präsentation depressiver Symptome) bereits erkannt wurde, können auch »Als-ob-Fragen« gestellt werden: »Wenn Sie anderen gegenüber nur so tun wollten, als ob Ihr Problem wieder zurückgekehrt wäre, wie müssten Sie sich verhalten? Würden die anderen erkennen, dass Sie nur so tun als ob?« Mit »So-tun-als-Ob« wird ein Unterschied zwischen dem Problem selbst und dem Präsentieren des Problems geschaffen und damit ein Weg aufgezeigt, wie der beschriebene Nutzen des Problems mit weniger Aufwand und geringerer Selbstschädigung erreicht werden kann (vgl. von Schlippe, Schweitzer 2012, S. 269).

12.3.4 Hypothetische Fragen

Hypothetische Fragen sind geeignet, mögliche Erklärungen, Problemzusammenhänge und Lösungsmöglichkeiten anzubieten. »Wäre es möglich, dass Ihr Sohn mit seinem oppositionellen Verhalten seine Loyalität zu seinem Vater ausdrückt?« »Wenn man die Essensverweigerung Ihrer (anorektischen) Tochter als Streikmaßnahme betrachten würde – was meinen Sie: Wofür streikt sie?« »Könnte es sein, dass Ihr Körper mit den Panikattacken signalisiert, dass er jetzt eine Pause braucht? Dass alles zu viel wird?« In diesen hypothetischen Fragen werden Erklärungen angeboten – man könnte sie als systemische Art der Realisierung des Wirkprinzips Klärung betrachten.

Auch die Einführung unerwarteter Kontextveränderungen ist manchmal nützlich, um Problemzusammenhänge aufzudecken: »Wenn Ihr Mann Sie verlassen würde oder wegen einer Krankheit nicht mehr zur Unterstützung zur Verfügung stehen würde – wie würde sich das auf Ihre Panikattacken auswirken? Hätten Sie dann mehr oder weniger Panikattacken?«

Auch Lösungsideen können in Form von Fragen formuliert werden: »Was würde passieren, wenn Sie beschließen würden, bestimmte Kampfschauplätze mit Ihrem Sohn aufzugeben, sich nicht mehr um Tischmanieren und Grußformeln zu kümmern und sich nur auf die allerwichtigste Front, den Schulbesuch, konzentrieren?« »Was meinen Sie, wie würde es sich auf Ihre Panikattacken auswirken, wenn Sie Altersteilzeit in Anspruch nehmen und nur mehr 30 Stunden arbeiten würden?« In dieser Form ist das Risiko der Zurückweisung bzw. die daraus resultierende Belastung der therapeutischen Beziehung geringer als bei einer Empfehlung.

In hypothetische Fragen sind also konkrete Vorschläge, Suggestionen oder Reframings eingebettet: Es werden in Form einer Frage Lösungsideen oder alternative Erklärungen oder Sichtweisen vorgeschlagen. Die Frageform erlaubt die Einführung »größerer« Unterschiede als in »Deutungen« oder Kommentaren. Fragen können von KlientInnen leichter als Angebot und nicht als Urteil angenommen werden und sind daher weniger konfrontativ.

12.3.5 Fragen zur Dekonstruktion problemaufrechterhaltender Überzeugungen

Bei den meisten Problemen, die Menschen zur Inanspruchnahme von Psychotherapie veranlassen, spielen problemaufrechterhaltende Überzeugungen eine wesentliche Rolle. Die Infragestellung oder »Dekonstruktion« dieser dysfunktionalen Überzeugungen ist dann ein wesentlicher therapeutischer Wirkfaktor. Im Allgemeinen geht man davon aus, dass im Schutz einer therapeutischen Beziehung Menschen dazu ermutigt werden können, lange gehegte Überzeugungen und die daraus resultierenden Verhaltensweisen infrage zu stellen und sich von diesen zu distanzieren. Dieser Prozess kann sehr vorsichtig angelegt sein, indem wir z. B. eine extrem kontrollierende Mutter fragen: »Was würde passieren, wenn Sie den Glauben an die Möglichkeit, durch hohen Kontrollaufwand Ihre Kinder vor Fehltritten und gefährlichen Erfahrungen zu schützen, verlieren würden? Wenn Ihnen plötzlich klar würde, dass sich spätestens in ein oder zwei Jahren, vielleicht auch schon in einem halben, das Programm ›lückenlose Kontrolle‹ nicht mehr realisieren lässt? Wie werden Sie dann mit Ihrer Angst umgehen?«

Oder: »Wann genau sind Sie zu der Überzeugung gekommen, dass alle Ihre partnerschaftlichen Konflikte mit der Kindheit Ihres Mannes zu tun haben? Was wäre, wenn das nicht die Ursache ist? Wie könnten Sie das überhaupt herausfinden? Wer könnte Sie am ehesten davon überzeugen, dass Ihre Erklärung nicht zutreffend ist? Würden Sie es demjenigen, der das versucht, übelnehmen? Gibt es irgendjemanden, dem Sie gestatten würden, diese Sichtweise infrage zu stellen?« (Vgl. von Schlippe, Schweitzer 2012)

Die vorsichtigste Art der Dekonstruktion problemaufrechterhaltender Überzeugungen ist, sie zu benennen und einen Reflexionsprozess rund um die Frage »Ist das gut für Sie? Soll das so bleiben?« anzuregen und daraus evtl. einen »Therapieauftrag« zu entwickeln.

In der Systemischen Therapie waren allerdings lange Zeit weniger vorsichtige Infragestellungen problemaufrechterhaltender Überzeugungen üblich. Die entsprechende Haltung – heute etwas aus der Mode gekommen – wurde von Cecchin (1993) als Respektlosigkeit bezeichnet. Er empfahl systemischen TherapeutInnen Respekt vor der Person, aber Respektlosigkeit gegenüber Ideen. Wenn diese Form der Respektlosigkeit fein dosiert und begleitet von expliziten Respektbekundungen gegenüber der Person ist, kann sie äußerst wirksam sein. Die Wirkung entfaltet sie über die Verstörung – auch das ein etwas aus der Mode gekommenes Konzept in der empathiedurchdrungenen aktuellen Fachdiskussion. Vor dem Hintergrund des überall wiederholten Befundes, dass die Qualität der therapeutischen Beziehung der wichtigste Prädiktor für den Therapieerfolg ist, trauen sich viele TherapeutInnen nichts Provokantes, Verstörendes mehr zu äußern. Und im Zweifelsfall haben sie natürlich recht – lieber einmal zu wenig verstört als einmal zu viel. Andererseits ist das Dogma der wohlwollend empathischen Haltung auch mit einem Verlust an Möglichkeiten verbunden. Das empathische Verstehen beinhaltet weniger Anregungspotenzial als wohl dosierte Verstörung.

Ein hinreißendes Beispiel für den produktiven Nutzen von Respektlosigkeit findet sich z. B. in der Fallgeschichte »Die Auflösung von Schuld« in dem Lernbuch »Zirkuläres Fragen« von Simon und Rech-Simon. Hier dekonstruiert Fritz Simon die Idee der Schuld der

Mutter an der Drogenabhängigkeit des Sohnes, in einer Gesprächssequenz mit der Tochter, indem er genau nachfragt:

FS: Und in welchem Verhalten Ihrer Mutter sieht er ein schuldhaftes Verhalten?

Kl: Also, dass er dauernd überbemuttert wurde. Dass sie ihn fragt: »Willst du noch ein Brot?« Und wenn er dann Nein sagt und sie ihm trotzdem noch eins bringt.

Statt eines empathischen Verstehens wählt Simon hier den Weg der Verstörung: »Und wie sieht er den Zusammenhang zwischen geschmierten Broten und Drogenabhängigkeit?« Er ist nicht bereit, das abstrakte Schlagwort »Überfürsorglichkeit« abzunicken und als Erklärung für Drogenabhängigkeit durchgehen zu lassen, sondern macht die logischen Lücken deutlich, indem er die Konkretisierung fordert. Hier die Fortsetzung dieser therapeutischen Sequenz: Die Klientin erklärt den Zusammenhang so: »Dass er nie selbstständig geworden ist.«

FS fragt nach: »Sieht er es so, dass Ihre Mutter verhindert hat, dass er selbständig geworden ist«? – Die Klientin bestätigt: »Ja, die hat es verhindert.«

FS: »Und wie hat sie das verhindert? Dadurch, dass sie Brote schmiert?

Fritz Simon zeigt damit auf, dass »verstehen« eine Form der Bestätigung ist und TherapeutInnen nicht immer gut beraten sind, wenig nützlichen Überzeugungen der KlientInnen mit einer verständnisvollen Haltung zu begegnen. Die in einer konkreten therapeutischen Situation angemessene Portion »Respektlosigkeit« muss sorgfältig dosiert sein. Im Zweifelsfall sind die oben genannten vorsichtigeren Formen der Infragestellung zu empfehlen.

12.4 Reflexive Fragen zur therapeutischen Beziehung

Ganz allgemein ist es immer wieder nützlich, sich ein Feedback bei den KlientInnen zu holen: »Wie erleben Sie unsere Zusammenarbeit? Haben Sie das Gefühl, dass unsere Gespräche für Sie nützlich sind? Gibt es etwas, das wir Ihrer Meinung nach verändern sollten?« Es können aber auch ganz gezielt problematische Aspekte in der therapeutischen Kooperation angesprochen werden:

»Wenn Sie zu mir in die Stunde kommen, haben Sie oft einen großen Erzähldruck und wollen mich ausführlich darüber informieren, was in der Zwischenzeit alles passiert ist. Oft nimmt dieses Erzählen fast die ganze Stunde ein und wir finden erst ganz zum Schluss einen Fokus, an dem wir wirklich therapeutisch arbeiten: Ich frage mich, ob das gut für Sie ist, ob das sinnvoll und nötig ist, oder ob es uns ›passiert‹ und ob es meine Aufgabe wäre, Sie wirkungsvoller zu unterbrechen. Was meinen Sie dazu?«

Oder: »Was wäre denn Ihre Erwartung an mich, was sollte ich denn Ihrer Meinung nach tun, wenn ich den Eindruck habe, dass Ihre Erklärungen und Überzeugungen unzutreffend oder sogar Teil des Problems sind? Würden Sie es mir übelnehmen, Sie darauf hinzuweisen? Wie vorsichtig müsste ich dabei sein?«

Wenn ich dieses Vorgehen in der Supervision vorschlage, werden oft Zweifel geäußert, ob KlientInnen denn in der Lage sind, solche Fragen adäquat zu beantworten. Aus meiner Sicht geht es bei reflexiven Fragen zur therapeutischen Beziehung allerdings gar nicht um den konkreten Inhalt der Antwort, vielmehr geht es darum, einen nützlichen Reflexionsprozess in Gang zu setzen und damit die Verhandelbarkeit bestimmter Vorgehensweisen und damit auch die gemeinsame Verantwortung für den Prozess deutlich zu machen.

12.5 Abschließende Überlegungen

Fragen haben in der Systemischen Therapie zwei zentrale Funktionen: Zum einen dienen sie der Generierung von Informationen über das Fallverständnis und damit der »Wirklichkeitskonstruktion« der Behandelnden. Ob dabei diagnostische Überlegungen incl. der Erfassung struktureller Defizite und anderer dysfunktionaler Muster der intrapsychischen Selbstorganisation eine Rolle spielen oder nicht, sollte nicht von den Vorlieben des Behandlers, sondern von den

Merkmalen des Falls abhängen. In manchen Fällen werden wir ohne »diagnostische Brille« (und damit ist nicht zwingend eine ICD-10-Diagnose gemeint) kein adäquates Fallverständnis entwickeln können. Zum anderen dienen systemische Fragen der Möglichkeitskonstruktion. Diese Fragen sollen den Veränderungsprozess anregen, indem sie Ideen über Zusammenhänge, Auswirkungen und Einflussmöglichkeiten einspeisen. Um die Anschlussfähigkeit zu gewährleisten und dennoch genügend Anregungspotenzial zu entfalten, müssen diese Fragen »angemessen ungewöhnlich« sein. Wer das kreative Potenzial dieses genuin »systemischen Fragens« optimal nützen will, sei auf die weiterführende Literatur verwiesen (z. B. »Zirkuläres Fragen« von Simon und Reich-Simon oder »Fragen können wie Küsse schmecken« von C. Kindl-Beilfuß).

KAPITEL 13

Visualisierende Verfahren

Visualisierende Verfahren nehmen in der Systemischen Therapie einen wichtigen Platz ein. Systemische TherapeutInnen gehen davon aus, dass durch Visualisierung, durch die Schaffung eines Bildes, das Einnehmen einer Metaperspektive oder der Perspektivenwechsel erleichtert wird. Der Einsatz von visualisierenden Verfahren ist daher zumeist therapeutisch zu begründen – er folgt primär therapeutischen, nicht diagnostischen Überlegungen. Ob ich ein Familien- oder anderes soziales Bezugssystem am Familienbrett aufstellen oder mit Steinen, Münzen oder Polstern darstellen lasse, in den meisten Fällen geht es darum, ein psychisches Erleben in seinem sozialen Kontext erfassbar zu machen.

13.1 Genogramm

Die einfachste und verbreitetste Form der Visualisierung ist das Genogramm. Als »Genogramm light« bezeichne ich die Minimalversion, in der nur Name, Alter und Verwandtschaftsverhältnis der wichtigsten Familienangehörigen eingefügt werden. Wenn durch ein Genogramm in den Aufzeichnungen auf einen Blick sichtbar wird, »wer dazugehört«, wie alt die Kinder und die Großeltern sind, wie sie heißen und wer in einem gemeinsamen Haushalt lebt, ist ein Überblick über das Familiensystem für den gesamten weiteren Behandlungsverlauf gesichert. Wir müssen nicht nach drei Monaten nachfragen, wie alt das jüngste Kind ist oder wie es heißt – allein dieser Nutzen rechtfertigt den minimalen Aufwand, den das »Genogramm light« darstellt, das daher Teil jeder Fallverlaufsdokumentation sein sollte.

Ein Genogramm im eigentlichen Sinn strukturiert die Informationen über das soziale System wenn möglich über drei Generationen (vgl. M. McGoldrick et al. 2009). Wer gehört zu Ihrer Familie? Wer war/ist wichtig? Wer lebt noch, wer ist wann gestorben, evtl. woran? Gab es in der Familie schwere Krankheiten, Unfälle, Selbstmordversuche? Welche Berufe wurden ausgeübt, gibt es »hervorstechende Eigenschaften« bei einzelnen Personen? Wie sind die Beziehungen der Familienmitglieder untereinander? Evtl. kann auch ressourcenorientiert nachgefragt werden: Wer hat Sie besonders unterstützt? Zu wem gibt es ein besonders gutes Verhältnis?

Grundsätzlich ist die Nutzung eines Genogramms nicht systemischen TherapeutInnen vorbehalten. Wer immer sich einen Überblick über ein verwirrendes Familiensystem verschaffen will, ist gut beraten, sich diesen Instruments zu bedienen. Systemisch wird das Vorgehen dadurch, dass wir das Genogramm nützen, um das Problem zu kontextualisieren, das heißt, es im Rahmen des familiären oder auch weiteren sozialen Kontextes zu sehen.

Ein wesentliches Merkmal systemischen Arbeitens ist es immer, Probleme und auch Störungen nicht als Folge von Eigenschaften zu sehen, die im Individuum liegen, sondern im Zusammenhang mit seiner Geschichte, den Beziehungen, den aktuellen Bedingungen und Bedeutungskonstruktionen.

Die frühe Familientherapie tendierte dazu, hier lineare Ursache-Wirkungs-Beziehungen anzunehmen: Weil die familiäre Situation so ist, wird X zum Symptomträger, das heißt, die individuelle Störung wurde als Ausdruck einer »zugrunde liegenden« familiären Störung betrachtet. Heute werden die Zusammenhänge eher zirkulär beobachtet: Störungen/Symptome haben Einfluss auf Beziehungen, und Beziehungen haben Einfluss auf Störungen/Symptome. Sehr häufig kommt es zu einer wechselseitigen Stabilisierung von Symptom und System. Der interaktionelle Fokus, das Besprechen dieser wechselseitigen Beziehungen im Rahmen einer Familientherapie, zielt dann nicht darauf ab, die Familie als »Ursache des Problems« zu behandeln, sondern die problemaufrechterhaltenden interaktionellen Muster und Bedeutungskonstruktionen zu schwächen.

Der 16-jährige Johannes Berger kommt mit seiner Mutter zum Erstgespräch. Er hat wegen »Schulangst« seit Monaten kaum mehr die Schule besucht. Er hat immer wieder Durchfall und Kopfschmerzen, die organische Abklärung blieb ohne Befund. Befragt nach den in der Familie vorherrschenden Erklärungsmodellen wird klar, dass sich die Eltern in der Interpretation der Situation uneinig sind: der Vater, ein sehr leistungsorientierter Zahnarzt, hält Johannes für »faul und feig« und macht dafür den »verzärtelnden Einfluss« von Mutter und Großmutter verantwortlich. Die Mutter hat viel Verständnis für Johannes und glaubt, dass seine Überforderung auf den Druck des Vaters und seine hohen Ansprüche zurückzuführen ist. Diese Vermutung wird aber eher zögerlich, nicht laut und vorwurfsvoll geäußert. Die Beziehung der Eltern ist oberflächlich betrachtet intakt, die Mutter arbeitet bei ihrem Mann in der Praxis, ist auch bereit, ihn über weite Strecken zu idealisieren (»der beste Zahnarzt der Stadt«, der »beste Tennisspieler«, der »Star auf jeder Party«). Johannes ist das einzige Thema, bei dem sie ihm – wenn auch zaghaft – widerspricht.

Ich schlage vor, ein Genogramm zu zeichnen, wobei klar wird, dass die Herkunftsfamilien unterschiedlicher nicht sein könnten: Frau Berger kommt aus einer Öko-Gärtnerei. Seit mehreren Generationen wird dieser Familienbetrieb von mehr oder weniger exzentrischen Menschen geführt. Aus einer ehemals großen Landwirtschaft hat der Urgroßvater unter dem Einfluss des Anthroposophen Steiner diese Öko- und Raritäten-Gärtnerei gemacht, die seither eher als Liebhaberei denn als gewinnorientierter Betrieb geführt wird. Geld war immer knapp, das Überleben konnte nur durch regelmäßigen Verkauf eines Stückchen Landes gesichert werden, die persönliche Freiheit der Familienmitglieder war dafür groß: jeder durfte seine Ideen verwirklichen, niemand wurde zu etwas gezwungen. Herr Berger hingegen wuchs in einer etwas rigiden Akademikerfamilie auf. Vater, Onkel, Großvater und weitere Verwandte waren alle Ärzte oder Juristen. Disziplin, Leistung und wirtschaftlicher Erfolg wurden großgeschrieben, niemand ist bislang aus dieser Tradition ausgebrochen.

Vor diesem Hintergrund könnte man Johannes' Schulverweigerung nicht als Ausdruck einer individuellen Angststörung, sondern auch als »ideologisches Statement« betrachten – umso mehr, als die mütterliche Großmutter in der Kindheit die engste Bezugsperson war, da Frau Berger auf Wunsch ihres Mannes bereits kurz nach der Geburt wieder in der Praxis arbeitete. Vielleicht ist die Leistungsverweigerung ein Loyalitäts- und Liebesbeweis für die zwischenzeitlich verstorbene Großmutter, die vom Vater immer eher geringschätzig behandelt worden war. Vielleicht ergreift Johannes symbolisch Partei für den Lebensentwurf der mütterlichen Herkunftsfamilie, vielleicht trägt er damit einen tabuisierten Konflikt zwischen seinen Eltern aus.

Zur nächsten Sitzung wurden daher nur die Eltern eingeladen, um über die unterschiedlichen Traditionen der Herkunftsfamilien in Bezug auf Leistung und Erfolg zu sprechen. Frau Berger war dabei tief bewegt, konnte aber neben ihrem wortgewaltigen Mann ihren eigenen Ideen und Gefühlen nicht wirklich nachspüren. Sie wurde daher zu einem Einzelgespräch eingeladen. In diesem Einzelgespräch erinnerte sich die Kientin, wie sehr sie in ihrer Kindheit und Jugend unter den »unordentlichen und chaotischen Verhältnissen« zu Hause gelitten hatte. Nichts konnte geplant werden, jeder verfolgte mit großer Begeisterung irgendwelche Ideen, an ihrer Schullaufbahn war niemand interessiert. Frau Berger berichtete, dass sie sich in die Beziehung zu ihrem Mann geflüchtet hat, dass ihr die »geordneten Verhältnisse« in dieser Familie, auch der wirtschaftliche Erfolg, sehr imponiert haben. Sie wurde »nicht gerade mit offenen Händen« empfangen, hat sich dann aber über die Jahre durch ihren engagierten Einsatz in der Praxis ihres Mannes die Anerkennung der Schwiegerfamilie erarbeitet. Einen offenen Konflikt über das Thema Leistung gab es nie – nur die vage Sorge, dass ihr Sohn »da nicht hineinpasst«, dass sie ihn vor den Erwartungen des Vaters schützen müsse.

Erst beim letzten Paargespräch sei ihr bewusst geworden, wie sehr sie die »Freigeist-Tradition« ihrer Familie verraten habe und dass vielleicht ihr Sohn nun »das Opfer« sei. Wir vereinbaren ein weiteres Paargespräch, um diese Überlegungen mit ihrem Mann zu teilen und gemeinsam die Hypothese zu prüfen, dass die »Schulangst« etwas mit den unterschiedlichen Lebensentwürfen der Herkunftsfamilien bzw. mit den daraus resultierenden widersprüchlichen Botschaften der Eltern zu tun hat. Erst nach einem produktiven Gespräch zwischen den Ehepartnern wird wieder ein Familiengespräch vereinbart, in dem erstmals über Alternativen zum Gymnasium diskutiert wird. Die Möglichkeit einer landwirtschaftlichen Fachschule wird ebenso diskutiert wie das Studium der Bodenkultur. In weiterer Folge beschließt Johannes, das aktuelle Schuljahr nicht zu Ende zu führen, sondern ein mehrmonatiges Praktikum bei einem landwirtschaftlichen Vorzeigebetrieb im Westen Österreichs anzutreten, um diese Optionen für sich zu überprüfen.

Das Genogramm hat dabei geholfen, die unterschiedlichen Lebensentwürfe der Herkunftsfamilien bereits im Erstgespräch als relevanten Faktor sichtbar zu machen und in der Setting-Entscheidung zu berücksichtigen. Die darauffolgende Arbeit mit den Eltern ermöglichte erstmals ein offenes Gespräch darüber und das Erwägen alternativer Lebensentwürfe für Johannes. Es zeigte sich, dass der Vater weniger rigid an der Akademikerkarriere seines Sohnes festhielt als von der Mutter befürchtet, dass eher ihre Annahme des »unerbittlichen Anspruches« zur Tabuisierung des Themas geführt hatte.

Auch bei erwachsenen PatientInnen mit einer klar definierten psychischen Störung können Genogramme mit Gewinn eingesetzt werden, wenn angenommen werden kann, dass unterschiedliche Sozialisationsbedingungen in den Herkunftsfamilien Anlass für partnerschaftliche Konflikte darstellen. Das Vorliegen einer bipolaren Störung mit schädlichem Alkoholgebrauch, wie in der nächsten Fallvignette, bedeutet keineswegs, dass sich die psychiatrisch-psychotherapeutische Arbeit auf Psychoedukation beschränken muss. Ohne den Anspruch zu erheben, durch Systemische Therapie die bipolare Störung »heilen« zu können, gehen wir doch davon aus, dass Konflikte einen labilisierenden Effekt auf den Krankheitsverlauf haben, nicht zuletzt deshalb, weil dadurch vermehrt dysfunktionale Copingstrategien (z. B. Alkoholkonsum) zum Einsatz kommen.

Nach einer der psychopathologischen Stabilisierung dienenden psychopharmakologischen Behandlungsphase eines bipolaren Heurigenwirtes, wir nennen ihn Franz Boda, kommt dieser wegen anhaltender Paarkonflikte gemeinsam mit seiner Frau zu Paargesprächen. Im ersten Paargespräch beklagt sich die Ehefrau vor allem darüber, was sie »schon alles mitgemacht hat« in den manischen Phasen ihres Mannes. Es erfolgt eine ausführliche Aufklärung über die Krankheit und den zu erwartenden Behandlungserfolg (der Patient war bis dato nur vom Hausarzt behandelt, eine Phasenprophylaxe wurde erst von mir etabliert), was die Klientin nur mäßig beruhigt. In der zweiten Paarsitzung hat sich die Stimmung zwischen den beiden nicht deutlich gebessert. Frau Boda beklagt sich nun über die Zustände in ihrem Betrieb. Neben ihrem Mann und den beiden gemeinsamen Kindern leben dort auch noch die Schwiegereltern, wobei der Schwiegervater Alkoholiker sei, eine demente Großmutter und eine schwachsinnige Tante, die allein nicht lebensfähig ist. Frau Boda beklagt sich lautstark darüber, dass sie sich wie in einem Irrenhaus fühle, vor allem die schwachsinnige Tante mache ihr zu schaffen, weil sie noch mobil ist und ihr in der Küche »im Weg rumsteht«. Die demente Oma sitze wenigstens nur im Gastzimmer und murmelt unverständliches Zeug vor sich hin. Ihr Mann hält wenig entgegen: »Was soll ich machen? Das ist halt die Familie und das ist ihr Zuhause.«

Ich ergreife die Gelegenheit und frage nach der Herkunftsfamilie von Frau Boda. Diese kommt aus einer Beamtenfamilie. Beide Elternteile haben »beim Magistrat« gearbeitet, ebenso wie ihr Großvater und auch ihre Zwillingsschwester. Zu dieser besteht, obwohl sie gleich alte Kinder hat, allerdings seit einigen Jahren kein Kontakt mehr. Bei einer Familienfeier sei es zu einem Konflikt gekommen, seither rede man nichts mehr miteinander. Auch der Kontakt zur Mutter war abgebrochen worden (übrigens von beiden Schwestern zu unterschiedlichen Zeitpunkten), nachdem diese nach dem Tod des Vaters »so anstrengend« geworden sei. Ich nehme dies zum Anlass, ein Genogramm aufzuzeichnen, wobei noch berichtet wird, dass auch die Mutter der Klientin den Kontakt zu deren Mutter abgebrochen hatte. Alle Beziehungsabbrüche werden deutlich markiert, wodurch ein sehr eindrucksvolles Bild von Isolation auf der einen Seite und Inklusion auf der anderen Seite entsteht.

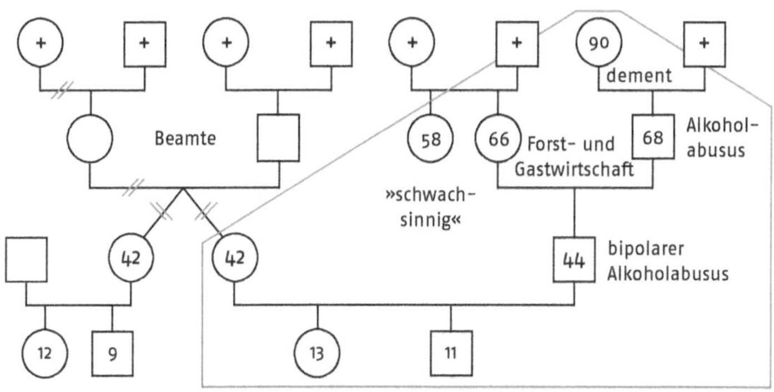

Frau Boda ist nicht nur aus dem Beamtenmilieu mit geregelten Dienstzeiten und strikter Trennung von Berufs- und Privatwelt in eine bäuerlich organisierte Gastwirtfamilie gezogen, wo alle unter einem Dach wohnen und arbeiten. Sie wurde darüber hinaus in einer Familie sozialisiert, in der Beziehungsabbrüche selbstverständlich sind, wenn Konflikte unlösbar erscheinen, und ist nun in eine Familie gelangt, in der aufgrund des gemeinsamen Grundbesitzes alle unauflösbar aneinandergebunden sind. Das Befremden, die Irritation, ja die Verzweiflung darüber, dass »man die nicht loswerden kann«, wurde vor dem Hintergrund ihrer Familiengeschichte verständlich – auch für den Ehemann, der bis dato diesen Wesenszug ausschließlich als abstoßend empfand. Durch die Einbettung in den sozialen Bezugsrahmen der Herkunftsfamilien wurde das Konfliktpotenzial dieses Themas deutlich entschärft. Ein weiteres Paargespräch wurde dafür genützt, Strategien zu entwickeln, die verhindern, dass sich die Belastung durch die Angehörigen, die ja unzweifelhaft vorhanden ist, vergiftend auf die Partnerschaft auswirkt. Durch das wachsende Verständnis für die Position des anderen und das gemeinsame Interesse, die Partnerschaft vor diesem Ärger zu schützen, konnte eine spürbare Besserung der ehelichen Zufriedenheit erzielt werden.

In der daran anschließenden einzeltherapeutischen Behandlungsphase wurde mit Herrn Boda ein integriert psychologisch-psychiatrisches Störungsverständnis erarbeitet: Im Sinne des Heidelberger Konzepts wurden die ersten Anzeichen der Manie (»Ich könnte mit der Dorfjugend sitzen bleiben und die Nacht durchmachen«) als »Einladung« interpretiert, die man nicht annehmen muss. Wenn die Frühwarnsymptome einer affektiven Störung als »Einladung« bezeichnet werden (»Die Manie klopft an und lädt Sie zu einer Nacht mit der Dorfjugend oder einer Nacht mit Onlineshopping ein«), wird der Fokus auf die Entscheidungsspielräume der Betroffenen gelegt, der adäquate Umgang mit den Einladungen kann besprochen werden. Was spricht dafür, was dagegen, diesen Einladungen zu folgen? Was ist das Verlockende an dieser Einladung? Wann gelang es bis jetzt, dieser Einladung nicht zu folgen? Wie würde es sich auf Ihr Leben auswirken, wenn es Ihnen gelänge, die nächsten zwei Jahre keine einzige Einladung anzunehmen? In einer späteren Paarsitzung wurde auch der Ehefrau die Frage gestellt, was sie denn ihrer Meinung nach dazu beitragen könne, dass ihr Mann die Einladung der Manie annimmt. (Wie könnten Sie dazu beitragen, dass er beim nächsten Anklopfen der Manie sicher aufmacht?) Wie auch in vielen anderen Fällen ist die »Verschlimmerungsfrage« leichter zu beantworten als die umgekehrte Form.

Diese Fallvignette zeigt auch den »Mehrwert« einer integriert psychiatrisch-psychotherapeutischen Behandlung. Eine Trennung in zwei Behandlungskontexte ist zwar möglich, aber mit erheblichem Mehraufwand verbunden. Vor allem die psychopharmakologische Behandlung wird durch die psychotherapeutische erleichtert. Außerdem ist es nur fair, dass der Patient bei der »Integrationsarbeit« – dem Entwickeln eines Verständnisses für das Zusammenwirken von medikamentösen und psychotherapeutischen Maßnahmen – nicht sich selbst überlassen wird.

13.2 Familienbrett

Während das Genogramm primär der Informationsgenerierung dient, handelt es sich beim Familienbrett um ein einfach zu handhabendes Instrument, mit dem abseits von der analytisch oder positivistisch geprägten Testpsychologie familiendynamische Fragestellungen angemessen dargestellt werden können. Das Familienbrett in seiner klassischen Form besteht aus einem Holzbrett (zumeist 50 × 50 cm), Holzfiguren in zwei Formen (rund, eckig) und zwei bis drei Größen. Die geringe Strukturiertheit des Materials erlaubt vorrangig die Darstellung von Beziehungsmustern (Relation von Elementen) anstatt von Eigenschaften. Die typische Einleitung lautet: »Ich möchte Sie bitten, für jedes Mitglied der Familie eine Figur zu wählen und die Figuren so aufzustellen, wie sie in der Familie *zueinander* stehen. Es stehen Ihnen große und kleine, runde und eckige Figuren zur Auswahl. Sie können so viel von der Fläche des Brettes benützen, wie Sie möchten. Die Figuren können weit auseinander oder eng zusammenstehen, jedoch nicht aufeinander. Sie haben Augen, sie können einander also ansehen. Sie haben so viel Zeit, wie Sie brauchen.« (Vgl. Ludewig et al. 2000)

Auf diese Weise wird das Beziehungsgefüge mit den Aspekten Nähe, Distanz, Blickrichtung und Untergruppen auf einen Blick dargestellt. Damit entsteht ein »Familienbild«, über das (meta-)kommuniziert werden kann und das als neue »Realität« auf die Familie

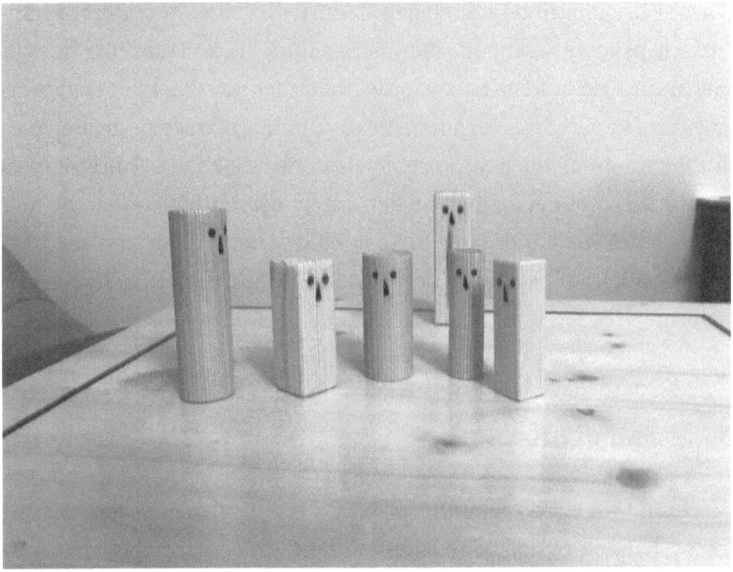

zurückwirkt und damit weitere Entwicklung anstößt. Als systemische TherapeutInnen ist uns klar, dass die Stellung der Figuren am Brett nicht reale Beziehungen abbildet, sondern die innere Landkarte von sozialen Kontexten darstellt, es sich also um eine Momentaufnahme einer subjektiven Wahrnehmung handelt. Das Familienbrett ist damit nicht primär ein diagnostisches, sondern ein therapeutisches Instrument. Statt »objektiver Wahrheit« ist das Kriterium für die Anwendung »Nützlichkeit« im Sinne des »Zugewinnes«. Das »Familienbild« enthält Informationen über die Ansicht eines Familienmitgliedes über die Familienstruktur zu einem bestimmten Zeitpunkt.

In einer Paar- oder Familientherapie kann entweder ein Einzelner beauftragt werden, oder es kann eine gemeinsame Darstellung in Auftrag gegeben werden. Wenn gemeinsam aufgestellt wird, erhält die Therapeutin mehr Information über den Prozess als über das daraus entstehende Bild. Alternativ kann z. B. in einer Paartherapie auch die Aufgabe gegeben werden, synchron – mit dem Rücken zueinander – die Familiensituation aufzustellen. Bei der Besprechung der jeweiligen Darstellungen werden Unterschiede als wertvolle Informationen über subjektives Erleben gewertet, Diskussionen darüber, wer recht hat, sollten vermieden werden. »Interessant, Sie erleben Ihre Beziehung zu Ihrer Frau viel näher als sie und den Abstand zu Ihren Kindern größer. Haben Sie eine Ahnung, wie es dazu kommt, dass sich das für Ihre Frau anders anfühlt?« In jedem Fall soll der Prozess des Visualisierens Gelegenheit bieten, über die unterschiedlichen Sichtweisen ins Gespräch zu kommen. Interessant ist darüber hinaus die spezifische Art der Familie, mit diesen Differenzen umzugehen oder zu einer Einigung zu kommen.

In manchen Fällen ist es auch sinnvoll, wenn die Therapeutin selbst die Visualisierung am Familienbrett vornimmt. Das kann in folgender Form eingeleitet werden: »Sie haben mir jetzt einiges erzählt. Dabei ist in mir folgendes Bild entstanden. Ich will es Ihnen zeigen, damit wir gemeinsam schauen können, ob es ein zutreffendes Bild ist…«

Wenn das familiäre Beziehungsgefüge dargestellt ist, bieten sich Fragen an, die die Einfühlung in die einzelnen Personen erleichtern: Was glauben Sie, wie geht es Ihrem Sohn dort an seinem Platz? Wenn die Figur hier sprechen könnte und sagen könnte, was sie sich wünscht, was glauben Sie, würde sie sagen? Was könnte dieser Figur hier guttun? Die KlientInnen können aufgefordert werden, Positionsänderungen vorzunehmen (»Probieren Sie einmal aus, was sich verändern müsste, damit es Ihnen/Ihrem Mann/Ihrem Sohn… ein bisschen besser geht…«), es kann aber auch die Therapeutin selbst einen Vorschlag für eine Positionsveränderung formulieren: »Angenommen, ich würde diese Figur so hinstellen, was würde das verändern?« Die Auswirkungen dieser Veränderung auf relevante andere und auf den Klienten selbst werden erfragt, z. B.: »Wenn Ihr Sohn da ein bisschen weiter weg geht und selbstständiger wird, was bräuchten Sie denn, dass Sie ihn dennoch gut im Auge behalten können und sicher sein können, dass es ihm gut geht…?« Das Vorgehen ist hypothesengeleitet, indem es Überlegungen zum ungedeckten Bedarf, zu zugrunde liegenden Bedürfnissen und anstehenden Entwicklungsschritten berücksichtigt, es ist aber auch ressourcenorientiert (»Was oder wer kann helfen, was hat schon einmal geholfen, welche Stärken kann man nutzen?«).

Eine Visualisierung mit dem Familienbrett stellt immer eine Komplexitätsreduktion dar und kann den »Blick auf das Wesentliche« frei machen, indem sie lange Problembeschreibungen unterbricht. Die etwas dissoziierte Betrachtung »von außen« führt zu einer neugierig-forschenden Haltung, welche sowohl den Perspektivenwechsel (das Betrachten des Systems aus der Perspektive einer anderen beteiligten Person) als auch das Experimentieren mit Veränderungen (Positionswechsel einer oder mehrerer Figuren) und das Spüren der Auswirkungen erleichtert.

Visualisierungen suggerieren andererseits leichter die Idee von Wirklichkeit (»So ist es«), sie schaffen Eindeutigkeit, die nicht immer wünschenswert ist. Häufig ist es daher sinnvoll, in der sprachlichen Formulierung wieder den Konjunktiv einzuführen: »Das schaut hier so aus, als würde … Es könnte nützlich sein, dass wir den Zusammenhang so verstehen …« Immer muss berücksichtigt werden, dass das Bild eine neue Realität schafft, die auf die Betroffenen zurückwirkt.

Mögliche Erweiterungen des Familienbrettes betreffen die Nutzung von Figuren/Symbolen für das Symptom, für die Darstellung von Ressourcen, Lösungen oder Hindernissen. Auch innere Anteile können am Familienbrett visualisiert werden. In diesem Zusammenhang eignet sich die Verwendung von Playmobil-, Szeno- oder Tierfiguren.

13.3 Zeitstrahl

Visualisierungen eignen sich aber nicht nur für die Darstellung der sozialen, sondern auch der zeitlichen Dimension. So können zum Beispiel biografische Daten parallel zur Störungsanamnese erhoben werden, wodurch vor allem bei chronischen und rezidivierenden Störungen der Zusammenhang zwischen »life-events« und dem Krankheitsverlauf sichtbar wird. Eine »typisch systemische Note«

bekommt dieses Instrument, wenn in einer zusätzlichen Spalte Gelungenes, Ressourcen und frühere Lösungsversuche erhoben werden. Da dabei viele Informationen verwaltet werden, empfiehlt sich die Nutzung eines Flipcharts.

Eine 26-jährige Patientin, Susanne, seit 10 Jahren mit einer Borderline-Störung diagnostiziert, die meiste Zeit in stationären und teilstationären Behandlungseinrichtungen lebend, berichtet im Erstgespräch über ihr »vergacktes Leben«. Es habe schon im Kindergarten mit massiver Trennungsangst begonnen, in der Pubertät seien die Drogen dazugekommen, sie habe die Schule abgebrochen, teilweise auf der Straße gelebt, sich prostituiert, dabei auch viel Gewalt erlebt. Die Eltern hätten den Kontakt abgebrochen, nachdem sie ihnen einmal im Drogenrausch das Haus angezündet hätte. Freunde gäbe es kaum, dafür sei sie in jeder Behandlungseinrichtung Wiens bestens bekannt. Aufgrund dieser durchgehend negativen Schilderung frage ich nach der besten Zeit ihres Lebens: »Gab es auch eine Phase, in der es besser gelaufen ist, wo es Hoffnung auf ein gutes Leben gab? Was war denn die beste Zeit in Ihrem Leben, was ist damals Gutes passiert?« Die Patientin zögert kurz, erwähnt die Volksschule, fällt dann aber sofort wieder in die Schilderung der nachfolgenden Katastrophen. Ich betone noch mal die Wichtigkeit, das Leben in seiner ganzen Schwankungsbreite wahrzunehmen, und schlage vor, einen Zeitstrahl zu gestalten und auf diesem positive und negative Lebensereignisse und die Entwicklung der Störungssymptome einzuzeichnen. Darüber hinaus wird grafisch durch Kurvenverlauf oberhalb und unterhalb der Null-Linie dargestellt, ob es sich um gute, schlechte oder »gemischte« Phasen handelte.
An die frühe Kindheit erinnert sich die Klientin wenig – aber sie meint, damals wäre alles in Ordnung gewesen. Es gäbe immerhin viele Fotos von ihr und ihrer Mama, die mit ihr gemalt, gebastelt und im Garten gespielt habe. »Damals hat die Mama noch Zeit für mich gehabt.« Die Probleme begannen laut Patientin mit dem Kindergarten. Sie wollte nie von Mama weg, zumal damals auch

der Bruder zur Welt kam und sie sehr eifersüchtig war. »Es war jeden Tag ein Riesen-Geheule, meine Mama war nur mehr genervt.« In der Volksschule sei es besser geworden, sie erinnert sich an ihr gutes Verhältnis zu ihrer Lehrerin, Freunde hätte sie allerdings wenig gehabt. Die beste Zeit sei die Unterstufe gewesen, damals hatte sie auch eine beste Freundin, mit der durfte sie sogar reiten gehen. Nachdem ihre Freundin weggezogen war, wollte sie Anschluss an die »coole Clique« finden, und begann, heftig abzunehmen. Da wurde es mit den Eltern wieder schwierig, weil die befürchteten, dass sie magersüchtig werde. Nachdem die Eltern das Essen kontrollierten und sie zum Essen zwangen, begann sie mit Drogen. Sie musste die 5. Klasse wiederholen, dann brach sie die Schule ab. Danach kam es zur schlimmsten Zeit ihres Lebens: Bruch mit den Eltern, sie lebte teilweise auf der Straße, prostituierte sich, wurde öfter vergewaltigt, konsumierte wahllos Drogen, war mehrmals auf der Intensivstation.

»Durch welches Wunder haben Sie das überlebt?«, fragte ich die Klientin. Was sie dann erzählte, war tatsächlich ein kleines Wunder. Über den Krankenhausseelsorger kam eine Nonne einer Klosterschule zum Besuchsdienst, zwischen den beiden entstand eine tiefe Beziehung. Die Nonne – Schwester Maria – machte es sich zur Aufgabe, Susanne zu retten, und nahm sie zu sich in die Schule. Sie hatte vor, ihr eine Ausbildung zur Erzieherin zu ermöglichen, wenn sie es schaffen würde, ein Jahr drogenfrei zu bleiben. Das schaffte Susanne nicht – aber immerhin – acht Monate lebte sie mit Schwester Maria in der Klosterschule, nahm in dieser Zeit auch wieder Kontakt zu ihren Eltern auf – noch eine »beste Zeit« ihres Lebens.

In den letzten fünf Jahren hat die Patientin wieder einiges an Drogen konsumiert, sie ist jetzt auch substituiert und nimmt immer wieder (teil-)stationäre Behandlungen in Anspruch. Der Kontakt zu den Eltern ist gegeben, wenn auch nicht innig. Aus der Grafik mit den positiven und negativen Auslenkungen wird ersichtlich, dass Susanne jetzt schon seit mehreren Jahren den Totalabsturz verhindern kann. Natürlich könnte man auch feststellen, dass die

Störung auf einem sehr niedrigen Funktionsniveau chronifiziert, aber die Formulierung »Wie schaffen Sie es, nicht wieder ganz tief abzustürzen, sich nicht mehr in Lebensgefahr zu bringen?« ist eher geeignet, Ressourcen ins Blickfeld zu rücken. Tatsächlich sagt Susanne dann, dass sie gelernt habe, Hilfe in Anspruch zu nehmen und in Beziehung zu bleiben – mit ihren Eltern, aber auch mit einer Case-Managerin der Suchthilfe. Bei dieser Gelegenheit wird der Patientin auch klar, dass die beiden wirklich guten Phasen in ihrem Leben mit Beziehungen zu tun hatten: zuerst ihre Volksschullehrerin, dann ihre beste Freundin, später Schwester Maria. Der Zeitstrahl hat geholfen, diesen »protektiven Faktor« sichtbar zu machen und im weiteren Therapieverlauf zu berücksichtigen.

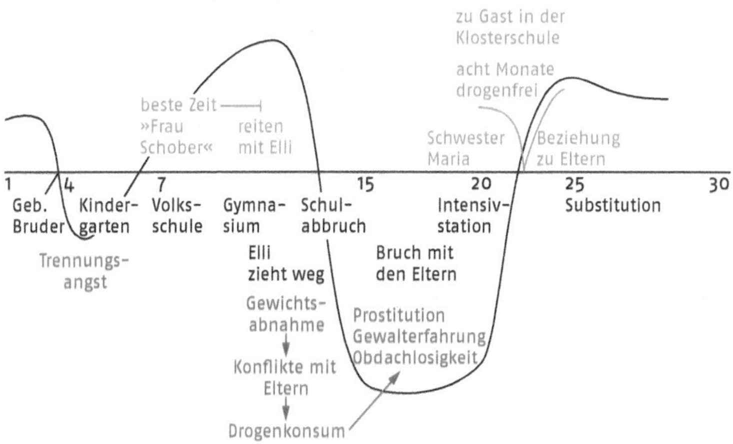

13.4 Idiografische Systemmodellierung

Zuletzt soll hier noch die idiografische Systemmodellierung von Günter Schiepek (1991) vorgestellt werden. Hier werden in einer ersten Therapiephase die Wechselwirkungen zwischen problemauslösenden, -aufrechterhaltenden und -abschwächenden Faktoren exploriert und dann grafisch dargestellt. Die Visualisierung berücksichtigt auch Ressourcen, Lösungsideen und Zielvorstellungen.

Obwohl auf den ersten Blick unübersichtlich, wird durch die schrittweise gemeinsame Anfertigung oft ein erhellendes Verständnis der vielfältigen Zusammenhänge und damit auch Einflussmöglichkeiten gewonnen. Die idiografische Systemmodellierung dient damit sowohl als »Erklärung« für die Fortdauer des Problems als auch als Grundlage für mögliche Veränderungen.

Im Beispiel unten ging es um einen 24-jährigen Mann, der zunächst eine deutliche Angstsymptomatik und massive Selbstzweifel berichtete. Er hat zwei Studien und eine Maklerausbildung abgebrochen, entweder weil er sich überfordert fühlte oder das Interesse verlor. Der Patient führte seine Angstneigung auf einen schweren Autounfall des Vaters in seiner Kindheit zurück – damals habe er seine Unbekümmertheit verloren und begonnen, sich vor der Zukunft zu fürchten. Statt diesem biografischen Bezug viel Platz zu geben, wurden im Erstgespräch der erhebliche THC-Konsum und das ausgeprägte Vermeidungsverhalten als problemaufrechterhaltende Faktoren thematisiert. Als wichtige Ressourcen wurden seine Freundin Tina und Sport exploriert. Die Wechselwirkungen wurden mittels »idiografischer Systemmodellierung« verdeutlicht, wobei dem Patienten klar wurde, dass das Vermeidungsverhalten der einzige problemaufrechterhaltende Faktor ist, den er bislang nicht beeinflussen konnte. Dies bildete den Fokus der weiteren Zusammenarbeit.

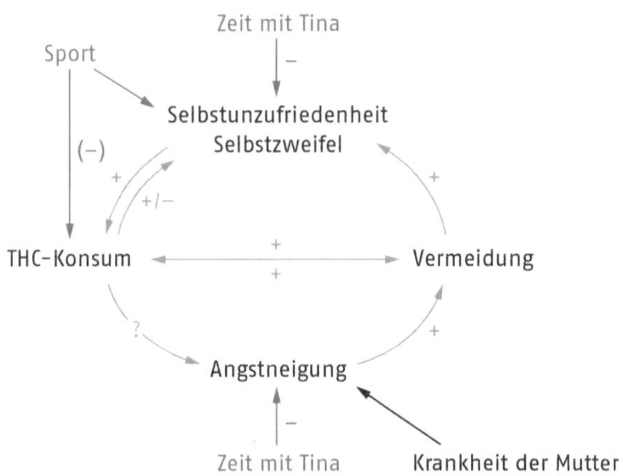

KAPITEL 14

Aufgaben und Rituale

Systemische Therapie ist nicht zwingend Kurztherapie, aber sie ist fast immer niedrig frequent. Das heißt, die Abstände zwischen den Therapiesitzungen sind groß. Zwei bis drei Wochen sind übliche Intervalle, wöchentliche Therapiesitzungen sind eher die Ausnahme und verweisen auf eine besondere Akuität der Symptomatik oder auf Besonderheiten des therapeutischen Settings (z. B. stationärer Kontext). »Therapie findet zwischen den Sitzungen statt« ist die zugrunde liegende Überzeugung. Insofern gewinnen Interventionen, die ihre Wirkung zwischen den Sitzungen entfalten, also »Aufgaben«, eine besondere Bedeutung.

Während in den Anfängen der Familientherapie – v. a. von der Mailänder Schule – diese Abschlusskommentare und Aufgaben autoritär verkündet wurden, ziemlich standardisierten Regeln entsprachen (z. B. paradoxe Intervention) und häufig eine massive Irritation darstellten, ist die Anwendung von Aufgaben in moderner Systemischer Therapie individualisierter und »milder«. Aufgaben sind dann kein »Überraschungsangriff«, sondern ergeben sich schlüssig aus dem thematischen Fokus der Therapieeinheit und dienen dazu, die Auseinandersetzung mit einem Thema im Alltag der KlientInnen einzubetten und in der Zeit zwischen den Sitzungen bedeutsame neue Erfahrungen zu ermöglichen. Diese Aufgaben dienen daher der »Transfersicherung«: Sie sollen dazu beitragen, dass das in der Therapie Erarbeitete sich im Leben der Klientin auswirkt. Darüber hinaus kann im Sinne einer »Bodenaufbereitung« über entsprechende Beobachtungs- und Reflexionsaufgaben auch die Annäherung an ein Thema vorbereitet werden.

Die unterschiedlichen Ansätze innerhalb der Systemischen Therapie haben teilweise sehr spezifische Aufgaben entwickelt. Auf einige davon soll am Ende dieses Kapitels eingegangen werden. Für einen differenzierten Einsatz von Aufgaben erscheint mir aber vor allem die Unterscheidung von Beobachtungs-, Reflexions- und Verhaltensaufgaben sinnvoll.

14.1 Beobachtungsaufgaben

Beobachtungsaufgaben sind gerade zu Beginn eines Therapieprozesses oft die Methode der Wahl, da sie zwar bereits auf Veränderungen zielen, aber diesbezüglich keinen Druck erzeugen. Sie treten damit nicht direkt in Konkurrenz mit den gewohnten Fühl-Denk-Verhaltensmustern. Steve de Shazer hat darauf hingewiesen, dass man »Klagenden« – also KlientInnen, die zwar Beschwerden, aber keine klaren Zielvorstellungen äußern bzw. die Verantwortung für wünschenswerte Veränderungen bei anderen verorten – nur Beobachtungsaufgaben geben sollte. Verhaltensaufgaben sind hingegen bei »Kunden« nützlich, also bei KlientInnen, die sich selbst aktiven Einfluss auf die Lösung zuschreiben.

Unabhängig von diesem Merkmal sind Beobachtungsaufgaben häufig hilfreich, wenn Kontexte, in denen Probleme/Problemausnahmen/Lösungen entstehen, differenzierter erkundet werden sollen. Dabei kann der Fokus auf Ausnahmen oder Unterschiede gelegt werden. Im ersten Fall fragen wir: Was ist in den Situationen anders, wenn das Problem nicht oder weniger stark auftritt? Unter welchen Bedingungen ereignet sich die Ausnahme? Im anderen Fall kann z. B. mittels Skalierung die Symptomausprägung kontextualisiert werden. In beiden Fällen werden Problemzusammenhänge sichtbar, woraus sich Ideen für Einflussmöglichkeiten ergeben können. Diese Aufgaben können auch gegeben werden, wenn die Veränderungsbereitschaft niedrig oder unsicher ist bzw. wenn noch nicht ausreichend sichergestellt ist, dass die Veränderung des Problems keine zu hohen neuen »Kosten« verursacht (»nur beobachten, aber noch nichts handelnd verändern«).

Als Standardaufgabe nach der ersten Therapiesitzung wird aus lösungsorientierter Sicht die schon beschriebene First Session Formula Task empfohlen: »Beobachten Sie, was sich an Ihrem Leben nicht ändern soll.« Oder: »Beobachten Sie, was von dem, was in Ihrem Leben bislang nur vereinzelt passiert, häufiger geschehen sollte.« In Familien- und Paartherapien kann es auch hilfreich sein, die Ausnahmen beim jeweils anderen beobachten zu lassen, um durch diesen Aufmerksamkeitsfokus negative Interaktionszyklen zu unterbrechen. Besonders wirkungsvoll kann diese Beobachtungsaufgabe in Kombination mit einer Verhaltensaufgabe bei einem anderen Familienmitglied sein.

In einer Paartherapie beklagt sich die Frau über das rücksichtslose und desinteressierte Verhalten ihres Mannes. »Er ist nicht nur depressiv. Er lässt sich auch gehen.« Der Ehemann wehrt diese Zuschreibung nur halbherzig ab, er sieht zwar die Depression als wesentliche Bedingung seines Verhaltens, räumt aber ein, dass es auch Momente des »Gehenlassens« gibt: »Da ist schon was dran.« Ich bitte den Klienten, zwei Tage pro Woche auszuwählen, an denen er sich nicht gehen lässt, dies aber nicht zu kommentieren. Seiner Frau gebe ich die Aufgabe, ihren Mann zu beobachten und herauszufinden, um welche zwei Tage es sich handelt. Die »Auflösung« soll erst in der nächsten Therapiesitzung stattfinden. Durch diese Aufgabe verschiebt sich der Aufmerksamkeitsfokus der Frau auf Anzeichen des Bemühens. Beim nächsten Termin meldet sie zurück, dass sie nur einen Tag eindeutig identifizieren konnte (»Da hat mein Mann für mich gekocht, das hat er seit Jahren nicht gemacht«), dass es aber insgesamt eine untypische Zeit war, weil ihr Mann sich an jedem Tag fallweise bemüht hätte. Diese Aussage verwundert ihren Mann, denn die anderen Tage hätte er sich verhalten wie immer. Genaueres Nachfragen, woran sie das »Bemühen« erkannt hätte, macht für beide deutlich, dass es nicht einfach gute und schlechte Tage gibt, wie der Mann es dargestellt hatte, sondern dass es an jedem Tag Phasen des Bemühens gibt, in denen er sich trotz mangelnden Antriebs zu Aktivitäten entschließt, wie auch Phasen der Resignation, in denen er sich seiner Depression »ergibt«. In weiterer Folge wird deutlich, dass der Auslöser für das »Sich-Ergeben« häufig eine Kränkung durch Nichtanerkennung der Bemühung durch seine Frau ist. »Wenn sie es gar nicht bemerkt, zahlt sich die Mühe nicht aus.« Ich drücke mein Verständnis für diesen Mechanismus aus, weise andererseits darauf hin, dass es eine recht störanfällige Aufteilung von Verantwortung ist, wenn die explizit formulierte Anerkennung seiner Frau sein »einziger Treibstoff« ist, wenn seine Energie und Entschlossenheit damit an die Daueraufmerksamkeit seiner Frau gebunden ist. Wir überlegen gemeinsam, ob es sinnvoll wäre, »energieautark« zu werden, was für Vor- oder Nachteile das für jeden Einzelnen hätte, worin dann die Bedeutung der Partnerschaft bestünde etc.

Die wesentliche therapeutische Aufgabe besteht darin, die subjektive Realitätskonstruktion der beiden so zu modifizieren, dass sich die Paardynamik, die wechselseitige Bedürfnisregulation nicht chronifizierend auf die depressive Verstimmung auswirkt. Die Verschreibung einer Aufgabe dient dabei der Muster-Unterbrechung und schafft eine neue Erfahrung, die dann therapeutisch für den weiteren Prozess genützt wird.

14.2 Vorhersageaufgaben

Am Übergang von Beobachtungs- zu Reflexionsaufgaben können wir die Vorhersageaufgaben ansiedeln, die v. a. dann zur Anwendung kommen, wenn Ausnahmen vom Problem (»Wann tritt das Problem nicht auf?«) scheinbar zufällig vorkommen. In den meisten Fällen sind KlientInnen in der Lage, das Auftreten oder Ausbleiben des Problems überzufällig häufig vorherzusagen, selbst wenn sie die zugrunde liegenden Regeln nicht benennen können. Vorhersagen können auch genützt werden, wenn das Problem »immer« besteht, aber in der Intensität variiert. Dann müssen sie in grobe Kategorien wie

»gut, mittel, schlecht« oder aber auch »ganz schlimm, schlimm, nicht ganz so schlimm« eingeteilt werden. Die Erfahrung, dass relativ oft eine zutreffende Vorhersage gelingt, kann dann für die weitere Reflexion genützt werden (Warum haben Sie das am Vorabend gewusst, wovon hängt es ab, was Sie für den nächsten Tag vermuten?), wodurch in weiterer Folge Einflussmöglichkeiten auf das Symptom sichtbar werden.

14.3 Reflexionsaufgaben

Wenden wir uns nun den Reflexionsaufgaben zu. Eine »Standardanleitung« für Reflexionsaufgaben könnte sein, das Ergebnis einer Therapieeinheit am Ende einer Stunde in einem Kommentar zusammenzufassen und daran eine Reflexionsaufgabe zu knüpfen. »Heute ist deutlich geworden, dass durch die Enttäuschungen der letzten Jahre Ihr Vertrauen in sich selbst stark erschüttert wurde. Sie sind sehr verunsichert und tendieren dann dazu, sehr kritisch und abwertend mit sich umzugehen. Dieser Umgang mit sich selbst schwächt Sie aber weiter. Ich würde Sie daher bitten, bis zum nächsten Mal genau nachzudenken, was Sie an sich wertschätzen können, was Ihnen gut gelungen ist, worauf Sie sich bei sich verlassen können. Vielleicht machen Sie sich auch ein paar Notizen, denn ich würde gerne das nächste Gespräch damit beginnen.«

Oder: Eine 42-jährige Frau, Mutter zweier pubertierender Kinder in einem unbefriedigenden Arbeitsverhältnis und einer konfliktreichen Ehe, präsentiert sich im Erstgespräch rundum unzufrieden, überfordert, aber auch vorwurfsvoll. Es entsteht der Eindruck, dass diese Vorwurfshaltung einen wesentlichen Beitrag zu den vielen belastenden Konflikten leistet. Die Patientin bestätigt dies, indem sie gegen Ende der Stunde sagt: »Ich glaube, mein Hauptproblem ist, dass ich die Menschen und die Dinge nicht so annehmen kann, wie sie sind.« Ich äußere meine ehrliche Anerkennung für diese überraschende Einsicht und nütze sie für folgende Aufgabe: »Frau Schuh, mich hat dieser mutige Blick auf Sie selbst sehr beeindruckt. Die Frage ist aber jetzt, wie können wir diese Einsicht nützen? So wie Sie das beschreiben, dürfte es sich da um ein sehr fest verankertes Muster handeln, trotzdem glaube ich, dass Sie dem nicht hilflos ausgeliefert sind. Die Frage ist doch immer: ›Welche Person möchte ich werden?‹ Deshalb würde ich Sie bitten, bis zum nächsten Mal nachzudenken: ›Wer will ich mit 50 sein?‹ Was soll dann noch genau so sein wie jetzt, welche Züge will ich hinter mir lassen, was will ich bis dahin neu entwickeln?«

Während Beobachtungsaufgaben auf die Gegenwart fokussieren, können sich Reflexionsaufgaben auf künftige oder vergangene Lebensphasen richten. Darüber hinaus können wir sie auch mit Mini-Ritualen verbinden, womit der Übergang zu den Verhaltensaufgaben markiert wäre, wie z.B. in diesem Fall einer 30-Jährigen, die eine depressive Episode entwickelte, nachdem sie von ihrem Freund verlassen worden war. Die Patientin erklärt, dass sich diese lang dauernde, ängstliche, hoffnungslose Stimmung bereits im Laufe der letzten Jahre aufgrund diverser Schwierigkeiten und Belastungen entwickelt hätte, die Trennung habe ihr dann »den Rest gegeben«. Am Ende der Stunde fasse ich zusammen: »Wir haben heute festgestellt, dass Ihnen die forsche 18-Jährige, die von zu Hause weggegangen ist und sich im Ausland eine Arbeit gesucht hat, die sich unerschrocken diesen Anforderungen gestellt hat und fest an ihre gelingende Zukunft geglaubt hat, in den Turbulenzen der letzten Jahre und vor allem jetzt, seit der Trennung, abhandengekommen ist. Ich würde Sie bitten, diese 18-jährige Cathrin dreimal pro Woche einzuladen. Nehmen Sie sich Zeit für ein »inneres Gespräch« mit ihr. Sie können das bei einer Tasse Tee machen oder in der Badewanne – aber widmen Sie ihr zumindest 10 Minuten, um sich mit ihr über ihren Blick auf die Welt zu unterhalten. Was erlebt sie, wie geht sie damit um? Was sagt sie zu Ihrer Lebenssituation – was rät sie Ihnen?

14.4 Verhaltensaufgaben

Neben dieser sehr individualisierten »Hausaufgabe« können natürlich auch alle möglichen anderen Übungen und Verhaltensweisen verordnet werden, die der Ermutigung oder der Entspannung dienen. So wie ein Physiotherapeut Kräftigungs- und Dehnungsübungen aufgibt, können auch in der Psychotherapie Verhaltensweisen, die sich positiv auf den Zustand des Betroffenen auswirken, »verordnet« werden. Der Vorteil in der psychotherapeutischen Medizin ist, dass diese Verordnungen häufig auch den Rollenerwartungen entsprechen. Eine erfahrene Onkologin (Heinz 2014, mündliche Mitteilung), die eine systemische Ausbildung besuchte, berichtete, dass sie regelmäßig ihren Rezeptblock benützt, um »dreimal täglich 10 Minuten Pause« oder »dreimal wöchentlich – nein leider, ich habe keine Zeit, das kann ich dir nicht abnehmen« zu verordnen.

Für lösungsorientierte und strategische TherapeutInnen ist die Formulierung von spezifischen Handlungsaufgaben am Ende einer Sitzung ein substanzieller Bestandteil der Therapie, vorausgesetzt, die Veränderungsmotivation der KlientInnen lässt dies sinnvoll erscheinen. Manchmal erscheint die »Bauanleitung« für lösungsorientierte Handlungsaufgaben eher trivial – sie folgen nämlich häufig dem Prinzip: »Tun Sie mehr von dem, was wirkt« oder »Tun Sie das Leichteste von dem, was anders wäre, wenn das Problem gelöst ist«. Stellen wir uns eine depressive Klientin vor, die auf die Frage, was sie tun würde, wenn morgen wie durch ein Wunder die Depression weg wäre, sagt: »Dann würde ich in der Früh mit dem Wecker aufstehen, mir ein Frühstück machen, mich duschen, die Einkäufe erledigen, die Garage aufräumen, die Wintergarderobe aussortieren, mich nachmittags mit einer Freundin zum Kaffee treffen und das Abendessen für meinen Mann vorbereiten.« Diese Patientin könnte man fragen, ob es irgendetwas davon gibt, eine einzige Aktivität, oder zwei, die sie morgen auch mit Depression erledigen könnte … Oder man fordert sie auf, nach Überwindung des morgendlichen Stimmungstiefs die jeweilige Schwere der Depression zu beurteilen und dann ein bis drei Aktivitäten aus der Liste auszuwählen …

Interessante Varianten lösungsorientierter Aufgaben ergeben sich durch die Einführung eines Zufallsparameters (»Werfen Sie eine Münze – bei Zahl machen Sie so weiter wie immer, bei Wappen machen Sie etwas anderes«) oder eines dichotomisierten Entscheidungsprinzips (»An geraden Tagen machen Sie so weiter wie immer, an ungeraden Tagen machen Sie etwas anderes«). Die Vereinbarung zur Häufigkeit der Aufgabenerfüllung (des Experiments) kann aber auch hochgradig individualisiert getroffen werden (z. B. zweimal pro Woche, einmal am Tag, ein einziges Mal bis zu unserem nächsten Termin …), wodurch die aktuelle Veränderungsmotivation optimal berücksichtigt werden kann. Insgesamt ergibt sich damit eine große Vielfalt an möglichen Aufgabenstellungen, die geeignet sind, eingefahrene Muster zu unterbrechen und damit neue Erfahrungen zu ermöglichen.

Einen Studenten, der aufgrund einer subdepressiven Verstimmung seine Ferien fast ausschließlich zu Hause vor dem Computer verbringt und weder Sport treibt noch Freunde trifft, frage ich nach seiner Einschätzung: »Zu wie viel Prozent ist an Ihrem sozialen Rückzug die Depression und zu wie viel Prozent Faulheit verantwortlich?« Der Patient meint 60 % Depression, 40 % Faulheit. Ich frage, ihn, ob es günstig für ihn wäre, die Faulheit zu überwinden, was er bejaht – aber er wisse ja nie, wann er etwas wegen der Depression und wann er etwas wegen Faulheit absagt. Da uns auch gemeinsam eine Unterscheidung nicht gelingt, schlage ich ihm folgendes Experiment vor: Wann immer er nun von einem seiner Freunde zu einem Treffen eingeladen wird (was aufgrund der guten Vernetzung des Patienten durchschnittlich zwei- bis dreimal täglich erfolgt), würfelt er. Wenn er eins bis vier würfelt (das entspricht ungefähr 60 %), hält er die Depression für die Ursache und bleibt zu Hause. Wenn er fünf oder sechs würfelt, entscheidet er sich fürs Mitmachen. Im nächsten Kontakt berichtet der Patient, dass er nur dreimal gewürfelt hätte – dann hat er sich darüber geärgert, die Entscheidung dem Zufall zu überlassen, und hat beschlossen, nur mehr einmal täglich etwas abzusagen. Und auch in diesen Fällen beruft er sich nicht mehr auf die Depression, sondern erlaubt sich die Aussage: »Dazu hab ich keine Lust.« Jedenfalls gelang durch die Würfelaufgabe eine nachhaltige Musterunterbrechung, der Patient war ab diesem Moment deutlich aktiver.

Die Einführung eines Zufallsparameters (Würfeln oder Münze werfen) wirkt auf den ersten Blick unernsthaft und in fast provokanter Art banal. Jedenfalls entspricht es nicht dem traditionellen Bild von Psychotherapie als Ort der durch die empathische Haltung des Therapeuten geförderten Selbstreflexion. Wenn man eine Aufgabe dieser Art gibt, muss einem klar sein, dass das irritieren kann. Oft ist daher eine begleitende Erklärung hilfreich, z. B.: »Ich möchte Ihnen jetzt einen Vorschlag machen, der Sie vielleicht irritiert, etwas, was auf den ersten Blick banal ausschaut. Ich möchte Ihnen das aber zumuten, weil ich das Gefühl habe, dass Sie in einem Netz von Gedanken und Überlegungen gefangen sind, das Sie immer mehr in eine passive Haltung, in die Entscheidungsunfähigkeit zwingt. Dadurch kommt es zu einer Stagnation, die wir durch heftiges Nachdenken in der Therapie auch nicht schnell beenden werden. Um diese Stagnation wirkungsvoll zu unterbrechen, braucht es neue Erfahrungen. Neue Erfahrungen macht man nur, wenn man sich anders verhält. Sie kennen vielleicht den Satz von Einstein: Die Definition von Wahnsinn ist, immer wieder das Gleiche zu tun und andere Ergebnisse zu erwarten. Daher würde ich Sie bitten, ab morgen …«

Ähnliches gilt für die »So-tun-als-ob«-Aufgaben, in denen der Patient aufgefordert wird, in definierten Situationen so zu tun, als ob das Problem verschwunden wäre, und die Auswirkungen zu beobachten. Wichtig ist dabei soziale Geheimhaltung, das heißt, die Familienmitglieder werden darüber nicht informiert. All diese Interventionen gehen davon aus, dass »Einsicht« nicht zwingend die Voraussetzung für Veränderung ist, dass Menschen in interaktionellen, aber auch intrapsychischen Mustern gefangen sind, die es zu unterbrechen gilt, um die Möglichkeit neuer Erfahrungen zu schaffen.

Bei hoher Ambivalenz bzw. geringer Veränderungsbereitschaft

werden, wie bereits ausgeführt, Verhaltensaufgaben wahrscheinlich nicht erfüllt. Hier kommen entweder Beobachtungsaufgaben oder auch paradoxe Interventionen zum Einsatz. Der Patient wird dabei aufgefordert, nichts zu verändern, »da das Symptom die Lösung für ein anderes Problem ist und zuerst geklärt werden muss, wofür das Symptom wichtig ist«. Evtl. wird das Symptom sogar verschrieben – der Patient muss sein Zwangsritual genau 10 Mal durchführen, er muss 3 × 30 Minuten pro Tag sich ganz seiner Depression widmen, um herauszufinden, wofür sie wichtig ist. Die Wirkabsicht ist dabei, den unproduktiven Kampf gegen das Symptom aufzugeben und über die absichtliche Herbeiführung wieder eine Kontrollerfahrung zu machen. Immer wieder werden durch Symptomverordnungen Kräfte mobilisiert, die einen Ausstieg aus dem etablierten Symptomverhalten erlauben. »Am dritten Tag sind mir die drei mal dreißig Minuten Depression so auf die Nerven gegangen, dass ich lieber einkaufen gegangen bin. Ich hab echt keine Lust mehr, mich so vom Leben abschneiden zu lassen.« Bei schweren Symptomausprägungen sind paradoxe Interventionen allerdings zurückhaltend einzusetzen. Zu groß ist die Gefahr, dass sich KlientInnen dabei nicht ernst genommen fühlen und die Symptomverschreibung als zynisches Manöver wahrgenommen wird. Während paradoxe Interventionen früher zum Standardrepertoire der Familientherapie gehörten, werden sie heute nicht mehr routinemäßig, sondern nur bei hoher Ambivalenz bezüglich Veränderung eingesetzt.

Eine besonders große Bedeutung haben Aufgaben und Verschreibungen auch in der strategischen Therapie, die in den letzten Jahren vor allem von Nardone und Watzlawick weiterentwickelt wurden. Der zentrale Wirkmechanismus strategischer Therapie ist das »Aushebeln« jener Mechanismen, die das Problem aufrechterhalten. Dafür werden die relevanten Merkmale des Wahrnehmungs-Reaktions-Systems des Klienten erforscht, während auf Überlegungen zur Genese, den »Ursachen«, des Problems völlig verzichtet wird. Problemzusammenhänge werden nur so weit erfragt, wie sie zur Lösung des Problems nötig sind, davon abgesehen besteht wenig Interesse an Familienstrukturen oder biografischem Material (vgl. Wagner/Russinger 2016, S. 47 f.). In einer Art »Interventionsverschreibungspraxis« (die durchschnittliche Sitzungsdauer beträgt laut Nardone bei Folgegesprächen nur 10 bis 20 Minuten – mündliche Mitteilung, Nardone 2011) werden immer jene Aufgaben verschrieben, die aus Sicht des strategischen Therapeuten im jeweiligen Moment förderlich sind, um problemaufrechterhaltende Muster zu verstören. Die meisten strategischen Interventionen zielen dabei primär auf das Verhalten ab: Sie unterbrechen die bisherigen Lösungsversuche des Klienten, indem konkrete alternative Verhaltensweisen in Form von Experimenten oder Aufgaben vorgeschlagen werden. Hinzu kommen Reframing-Techniken, die dazu verhelfen, neue Sichtweisen des Problems zu entwickeln, und damit ein kognitives Gegengewicht zu den verhaltensorientierten Interventionen darstellen. Wie die Betroffenen ihre Realität konstruieren (»perzeptiv-reaktives System«), ist dabei von zentraler Bedeutung (vgl. Nardone, Watzlawick 1994).

In mehreren Publikationen werden eindrucksvolle Fallverläufe mit hochgradig individualisierten Aufgaben dargestellt, die auch schwerste, chronifizierte Störungen wirkungsvoll durchbrechen und damit bei kritischen Lesern manchmal Zweifel entstehen lassen (z. B. Nardone 2007, Thoma 2011). Möglicherweise sollte man diese Geschichten eher als idealisierte Darstellungen (»So könnte man Therapie auch denken«) denn als Beschreibungen realer Therapieprozesse betrachten. Um die grundlegenden Wirkannahmen strategischer Therapie zu verstehen, sind sie allemal lesenswert. Allerdings können diese auch anhand einer vergleichsweise einfachen Geschichte aus der eigenen Praxis dargestellt werden.

Von einer erfahrenen Traumatherapeutin wird mir ein 24-jähriger Fahrschullehrer zugewiesen, dessen Lebensgefährtin vor sechs Wochen unerwartet – und zwar in den frühen Morgenstunden – neben ihm im Bett verstorben ist. Die junge Frau hatte im Rahmen ihrer weitgehend verheimlichten Bulimie eine Elektrolytentgleisung, erlitt um 5 Uhr morgens einen epileptischen Anfall und verstarb noch, bevor die Rettung eintraf. Der junge Mann, Herr Miller, war verständlicherweise geschockt, verarbeitete das

> Ereignis aber gut. Er hat die Schlafzimmermöbel gewechselt, weil er in diesem Bett nicht mehr schlafen konnte, er war im Krankenstand, wollte aber bald wieder arbeiten gehen, regelte gemeinsam mit den Eltern seiner Verlobten das Begräbnis, hatte viel Kontakt mit Freunden, fing auch wieder an, im Fitnesscenter zu trainieren. Dabei setzte er sich völlig adäquat mit der Frage auseinander, ob und wie schnell er ins normale Leben zurückfinden könne/solle/dürfe. Er trauert mit seinen ehemaligen Schwiegereltern und mit den Freunden seiner Verlobten, aber er gönnt sich auch »Pausen von der Trauer«, z.B. beim Training. Das einzige »krankheitswertige Symptom« in diesem sonst völlig »gesunden« Trauerprozess waren frühmorgendliche Panikattacken. Täglich gegen 5 Uhr wird Herr Miller durch eine Panikattacke aus dem Schlaf gerissen und braucht dann fast zwei Stunden, bevor er sich wieder beruhigt. Die Traumatherapeutin schickte ihn mit der Bitte um eine psychopharmakologische Behandlung zu mir, der Patient selbst stand einer medikamentösen Therapie – nicht zuletzt wegen seines Berufes als Fahrschullehrer – eher kritisch gegenüber. Vor diesem Hintergrund entschied ich mich zunächst für eine nicht pharmakologische, eine strategische Intervention: Ich bat den Patienten, sich täglich für 4.30 Uhr den Wecker zu stellen und die erste Stunde des Tages dem Gedenken an seine Freundin zu widmen. Wenn das funktioniert, soll er pro Woche den Wecker um 10 Minuten später stellen …

Inwiefern können wir das als eine strategische Intervention verstehen? Es werden keine Vermutungen über zugrunde liegende ungelöste Probleme angestellt, die morgendlichen Angstanfälle sind nichts anderes als morgendliche Angstanfälle, verweisen nicht auf einen nicht ausreichend verarbeiteten Verlust. Es wird die minimal nötige Veränderung vorgeschlagen, von der angenommen werden kann, dass sie das problematische Muster unterbricht, von jeder psychologisierenden Erklärung wird Abstand genommen. Diese reduktionistische Sichtweise ist für Psycho-ExpertInnen gar nicht einfach, sollte aber zumindest fallweise erwogen werden, wenn sie eine minimalistische und dennoch respektvolle Intervention ermöglicht.

Auch seitens narrativer Therapie und hypnosystemischer Therapie wurden Aufgaben entwickelt, auf die in den entsprechenden Kapiteln noch näher eingegangen wird.

14.5 Rituale

Rituale lassen sich als verdichtete, gemeinschaftlich gelebte und symbolträchtige Handlungsabläufe definieren, die einen über diese Handlung hinausweisenden »Sinn«, eine Bedeutung ausdrücken. Rituale haben in zwei unterschiedlichen Bereichen Bedeutung für die Systemische Therapie: Es geht zum einen um Alltagsrituale, zum anderen um therapeutische Rituale, die wichtige Übergänge oder Bewältigungsleistungen in einer symbolisch verdichteten, erlebnisintensiven Form ausdrücken. Rituale können mit Einzelpersonen, Paaren und Familien durchgeführt werden, sie können in der Therapie detailliert geplant oder nur in ihrer Absicht grob angedacht werden.

Hinsichtlich der Alltagsrituale können Familien darüber befragt werden, wie zufrieden sie mit ihren Ritualen z. B. bezüglich gemeinsamer Mahlzeiten, Freizeitverhalten, Familientreffen, Feiern etc. sind. Die Modifikation von Ritualen, die sich überlebt haben, oder die Einführung von Alltagsritualen, die sich förderlich auf das Familienklima auswirken, ist häufig Gegenstand familientherapeutischer Sitzungen. Unterritualisierten Familien kann bei der Entwicklung förderlicher Alltagsrituale geholfen werden, bei zu starren Ritualen kann die Flexibilisierung gefördert werden. Bei Eltern kleiner Kinder sind Rituale zur Beziehungsgestaltung (»Welche Rituale sichern Ihre Paarbeziehung«) häufig sinnvoll, bei Familien mit heranwachsenden Kindern sind es vor allem Rituale, die den Meinungsaustausch und die Entscheidungsfindung erleichtern. Eine umfassende Darstellung findet sich bei Imber-Black et al. (2015).

Neben den Alltagsritualen verdienen jene Rituale besondere Beachtung, die dabei helfen sollen, schwierige Übergänge positiv zu gestalten. Vor allem wenn es sich dabei um die Gestaltung interaktioneller Prozesse handelt, erfordern sie meist eine genauere Planung.

In einer Familientherapie mit dem 18-jährigen Sebastian, seiner Mutter und seinem Stiefvater wird längere Zeit über sein Ausziehen verhandelt. Die Mutter ist diesbezüglich hochambivalent, zum einen ist sie besorgt, dass der Sohn mit der neu gewonnenen Freiheit nicht gut umgehen kann (er arbeitet nur unregelmäßig und konsumiert fallweise Drogen) und dass er sich »abgeschoben« fühlen könnte, zum anderen sehnt sie sich nach mehr Ruhe und Frieden in der Familie mit den beiden jüngeren Töchtern. Der Stiefvater, der bis vor zwei Jahren ein sehr gutes Verhältnis zu Sebastian hatte, konnte zuletzt seine Feindseligkeit kaum mehr unterdrücken, er drängte auf das Ausziehen des Stiefsohnes und war auch bereit, dessen Wohnung zu finanzieren. Sebastian selbst drängte einerseits ebenfalls aufs Ausziehen, begründete dies aber immer wieder mit einem ärgerlichen »Ihr wollt mich hier eh nicht mehr haben«.

In einer ersten Therapiephase wurden die Bedingungen des Ausziehens verhandelt: Sebastian müsse ein bestimmtes Maß an Verantwortungsübernahme zeigen – einen »normalen Schlaf-Wach-Rhythmus«, keine Beeinträchtigung durch Drogenkonsum, mindestens 25 Stunden Erwerbsarbeit pro Woche. Nachdem er dies vier Wochen geschafft hat und Sebastian daher an der Therapie nicht mehr teilnimmt (»Ich habe mein Ziel erreicht, meinen Teil des Deals erfüllt«), beginnen die Eltern über die konkrete Gestaltung des Auszugs nachzudenken, wobei immer mehr die Sorge der Mutter in den Vordergrund tritt, dass Sebastian das als ein »Loswerden wollen« erlebt. Wir besprechen daher, wie es sich stattdessen anfühlen sollte, welche Gefühle sie ihrem Sohn gerne rund ums Ausziehen vermitteln würde. »Wir trauen dir das zu ... Du gehörst weiter zu uns ... Wir freuen uns auf die Zeit, die wir trotzdem noch mit dir verbringen werden.« Gemeinsam überlegen wir dann, wie diese Botschaften am wirkungsvollsten und glaubhaftesten vermittelt werden können. Die beiden kommen auf die Idee, ein Plakat für die Wohnung des Sohnes anzufertigen. Darauf sollen einige der schönsten Familienerinnerungen (gemeinsame Urlaube und Aktivitäten) durch entsprechende Fotos verewigt sein. Darüber hinaus sollen Gutscheine für gemeinsame Unternehmungen angefertigt werden: die Mutter bietet Shopping-Nachmittage und weitere Übungsfahrten mit dem Auto (dieses Vorhaben war wegen des Drogenkonsums unterbrochen worden), der Stiefvater bietet ihm gemeinsames Klettern an, was sie bis vor Ausbruch der Konflikte vor zwei Jahren regelmäßig gemacht haben. Außerdem kommt die Mutter auf die Idee, die jüngste Schwester, die sehr an Sebastian hängt, aufzufordern, ihm etwas zu zeichnen, woraus seine Zugehörigkeit zur Familie sichtbar wird.

Andere Rituale ergeben sich fast von selbst.

Bei einem ca. 45-jährigen Bipolar-II-Patienten, verheiratet und Vater von zwei Söhnen (sechs und acht Jahre alt), hat sich nach einer hypomanen Episode eine finanziell prekäre Situation eingestellt. Der Patient hatte unvernünftigerweise seinen Job gekündigt, auf eine recht riskante Geschäftsidee vertraut und dabei viel Geld verloren. Als ich den Patienten nach der stationären Therapiephase kennenlernte, bestand ein leicht depressives Zustandsbild, das man allerdings auch auf die aktuelle Situation zurückführen konnte. Der Patient war arbeitslos, die Ehefrau total verunsichert, da dies die erste affektive Phase war, die sie miterlebt hatte. Die erste Therapiephase wurde neben Anpassung der Medikation dafür genützt, eine konstruktive Auseinandersetzung mit den anstehenden Problemen, vor allem der familiären Situation und der Arbeitssuche, zu fördern. Etwa ein halbes Jahr nach Therapiebeginn waren die schlimmsten Folgen abgewendet: Der Privatkonkurs konnte gerade noch verhindert, das Haus, in dem die Familie lebt, durch Unterstützung der Eltern gerettet werden. Der Patient hatte eine Jobzusage, auch die Ehefrau konnte ihre Berufstätigkeit erweitern, sie arbeitet nun 30 statt vorher 20 Stunden, womit die finanzielle Existenz gesichert ist. Das Ehepaar hatte sich durch diese schwierige Zeit auch durch eine Paartherapie begleiten lassen.

In dieser Phase der Behandlung – es ist September und die Schule hat gerade wieder begonnen, berichtet der Patient, dass seine Söhne »unrund« würden. Er ist besorgt, dass seine Kinder erst jetzt, also verzögert, auf die Krise reagieren, und erwägt nun ein spezialisiertes Therapieangebot für seine Söhne. Auch eine Familientherapie käme für ihn infrage, um »die ganze Sache aufzuarbeiten«. Da die Kinder allerdings keinerlei Eskalationen mitbekommen haben und sich die Auswirkungen der Hypomanie auf die beruflichen und geschäftlichen Entscheidungen des Patienten beschränkten (das war mir in einem Paargespräch von seiner Ehefrau bestätigt worden), hielt ich eine weitere Ausdehnung des Behandlungsradius zu diesem Zeitpunkt für eine überschießende Reaktion und eher dem schlechten Gewissen des Patienten geschuldet. Die Kinder waren altersadäquat über die berufliche Veränderung und die daraus resultierenden Engpässe informiert worden, die finanzielle Situation entspannte sich nun wieder, auch die Stimmung in der Paarbeziehung war vorsichtig optimistisch. Statt einer weiteren Behandlungsrunde schlug ich daher vor, diese krisenhafte Phase für offiziell beendet zu erklären. Das sei auch wichtig, weil durch den Schulbeginn des jüngeren Sohnes und die Berufswechsel neue Herausforderungen auf die Familie warten. Ich bat den Patienten, mit seiner Frau abzuklären, ob sie meiner Sicht der Dinge zustimmt – wenn ja, mögen sie gemeinsam darüber nachdenken, welches Ritual zum Ausdruck bringen könnte, dass die Krise jetzt überwunden ist und der Blick gemeinsam auf die Zukunft gerichtet wird. Zwei Wochen später erhielt ich von dem Patienten ein SMS mit dem Titel »unser Ritual« – vier Leinwände, je 40 × 40 cm, bemalt von den vier Familienmitgliedern – zum Thema »unsere Familie«. Und darunter »Wir hatten viel Spaß dabei und sind sehr stolz auf das Ergebnis«.

In der Nachbesprechung 14 Tage später berichtet der Patient, dass sich das familiäre Klima wieder völlig entspannt hat, dass das Bild bereits im Vorzimmer hängt und als Symbol der Zuversicht und der Zusammengehörigkeit weiterhin wirksam ist. »Wir wissen, was geschehen ist, und wir wissen, dass wir es gut bewältigt haben. Wir können uns erinnern, ohne dass es sehr belastet, weil über allem unser Zusammenhalten steht.«

14.6 Abschließende Überlegungen

Abschließend soll noch einmal zusammengefasst werden: Aufgaben – unabhängig davon, ob es Beobachtungs-, Reflexions- oder Handlungsaufgaben sind – zielen darauf, Unterschiede zu gewohnten (»eingespurten«) Fühl-, Denk- und Verhaltensmustern entstehen zu lassen, d. h. sie zielen auf Veränderung. Die Therapeutin muss zu einer Einschätzung kommen, in welchem Erfahrungsbereich das Einlassen auf etwas Neues aus der Sicht der Klientin am wahrscheinlichsten ist (Kriterium Anschlussfähigkeit). Handlungsaufgaben sollten formuliert werden, wenn KlientInnen klare Zielvorstellungen äußern und Veränderungen in ihrem Einflussbereich sehen. Geht es um Musterunterbrechung, sollte man von einem Experiment sprechen (»einmal pro Woche«, »jeden zweiten Tag« …), wenn neue Handlungsmuster eingeübt werden sollen, empfiehlt sich eine regelmäßige Verschreibung. Die richtige »Dosierung« ist für die Durchführung hochgradig relevant. Je unsicherer die Durchführung erscheint, desto seltener sollte sie »verordnet« werden.

Am Anfang der Folgesitzung sollte man immer nach der Aufgabe fragen. Dabei ist zu bedenken, dass alle berichteten Ergebnisse wertvolle Informationen sind: Wenn Aufgaben nicht gemacht oder modifiziert worden sind, sollte man sich dafür interessieren, welche guten Gründe zu dieser Entscheidung führten. Was wurde stattdessen gemacht? Zu welch wichtigen Erkenntnissen hat das geführt? Was sagt das über die Kooperationsweise der KlientInnen aus? Wenn die Aufgabe nicht ausgeführt wurde, gibt das evtl. Hinweis auf einen berücksichtigungswürdigen Unterschied zwischen den Sichtweisen von Therapeutin und Klientin und sollte daher nicht »großzügig übersehen«, sondern in interessierter und wohlwollender Haltung ergründet werden.

KAPITEL 15

Narrative Techniken, Externalisierung

Der Australier Michael White und der Neuseeländer David Epston haben in den frühen 80er-Jahren den narrativen Ansatz entwickelt. Basierend auf der Erkenntnistheorie des sozialen Konstruktionismus von Kenneth Gergen gehen sie davon aus, dass Erfahrungen sozial konstruiert sind. Erkenntnis vollzieht sich in der Gemeinschaft durch Dialog. Die Sprache als symbolisches System organisiert die Wahrnehmung. Familien werden in dieser Perspektive nicht mehr als Systeme verstanden, die wechselseitig ihr Verhalten regulieren, sondern eher als sprachliche Systeme, in denen Mitglieder durch ihre Konversationen Bedeutungen und so eine gemeinsame Wirklichkeit erzeugen (vgl. Schlippe, Schweitzer 2012, S. 152).

Menschen werden als narrative Wesen gesehen, d.h., sie organisieren ihre Erfahrungen durch Narration. »Erzählen ist ein grundlegender Modus der individuellen wie sozialen Konstruktion von Wirklichkeit« (vgl. Grossmann, Russinger 2011, S. 14), wobei das Erzählte immer selektiv ist und nie die Vielfalt des Erlebens wiedergeben kann, »es birgt Ausgelassenes, Nicht-Fokussiertes, Marginalisiertes. … Jedes Erzählen rund um das eigene Selbst gründet in Sinnselektionen. Die realen Erfahrungen und Ereignisse des eigenen Lebens sind nur der ›Steinbruch‹, aus dem wir die Bestandteile unserer Selbsterzählung zusammentragen.«

15.1 Re-Authoring

Die Funktion des Narrativs ist das Erzeugen eines kohärenten Selbstbildes, wobei die Herstellung von Kohärenz im Sinne von Kontinuität, Bedeutung und Sinn als zentrales menschliches Bedürfnis verstanden wird. Unter schwierigen Bedingungen kann aber genau diese Selektionsleistung problemaufrechterhaltend wirken: Die Selbstbeschreibung als unfähig, unbeliebt, als abgelehnt oder defizitär kann die konstruktive Auseinandersetzung mit aktuellen Anforderungen erschweren. Insofern ist ein zentraler Wirkmechanismus narrativer Therapie die Erweiterung der »Selbsterzählung« und damit natürlich der Selbstwahrnehmung um Aspekte des Gelingens, worin sich auch eine lösungsorientierte Haltung realisiert. Als »Re-Authoring« (White 1995) wird die therapeutische Strategie bezeichnet, die darin besteht, eine alternative Geschichte zu entwickeln, die im Gegensatz zu den dominanten »problemgesättigten« Selbsterzählungen steht. Dafür ist es nötig, Ausnahmen zu suchen, deren konkrete Umstände zu erkunden, diesen Ausnahmen Bedeutung zu geben: »Was sagt das über Sie aus, dass Sie sich in diesen Situationen ganz anders verhalten können? Welche Seite von Ihnen wird da sichtbar?« Der alternativen Geschichte wird ein Name gegeben, die Lösung wird »internalisiert«, indem eine Verbindung zum »Wunsch-Ich« hergestellt wird.

Narrative Therapie interessiert sich damit auch für die Aspekte des Gewordenseins, allerdings nicht in der üblichen Form der Biografiearbeit (»Was hat das Leben aus Ihnen gemacht«), sondern gleichsam »gebrochen durch die narrative Linse«: »Welchen Geschichten über sich selbst erlauben Sie, Ihr Leben zu bestimmen?«

Die Versprachlichung des Erlebens – der Bedeutungsgebungsprozess – wird nicht als Repräsentation (Abbildung) verstanden, sondern als Konstruktion (Bedeutungsschaffung) und ist damit grundsätzlich veränderbar. Wie ein bestimmtes Erleben sprachlich »etikettiert« wird, hat dann aber Einfluss auf den nächsten Moment des Erlebens, indem es sich rahmend auf das emotionale Erleben auswirkt. Die Dekonstruktion problemaufrechterhaltender Narrative, die Anreicherung um Aspekte des Gelingens und damit die Förderung des Bewusstseins für die »Autorenschaft des Selbst« (Grossmann und Russinger 2011) sind wesentliche Wirkprinzipien narrativer Therapie.

Greifen wir dazu noch einmal die Geschichte der 50-jährigen Kleinunternehmerin auf, die ich schon im Kapitel 11 vorgestellt habe. Das Narrativ der Klientin war eines der »kumulierenden Belastungen« und der Überforderung: Scheidung, Tod der Mutter, Dachbodenausbau, Firmengründung, Krebserkrankung der Schwester, heimliche Heirat des Sohnes – »das ist mir alles zu viel, ich hab das nicht verarbeitet, immer nur funktioniert.« Entsprechend dem von Uli Russinger (2001) formulierten Prinzip: »Es ist nie zu spät, über sich eine Geschichte der Stärke zu erzählen«, wurde es um die Erfahrung der gelungenen Bewältigung ergänzt. Dies erfordert eine besondere Aufmerksamkeit für positive Aspekte von Krisen und Herausforderungen, was in der Fortsetzung der Fallvignette dargestellt werden soll.

»Die letzten 10 Jahre waren wirklich turbulent und haben hohe Anforderungen an Sie gestellt. Die Veränderungen betrafen fast alle Bereiche des Lebens und viele ganz wichtige Beziehungen: Scheidung, Tod der Mutter, Erkrankung der Schwester, Hochzeit des Sohnes, aber auch neue Partnerschaft, Hausumbau und Firmengründung. Eigentlich sollte man sich nicht fragen, warum Sie jetzt so erschöpft sind, sondern wie Sie das alles geschafft haben. Haben Sie sich je überlegt, was Ihnen die Kraft gab, neben den schicksalhaften Veränderungen, auf die Sie keinen Einfluss hatten, auch noch freiwillige Veränderungen wie den Dachbodenausbau und den Sprung in die Selbstständigkeit zu wagen? Frau Brunner erzählte dann, dass sie damals, als ihr neuer Partner in ihr Leben trat, wusste, dass das mit ihm geht, dass sie sich gut ergänzen, dass sie das gemeinsam schaffen könnten. Das heißt, da gibt es auch eine sehr mutige und entschlossene Seite, die auf ihre eigene Kraft und in eine neue Beziehung vertrauen kann.« Frau Brunner nickt halbherzig und kehrt in ihren Schilderungen zur Erschöpfung zurück nach dem Motto: »Das hab ich jetzt davon.« Ich greife diesen Gedanken auf und frage, ob sich die Erwartungen der Mutigen und Entschlossenen eigentlich erfüllt haben – wie schaut das Ergebnis dieser Anstrengungen aus – wie ist der Dachbodenausbau gelungen, wie lebt es sich jetzt in diesem erweiterten Wohnraum? Wie läuft die Firma? Wie fühlt es sich an, nun sein eigener Chef zu sein, alle wesentlichen Entscheidungen selber treffen zu können, niemanden von ihren Ideen überzeugen zu müssen (das war, wie vom Erstgespräch bekannt, die Hauptmotivation, das Angestelltenleben zu beenden)?

Frau Brunner ist nun bereit, die positiven Auswirkungen ihrer Lebensentscheidungen ausführlicher darzustellen, was sich auch körpersprachlich ausdrückt. Sie wird lebendiger, spricht schneller, richtet sich auf. »Das heißt, in diesem Bereich haben sich die Anstrengungen gelohnt. Dem mutigen und entschlossenen Teil von Ihnen ist es gelungen, Ihre Wohn- und Arbeitsqualität zum Positiven zu wenden. Allerdings können Sie all diese positiven Wendungen im Moment nicht genießen, weil Sie so erschöpft sind. Lassen Sie mich nachfragen – seit wann genau verhindert diese Erschöpfung, dass Sie sich an den Erfolgen Ihres Lebens freuen können?« Frau Brunner führt dann aus, dass es schleichend begonnen habe, so schlimm wie jetzt aber erst seit der Lungenentzündung vor einem halben Jahr wurde. »Seither komm ich nicht mehr auf die Beine.« Um den Unterschied noch deutlicher zu markieren, frage ich nach, wann sie zuletzt eindeutig das Gefühl hatte: »Wir haben es gut hingekriegt, wir haben viel investiert, aber das Ergebnis gibt uns recht.« Frau Brunner nennt – motiviert durch mehrere Nachfragen einen netten Abend mit Freunden, einen Geschäftsabschluss mit einem wichtigen Kunden, eine Kurzreise nach Rom, die sie sich im Anschluss gegönnt haben – all das im letzten Jahr vor der Lungenentzündung. Damit bietet sie mir die Gelegenheit, den Gedanken der »nicht verarbeiteten Lebensereignisse« zu dekonstruieren. Ich frage daher nach: »Wie hätte eigentlich die Geschichte gelautet, die Sie mir vor einem Jahr, vor der Lungenentzündung, erzählt hätten? Wenn ich zufällig auch Gast bei dieser netten Freundesrunde gewesen wäre? Was hätten Sie über die Bewältigung der Scheidung und den Tod der Mutter erzählt?«

Das sind keine rhetorischen Fragen – ich motiviere die Klientin, sich konkret an die damalige Situation zu erinnern und aus dieser Position der Stärke über die schmerzhafte Erfahrung der Scheidung und des Tods der Mutter zu berichten. Was ist da – bei aller Kränkung und Trauer – auch gelungen? Nachdem durch die gezielte Aufmerksamkeitsfokussierung der letzten Fragen ein ressourcenreicherer Zustand eingetreten ist, kann die Klientin nun diese Fragen gut beantworten. »Wir haben eine finanziell halbwegs faire Lösung hingekriegt. Wir haben keinen Vernichtungskrieg geführt, keine Schmutzwäsche gewaschen. Unser Sohn wurde nicht auf eine Seite gezogen, er hatte weiter zu uns beiden eine gute Beziehung.« Ich würdige den Umstand, dass die Kränkung und Enttäuschung nicht zu destruktivem Verhalten geführt hat: »Das ist eine reife Leistung. Das gelingt nicht jedem. Das heißt, neben dem mutigen und entschlossenen Teil gibt es auch einen sehr reifen und verantwortungsvollen Teil, auf den Sie sich in Krisenzeiten verlassen können. Und wie war das beim Tod Ihrer Mutter und bei der Krankheit Ihrer Schwester?« Frau Brunner führt aus, dass die Mutter ziemlich überraschend gestorben ist, sodass man sich auf ihren Tod nicht bewusst vorbereiten konnte. Das Erbe war nicht geregelt, und eigentlich fürchtete sie Konflikte mit ihrer Schwester, da damals die Beziehung eher schwierig war. Bei der Organisation des Begräbnisses und bei der Wohnungsauflösung hätten sie dann aber gut kooperiert, sie hätten sich beide fair und in manchen Fragen großzügig verhalten, sodass die befürchteten Konflikte ausgeblieben sind. Dennoch hätten sie noch längere Zeit einen »Sicherheitsabstand« gehalten, den Kontakt auf das »Geschäftliche« beschränkt. Erst bei der Krebsdiagnose ist es zu einer echten Wiederannäherung gekommen. Nun gehe es der Schwester wieder halbwegs gut, Chemo und Bestrahlung sind überstanden, sie ist froh, dass die Krankheit sie zusammengeführt hat. Auch an dieser Stelle hebe ich hervor, dass es wieder der verantwortungsvollen, großzügigen Seite in ihr gelungen sei, den Ausgang der Krise zu bestimmen. »Tod, ein ungeregeltes Erbe und Krankheit bringen viele Menschen auseinander. Sie hat es mit ihrer Schwester zusammengebracht. Auf welche Stärke, auf welche Kompetenz verweist das aus Ihrer Sicht?« Frau Brunner denkt ein bisschen nach und sagt dann: »Wenn ich weiß, dass es drauf ankommt, versuche ich schon, das Richtige zu machen. Ein guter Mensch zu sein. Nur im Alltag bin ich oft unachtsam, häufig ungeduldig oder selbstgerecht.«

Ich fasse zusammen, was ich über die letzten zehn Jahre gehört habe: »Aus meiner Sich stellt es sich so dar: Sie sind eine leistungsstarke, mutige Frau, die mit viel Einsatz ihre Ideen umsetzt – der Dachboden, die Selbstständigkeit. Sie können Kränkungen und Enttäuschungen verarbeiten, ohne destruktiv zu werden, und faire Lösungen finden. Das sichert Beziehungen langfristig ab, ermöglichte auch die Wiederannäherung an Ihre Schwester. Sie können vertrauen – auf sich selbst, aber auch auf andere. Sonst hätten Sie sich wenige Jahre nach Ihrer Scheidung die Firmengründung mit Ihrem neuen Lebensgefährten nicht getraut. Ich glaube nicht, dass es viel ›Unverarbeitetes‹ in Ihrer Biografie gibt, auch nicht viel, was Sie verändern müssen. Die einzige Spur, die ich mit Ihnen noch weiter verfolgen will, ist das, was Sie als unachtsam bezeichnen. Es könnte sein, dass diese Unachtsamkeit nicht nur Beziehungen, sondern auch Ihre Belastungsgrenzen betrifft. Dass Sie nach der Lungenentzündung zu schnell wieder zum Alltag übergehen wollten und es damit zu Rückschlägen im natürlichen Heilungsverlauf kam. Was würden Sie denn Ihrem Sohn oder Ihrer Schwester raten, wenn er/sie sich nach einer Krankheit nur schleppend erholt?«

Im Zuge dieses Gespräches gelang es, die Idee des »Zusammenbruches aufgrund nicht bearbeiteter Lebensereignisse« völlig zu dekonstruieren und über die Klientin eine »Geschichte der Stärke« zu erzählen. Der Entwicklungsaspekt, die Anforderung der nächsten Lebensphase – und darauf einigten wir uns als Therapieziel – würde darin bestehen, den »Fuß vom Gas zu nehmen« und auch im Alltag achtsamer mit sich und nahen Bezugspersonen umzugehen. Abschließend unterzog ich dieses Ziel einer ökosystemischen Bilanz: »Wer in Ihrem Umfeld wünscht sich, dass Ihnen das gelingt? Wer könnte auch was dagegen haben?« Besondere Aufmerksamkeit verdient hier der Lebensgefährte, der ja auch Geschäftspartner ist. Da ist sich Frau Brunner aber sicher: »Fritz würde sich freuen, er hat in der letzten Zeit immer wieder für mehr Lebensqualität und weniger Einsatz im Geschäft plädiert.« – »Gibt es sonst jemanden, der was dagegen haben könnte? Im Inneren oder im Äußeren?« Diese Frage richtet den Blick auch auf innere Anteile, die der »neuen Achtsamkeit« im Weg stehen könnten – und tatsächlich, Frau Brunner erwähnt einen sehr ehrgeizigen und etwas überheblichen Anteil, der jegliche Empfindlichkeit verachtet. »Den werden wir bei künftigen Entscheidungen im Auge behalten müssen, der hat sicher ein Wort mitzureden« stimmen wir überein.

15.2 Externalisierung

Neben dem hier dargestellten »Re-Authoring«, dem Überwinden der »problemgesättigten Erzählung«, hat vor allem die Technik des Externalisierens in der Systemischen Therapie Bedeutung erlangt. Hier geht es darum, das Problem, Symptom, die Störung als »außerhalb der Person« zu denken. Diese Art des Denkens ist für viele psychotherapeutisch Tätige zunächst kontraintuitiv, da in den meisten Psychotherapiemethoden die andere »Denkrichtung« bevorzugt wird: Was hat das Problem/Symptom mit Ihnen zu tun? Was sagt das über Sie aus? Auch klassisch familientherapeutisches Vorgehen kennt diese Art des Denkens: Für welches Problem ist das Symptom die Lösung? Welche (interaktionelle) Funktion hat das Symptom, welcher Entwicklungsschritt wird damit aufgeschoben, welche schwierigere Aufgabe damit vermieden, welche Bedrohung abgewendet? Was motiviert narrative TherapeutInnen nun, auf diese

Überlegungen zu verzichten und stattdessen eine Fragetechnik zu entwickeln, die das Problem als unabhängig von der Person/der Familie denkt?

Am leichtesten ist diese Herangehensweise im Familienkontext zu verstehen, wenn das Kind »das Problem ist«, indem es ein unerwünschtes Verhalten, z. B. Wutausbrüche, zeigt. (»Toni ist aggressiv. Er gerät nach seinem Vater.«) Hier ist es unmittelbar einsichtig, dass es sinnvoll ist, gedanklich und sprachlich das Problem von der Person zu trennen, da durch die Vermengung von Problem und Person ein negatives Bild vom »Charakter« oder »Wert« des Kindes geschaffen wird, was eine konstruktive Auseinandersetzung mit dem problematischen Verhalten in der Familie erschwert. Wenn das Kind diese »Vermengung« übernimmt, kommt es darüber hinaus zur intrinsischen Attribuierung des Problems (»Ich bin das Problem«) und daraus folgenden Belastungen der Identitätsentwicklung. Wird hingegen »Toni ist aggressiv« umgewandelt in »Da kommt oft uneingeladen der Wutteufel daher«, können im Familiensystem die konstruktiven Kräfte im Umgang mit dem Problem exploriert werden: »Wer merkt es denn als Erstes, dass der Wutteufel kommt? Wem gelingt es denn am ehesten, den Wutteufel auch wieder zu vertreiben? Wer kann denn Toni dabei am besten unterstützen? Toni, welche Fähigkeiten brauchst du denn, um den Wutteufel nicht reinzulassen? Geht's da eher um Schlauheit oder Schnelligkeit oder Stärke? Kannst du dich an eine Situation erinnern, in der dir das gelungen ist? Was war da anders? Wofür wäre es denn gut, es zu lernen, den Wutteufel nicht reinzulassen? Was wäre dann leichter in deinem Leben? Gibt es auch etwas, wobei dir der Wutteufel hilft, wo man ihn noch nicht ausladen sollte?« Gemeinsam mit der Familie werden damit wirkungsvolle Strategien gegen das Problem entwickelt. Oft ist es dabei sinnvoll, den Wutteufel auch kreativ zu gestalten – zu zeichnen, mit Knetmasse darstellen zu lassen oder ein Symbol zu finden. Beispiele dafür finden sich in Wagner/Binnenstein (2018).

Aber auch in der Therapie Erwachsener kann es nützlich sein, das Problem (die Depression, die Anorexie, die Angst, den Ärger, die Kränkung, die Eifersucht …) als außerhalb der Person zu denken, weil dadurch die Beziehung des »gesunden« Menschen zum Problem ins Zentrum der Aufmerksamkeit rückt. Statt »Warum bin ich so?« wird der Umgang mit dem Problem/Symptom zum Gegenstand der Betrachtung. Am Beginn eines externalisierenden Gesprächs wird zumeist die Vergangenheit des Problems erkundet: Wie lange kennen Sie die Angst schon, wann ist sie erstmals in Ihr Leben getreten? In welchen Situationen tritt die Angst mehr oder weniger auf? Wann hat die Angst begonnen, Sie zu stören?

Es folgt eine Evaluierung der Effekte des Problems: Wie hat sich die Angst in Ihrem Leben ausgewirkt? Wie hat sie Ihre Beziehungen beeinflusst? Wie hat sie sich auf Ihr Bild von sich selbst ausgewirkt? Welche Entscheidungen wurden durch die Angst geprägt? Wofür war die Angst an Ihrer Seite auch gut? Wie soll in Zukunft Ihr Verhältnis zur Angst sein? Wenn Sie die Angst als ständige Begleiterin behalten, wie wird sich das auf Ihre Zukunft auswirken? In diesem Zusammenhang ist es oft sinnvoll, problemaufrechterhaltende Hintergrundannahmen zu erfragen (»Ich habe keinen Einfluss auf die Angst« oder »Das kommt aus meiner Kindheit«).

Besondere Aufmerksamkeit verdienen aber die »Strategien des Problems«. Mit welchen »Einflüsterungen« verschafft sich die Angst Macht und Einfluss? Was erzählt sie Ihnen über sich und die Welt, damit Sie ihr folgen?

Das Institut für Systemische Therapie in Wien hat mehrere DVDs produziert, in denen einzelne psychische Krankheiten von sprechenden Puppen verkörpert werden. Ana Ex, die Anorexie, Morton Mies, die Depression, Vreni Shizzo, die Schizophrenie, Ronni Rocket, die ADHS, werden jeweils von einer Therapeutin zu ihren Strategien der Einflussnahme befragt. Diese DVDs können nicht nur im psychotherapeutischen Setting (v. a. im Rahmen störungsspezifischer Gruppen), sondern auch als Aufklärungstool in einem psychoedukativen Sinn eingesetzt werden. Aufgrund der Verbreitung der Anorexie unter Schülerinnen liegt »Ana Ex« in allen Bundesschulen Österreichs auf und kann damit auch im Unterricht verwendet werden. In einem Handbuch werden die Einsatzmöglichkeiten dieser DVDs vorgestellt (vgl. Unterholzer et al. 2019).

Sinn externalisierender Gesprächsführung ist jedenfalls die Förderung der »De-Identifizierung«: Wenn statt »Ich bin ein Problem« die Überzeugung nun lautet »Ich habe ein Problem«, können konstruktive Kräfte zur Problembewältigung mobilisiert werden. Die therapeutische Absicht, der intendierte Wirkfaktor, ist bei dieser Art des Externalisierens also die Bewältigungsorientierung. Das Erfragen von positiven Effekten des Problems steht hier nicht im Zentrum, die Unterstellung von »guten Absichten« des Problems oder einer Funktionalität im System würde ein anderes therapeutisches Vorgehen – nämlich die positive Externalisierung – nahelegen, die im Kapitel über hypnosystemische Interventionen vorgestellt wird.

15.3 Briefe, Urkunden und Deklarationen

Als letzter interventioneller Schwerpunkt narrativer Therapie ist das Verfassen von Briefen, Urkunden oder Deklarationen zu nennen. Urkunden eignen sich vor allem als Therapieabschluss und werden häufig von der TherapeutIn erstellt: Die spezifischen Entwicklungsschritte und Erfolge, die neu erlangten Kompetenzen des Klienten werden darin gewürdigt. Waren Kinder die »Problemträger«, sollten bei den Urkunden die Eltern mitberücksichtigt werden, entweder indem sie die Erfolge durch ihre Unterschrift mitbezeugen oder indem auch ihre Entwicklungen/Lösungsbeiträge gewürdigt werden. Folgendes Beispiel von Stefan Geyerhofer (2017) mag der Veranschaulichung dienen: Es geht um den 13-jährigen Marcel, der wegen seiner ADHS – die er übrigens als TPE (Trans Physische Energie) bezeichnet – in Therapie war. In der letzten Therapiestunde, die mit Kindersekt gefeiert wird, verliest der Therapeut eine Urkunde vor den Eltern und der Nachhilfelehrerin:

> »Diese Urkunde wird Marcel M. für seine Leistungen im Schuljahr 2000/2001 verliehen. Marcel hat durch seine schulischen Leistungen nicht nur aufgezeigt, wie ›clever‹ er ist, sondern auch seine Bereitschaft, hart zu arbeiten, außer Zweifel gestellt. Obwohl

> er am Schulbeginn noch in argem Kampf mit TPE (Trans Physische Energie) lag, hat er über das Jahr hinweg TPE in seine Schranken gewiesen. TPE ist heute nicht mehr in der Lage, Marcels schulische Laufbahn, seine Freundschaften in Sport, Schule und bei den Pfadfindern und Beziehungen mit Lehrern, Großeltern und seiner Mutter zu bedrohen. Es wurde klargestellt, wer hier der Chef im Kinderzimmer ist!« Der Therapeut lächelte und schaute ihn an. Auch seine Mutter und Kristina lächelten. Der Therapeut fuhr fort: »Trotz schwieriger Bedingungen und Rückschlägen hat Marcel in diesem Jahr einen großen Erfolg errungen – mit Geduld, Konzentration und mit Hyper-Einsatz! Diese Urkunde wurde Marcel am 28. Juni 2002 in Anwesenheit einiger Helfer und Helferinnen feierlich überreicht. Datum und Unterschrift.« (Geyerhofer 2017)

In der Therapie Adoleszenter oder Erwachsener ist oft das gemeinsame Verfassen einer schriftlichen Erklärung oder Deklaration passender. Mit einer politisch interessierten anorektischen Jugendlichen habe ich eine »Unabhängigkeitserklärung« verfasst, eine Deklaration, in der sie bestimmte Freiheitsrechte für sich erklärte (Recht auf freie Meinungsäußerung, Religionsausübung und Versammlungsfreiheit) und dafür auf terroristische Anschläge auf ihre Gesundheit verzichtete. Statt über die Verweigerung der Nahrungszufuhr in selbstschädigender Art Autonomie zu beweisen, sollte sie ihren Eltern politische Diskussionen und die Begegnung mit ihren Freunden aus der ultralinken Szene zumuten. Die Überreichung der »Unabhängigkeitserklärung« an die Eltern wurde als Übergangsritual gestaltet.

Als narrative Hausaufgaben kann das Verfassen von Briefen angeregt werden. Dies ist in schwierigen Beziehungssituationen oft hilfreich: »Ich möchte Ihnen auf der Basis dessen, was wir heute besprochen haben, vorschlagen, Ihrem Vater einen Brief zu schreiben. Bitte schicken Sie ihn noch nicht ab. Es geht darum, Ihre Position zu klären. Was würden Sie ihm gerne mitteilen über Ihre Gefühle, über Ihre Sicht der Dinge und über Ihre Wünsche.« Briefe dieser Art können sowohl an Lebende als auch an Tote adressiert sein, da es um einen

Prozess der inneren Auseinandersetzung geht, nicht primär um einen kommunikativen Akt.

Wenn sich die therapeutische Beziehung schwierig gestaltet, kann die Klientin auch aufgefordert werden, der Therapeutin einen Brief zu schreiben: »Ich habe im Moment den Eindruck, dass unsere Zusammenarbeit nicht ganz rund läuft. Dürfte ich Sie bitten, einmal Bilanz zu ziehen und nachzudenken, was bis jetzt gut gelaufen ist, wo Sie sich von mir gut unterstützt gefühlt haben und wo wir ›nachbessern‹ müssen, was bislang noch nicht gelungen ist. Ich möchte Sie bitten, sich dafür Zeit zu nehmen und das Ganze schriftlich zu machen. Vielleicht ist es Ihnen ja möglich, mir einen Brief zu schreiben. Den könnten wir das nächste Mal gemeinsam lesen, oder Sie lesen ihn mir vor … ganz wie Sie wollen.«

Auch Briefe an das Symptom, an eine bestimmte Emotion oder einen Persönlichkeitsanteil (z. B. das innere Kind) können angeregt werden. Die 45-jährige Sozialarbeiterin, die wegen eskalierender Konflikte mit ihrem Adoptivsohn in Behandlung kam (s. Kap. 10.1), wurde z. B. in weiterer Folge aufgefordert, einen Brief an ihre Wut zu schreiben. Darin bedankte sie sich zum einen, dass die Wut immer die »Drecksarbeit« macht, und fand im Brief noch einen anderen bemerkenswerten Zusammenhang. »Nach Deinem Auftritt bin ich wieder versöhnungsbereit. Vorher war ich in einer selbstgerechten Position der Empörung – und eigentlich unversöhnlich. Wenn Du dann durchgefegt bist, sind wir wieder quitt. Er macht Fehler, ich mache Fehler, die Beziehung kann weitergehen.« Die Selbstabwertung wegen der Wutanfälle gehört damit der Vergangenheit an – dennoch kam es zu einer Abschwächung der Wutausbrüche.

Wenn an die eigene Person Briefe geschrieben werden sollen, so geht es meist um Validierung (»Du hattest es nicht leicht«) und Anerkennung (»Das ist dennoch gelungen«). Häufig ist auch eine Zukunftsperspektive wichtig: Das wünsch ich Dir für die Zukunft. Dahin mögest Du Dich entwickeln. Oft ist das Verfassen eines solchen Briefes leichter, wenn es aus der Perspektive einer liebevollen Bezugsperson (die beste Freundin, die geliebte Oma …) erfolgt. Die Klientin, die im Erstgespräch die überraschende Einsicht geäußert hatte, dass ihr Hauptproblem sei, dass sie die Menschen und die Dinge nicht so annehmen kann, wie sie sind, und mit der ich in weiterer Folge die Frage erörterte, welche Person sie werden möchte (»Deshalb würde ich Sie bitten, bis zum nächsten Mal nachzudenken: Wer will ich mit 50 sein? Was soll dann noch genau so sein wie jetzt, welche Züge will ich hinter mir lassen, was will ich bis dahin neu entwickeln?«), bat ich in einer späteren Therapiesequenz, dass diese 50-Jährige ihr einen ermutigenden Brief schreibt mit dem Titel: Du bist auf dem richtigen Weg. Das zukünftige Wunsch-Ich wurde damit als Hilfs-Ich etabliert, das in ressourcenorientierter Weise die Entwicklungswünsche der Klientin unterstützt.

KAPITEL 16

Teilearbeit

Die Idee, den psychischen Apparat als aus »Teilen bestehend« zu beschreiben, ist so alt wie die Psychotherapie. Auch die grundsätzliche Annahme, dass klinische Symptome im Zusammenhang mit einer anders nicht bewältigbaren Inkongruenzspannung zwischen »Persönlichkeitsanteilen« auftreten, wird in leicht unterschiedlicher Form von verschiedenen Therapieansätzen vertreten. Man könnte das Instanzenmodell von Freud mit seiner Unterscheidung von Es – Ich – Über-Ich, C. G. Jungs Archetypen und Otto Kernbergs Triaden aus Selbstrepräsentanz, Objektrepräsentanz und Affekt jeweils als psychische Anteile verstehen. Eine deutlichere Ausformulierung von Ich-Anteilen findet sich in der Transaktionsanalyse: Eric Berne beschreibt psychisches Erleben als Zusammenwirken von Eltern-Ich-, Erwachsenen-Ich- und Kind-Ich-Anteilen. Eine ähnliche Konzeptualisierung findet sich in der Schematherapie, wo Elternmodi, Kindmodi und Bewältigungsmodi beschrieben werden. In besonders differenzierter Art haben John und Helen Watkins in ihrer Ego-State-Therapie Persönlichkeitsanteile konzeptualisiert. Jeder Ich-Zustand besitzt hier seine eigenen relativ überdauernden Affekte, Körperempfindungen, Erinnerungen, Fantasien und Verhaltensweisen, und er hat auch seine eigenen Wünsche, Träume und Bedürfnisse. Der Zusammenhang zwischen Kindheitserfahrung und konkretem Ego-State wird hier linear-kausal angenommen. Damit ist ein Ego-State der Niederschlag einer konkreten Beziehungserfahrung in der Kindheit (vgl. Watkins & Watkins 2003).

Ähnlich wird dies auch in der Schematherapie gesehen – Roediger (2011) spricht hier von einem »neuronalen Fußabdruck« früher Beziehungserfahrung. Hinzu kommt ein allgemeingültiges Störungsverständnis: Es wird angenommen, dass sich psychische Störungen in dem inneren Spannungsfeld entwickeln, das zwischen den affektgeladenen, drängenden Kind-Modi, die unmittelbar auf die Nicht-Erfüllung von Grundbedürfnissen reagieren (ängstliches, verletztes, wütendes inneres Kind – primäre Emotionen), und den internalisierten Verboten, Abwertungen oder Forderungen der Eltern-Modi besteht. Das Symptom(-verhalten) (= dysfunktionale Bewältigungmodi) wird als Bewältigungsversuch vor diesem konflikthaften Hintergrund verstanden (vgl. Roediger 2011).

Beide Aspekte – sowohl der linear-kausale Zusammenhang zwischen früher Kindheitserfahrung wie auch die Annahme eines allgemeingültigen pathogenetischen Modells – sind für Systemische TherapeutInnen problematisch. Aufgrund unserer Annahme zirkulärer Wechselwirkungen in psychosozialen Systemen kann aus einer aktuellen Erlebnisweise nicht auf eine konkrete spezifische Beziehungserfahrung zurückgeschlossen werden. Dennoch kann es hilfreich sein, bei dysfunktionalem Erleben nachzuforschen, ob es assoziierte Erfahrungen in der Kindheit gab. Es kann auch sinnvoll sein, bei bestimmten KlientInnen ein »verletztes inneres Kind« zu adressieren – allerdings sollten wir dabei nicht vergessen, dass es sich hier um ein therapeutisches Konstrukt handelt, das wir einführen, weil wir es für hilfreich halten, indem es uns therapeutisch handlungsfähig macht. Jochen Peichl formuliert in diesem Zusammenhang treffend: »Eine zu intensive Beschäftigung mit dem ›inneren Kind‹ usw. kann die Tatsache vergessen machen, dass es sich beim Konzept des Inneren Kindes nur um theoretische, therapeutische Konstrukte handelt. Wir haben kein inneres Kind in uns, und deshalb ist der Begriff auch unglücklich gewählt und suggeriert ein naives Denken und befördert esoterische Vereinfachungen. Es geht bei diesen Modellvorstellungen immer nur um Innere-Kind-Zustände als eine momentane Erlebnisform.« (Peichl 2012, S. 28 f.)

Auch in der Systemischen Therapie finden sich viele Ausprägungen der Teilearbeit. Bereits Virginia Satir hat in ihrem humanistisch geprägten Menschenbild angenommen, dass die Psyche aus funktional abgrenzbaren Teilen besteht, die nach Selbstausdruck und Verwirklichung ihrer Funktion streben. Keiner dieser Teile sollte unterdrückt werden, da dies zu Symptomen führt. Ziel der von ihr entwickelten »Parts party« ist, dass sich die Beziehung zwischen diesen Anteilen zu einer wertschätzenden Kooperation entwickelt.

Ähnliche Wirkvorstellungen liegen dem inneren Parlament von Gunther Schmidt sowie dem inneren Team von F. Schulz von Thun zugrunde. Auch hier nimmt man an, dass die Marginalisierung von Selbstanteilen, ihre Ablehnung oder Verleugnung die Erlebnis- und Gestaltungsmöglichkeiten reduziert bzw. dysfunktionales Erleben hervorbringt. In der therapeutischen Situation wird durch interessierte und wohlwollende Kontaktaufnahme mit allen Anteilen einer einseitigen Identifikation entgegengewirkt. Ziel ist auch hier die optimale Kooperation der inneren Anteile unter der Führung eines achtsamen und respektvollen Teamleiters.

Typisch für diese Art der Teilearbeit ist, dass die Rollen nicht vorgegeben sind: Es gibt nicht als »Standardbesetzung« das verletzte innere Kind und den fordernden oder kritisierenden Elternteil, vielmehr werden die Anteile nah am Erleben des Klienten individuell benannt. Auch die Rolle des »Teamleiters« kann an den Hintergrund der KlientInnen angepasst werden. Wir können eine Vereinspräsidentin etablieren, einen CEO, eine Chorleiterin, einen Bergführer oder eine Parlamentspräsidentin – jedenfalls eine Funktion, die Verantwortung für das Gesamte hat und die sich dem Interessensausgleich verpflichtet fühlt.

Der bereits beim Genogramm beschriebene bipolare Gastwirt mit dem symptomatischen Alkoholabusus hat sich unter einer Phasenprophylaxe stabilisiert. Es sind keine klinisch relevanten affektiven Phasen mehr aufgetreten. Nach einer ersten kombiniert psychiatrisch-psychotherapeutischen Behandlungsphase, in der auch einzelne Paarsitzungen angeboten worden waren, wurde die Behandlung auf dreimonatliche psychiatrische Kontrollen reduziert. Der Patient berichtet nach einem Jahr, dass das Leben jetzt zwar »in ruhigen Bahnen« verläuft, aber trotzdem nicht sehr zufrieden macht. Auch die partnerschaftliche Situation ist zwar entlastet, aber es gibt kaum Momente der geteilten Freude. Seine Formulierung »Seit ich nicht mehr manisch werde, herrschen nur mehr Routine, Verantwortung und Vernunft« lässt mich nachfragen, was denn im Unterschied dazu die Manie ermöglicht hat. »Ausgelassenheit, Undiszipliniertheit, kühne Ideen, Ausbruchsfantasien – damals habe ich geglaubt, die Welt steht mir offen, ich kann alles erreichen, wenn ich nur an mich glaube.« Dass Patienten das Ausbleiben ihrer manischen Phasen, den Verlust der damit verbundenen Größenideen nicht nur voller Dankbarkeit, sondern durchaus ambivalent erleben, ist nicht selten. Hier geht auch etwas verloren, was betrauert werden muss. Aufgabe einer integriert psychiatrisch-psychotherapeutischen Behandlung ist hier, sowohl das Realitätsprinzip zu stärken und auf die Kollateralschäden der manischen Episoden hinzuweisen, um die Behandlungscompliance zu stärken, als auch den Wünschen und Sehnsüchten Platz zu geben, die ohne Manie nicht gelebt werden können. Hier bietet die Teilearbeit eine gute Möglichkeit, mit dem Marginalisierten in Kontakt zu kommen.

Ich biete dem Patienten daher folgende Sichtweise an: »Man könnte es ja so sehen, dass Ihnen die Manie in der Vergangenheit die Möglichkeit gegeben hat, etwas auszuleben, was die Vernunft und das Verantwortungsgefühl Ihnen verbieten. Jetzt – mithilfe der Medikation – kommt es zur Alleinherrschaft der Vernunft. Sie führt ein recht strenges Regime, sodass das Leben etwas karg und freudlos wird. Stellen wir uns einmal vor, die Vernunft, das Verantwortungsgefühl wäre ein eigener Persönlichkeitsanteil, hätte eine eigene Stimme – was würde die Vernunft zu der Entwicklung der letzten Jahre sagen?« Herr Bode überlegt ein bisschen, dann sagt er: »Stell dich nicht an. Es ist gut so, wie es ist, Du blamierst Dich nicht mehr im Suff. Du vergeudest das Geld nicht in Bordellen und mit unnötigen Einkäufen. Du hast endlich deine Finanzen im Griff, musst Dich von Deiner Frau nicht mehr runtermachen lassen. Sei zufrieden mit dem, was Du hast.« Ich frage nach, zu welchem anderen Anteil die Vernunft da spricht – wie würde er denn diesen anderen Anteil nennen? Herr Bode darauf – »das ist der Unzufriedene«. Ich bitte den Patienten, nun auch diesen Teil sprechen zu lassen – wie sieht er die Entwicklung der letzten Jahre? »Früher war es auch nicht gut. Das ist schon klar. Die meiste Zeit war ich damit beschäftigt, wiedergutzumachen, was ich in der Manie verbockt habe. Aber so fehlt was, so will ich auch nicht bis an mein Lebensende weitermachen.« Ich frage den unzufriedenen Teil nach seinen Wünschen und Sehnsüchten, was den Patienten sonderbar ratlos macht. Er kann keine einzige Idee äußern, was in seinem Leben fehlt, was ihm Freude machen würde. Die Sauferei mit der Dorfjugend, die Bordellbesuche und die wahnwitzigen Einkäufe, die er in der Manie getätigt hatte, wären es jedenfalls nicht. Aber er wisse tatsächlich nicht, was es sonst ist.

Ich interpretiere das so, dass in den Turbulenzen der letzten Jahre, die davon bestimmt waren, dass er in der Manie Schaden anrichtet, die er dann in der Depression betrauert und in den gesunden Phasen wiedergutmachen muss, es keine Zeit gab, in seinem Leben Platz für eigene Wünsche und Bedürfnisse zu schaffen. Dieser unzufriedene Teil, der sich jetzt meldet, ist ein Suchender, der sich fragt: »Was will ich? Was macht mir Freude?« Dieser Suchende hat aber bislang keine offizielle Daseinsberechtigung, niemand schenkt ihm Aufmerksamkeit. Damit Leben gelingt, muss man sich aber auch diesem suchenden Teil zuwenden. »Überlegen wir einmal, wie diese Instanz in Ihnen heißen könnte, die Verantwortung für ein ausgewogenes Wirken beider Anteile übernimmt, die sich um den Interessensausgleich kümmert, die nicht zulässt, dass sich ein Teil komplett auf Kosten des anderen durchsetzt. Ist das ein Vereinspräsident oder der Parlamentspräsident, oder was fiele Ihnen da ein?« Interessanterweise nennt Herr Bode den Bürgermeister als Begriff für diese ausgleichende steuernde Instanz. »So wie ein Bürgermeister verantwortungsvoll zwischen den Interessen vermitteln soll, so könnten auch Sie zwischen den Interessen des ›Vernünftigen‹ und des ›Suchenden‹ vermitteln. Wie stellen Sie sich denn diesen Bürgermeister vor? Was würde er dem Suchenden anbieten? Würde er ihn zu regelmäßigen Gesprächen einladen, weil er bedauert, dass sein Vorgänger sich nicht für ihn interessiert hat und weil er vielleicht auch das Potenzial dieses Suchenden erkennt?« Gemeinsam entwickeln wir ein Ritual – dreimal pro Woche nimmt sich Herr Bode eine Stunde Zeit, und zwar während der Arbeit im Wald, wo es niemandem auffällt, und wendet sich als verantwortungsvoller und interessierter Bürgermeister seinem »Suchenden« zu mit der Absicht, den Gestaltungs- und Veränderungswillen des Unzufriedenen zu erfassen.

Um diesen Prozess zu unterstützen, werden wieder regelmäßige Therapiegespräche vereinbart. Im darauffolgenden Termin berichtet der Patient von seiner Sehnsucht, den Jakobsweg zu gehen – allein, aber das lässt das Geschäft nicht zu. Außerdem würde seine Frau das nie akzeptieren. Ich frage nach, um was es bei dieser Jakobsweg-Idee genau geht, welche Erfahrung, welche Erlebnisqualität verbindet er damit? Da klar wird, dass es nicht um die Landschaft, sondern ums »Für-sich-Sein« und um Stille geht, suchen wir nach einer kleineren Variante, die mit den Erfordernissen des Betriebs eher zu vereinbaren ist. In weiterer Folge kann Herr Bode seinen »Bürgermeister« immer besser als Ratgeber nützen. Der Suchende trägt Ideen an den Bürgermeister heran, der ihn wohlwollend dabei unterstützt, eine Version zu finden, die auch für den »Vernünftigen« akzeptabel ist. Erst wenn auch der Vernünftige und damit das innere Parlament – in diesem Fall sprachen wir vom Gemeinderat – zustimmt, wird die Idee an seine Frau herangetragen.

Zu diesem Zeitpunkt wurden auch wieder Paarsitzungen angeboten, da Frau Bode ziemlich alarmiert auf die neuen Ideen reagierte. Sie glaubte, darin wieder Vorboten der Manie zu erkennen. In den Paarsitzungen wurde ein Verständnis für die berechtigten Ansprüche des »Suchenden« erreicht und gleichzeitig viel Aufmerksamkeit auf die Unterscheidung von »Suche nach Lebenszufriedenheit und Freude« und Manie gerichtet. »Ihre Erfahrung ist mir wichtig: Woran würden Sie erkennen, dass die Suche nach Lebenszufriedenheit und Freude in die Manie umschlägt? Und andererseits: Woran erkennen Sie, dass das nicht der Fall ist?« Außerdem wurden die Paarsitzungen dafür genützt, auch Frau Bode anzuregen, darüber nachzudenken, was zu einem freudvolleren, zufriedeneren Leben beitragen könnte. Nach einem halben Jahr hat das Ehepaar folgende Veränderungen vollzogen: Herr Bode geht zweimal jährlich für eine Woche wandern. In dieser Zeit macht Frau Bode einen Thermenurlaub oder Städtetrip mit ihrer besten Freundin. Das Paar kommt überein, dass der Betrieb nicht so viel abwirft, dass man ihn ständig offenhalten muss. Sie vereinbaren die Einrichtung einer Homepage, um die Urlaubssperren jederzeit bekannt machen zu können. Außerdem erinnert sich Herr Bode an seine alte Sehnsucht das Modellflugzeug-Bauens. Die beiden verhandeln ein jährliches Budget, das dafür zur Verfügung steht, ohne dass Herr Bode in Verdacht gerät, wieder manisch zu werden.

Die Teilearbeit hat hier geholfen, eine verantwortungsvolle Instanz zu etablieren, die zwischen den Ansprüchen der Vernunft und den »Sehnsuchtszielen« vermittelt. Es soll damit allerdings nicht nahegelegt werden, dass sich die Manie entwickeln »musste«, weil der Patient keinen Zugang zu seinen Wünschen hatte. Grundsätzlich halte ich es für angemessen, die bipolare Störung als Krankheit zu verstehen, die nicht auf psychologische Ursachen zurückzuführen ist. Nichtsdestotrotz entwickeln sich um bipolare Störungen psychosoziale Dynamiken, vor allem wenn sie mit Substanzkonsum assoziiert sind. Und der Wechsel zwischen unkontrolliertem, grenzüberschreitendem, unvernünftigem und submissivem, überkontrolliertem Verhalten gehört zu den häufig beobachtbaren Dynamiken, die tendenziell musterstabilisierend wirken und daher unterbrochen werden sollten.

Diese Fallvignette ist ein Beispiel für eine Teilearbeit der Kategorie »inneres Team« oder »inneres Parlament«. Für Systemische Therapie sind aber auch lösungsorientierte Teilearbeiten typisch, in denen das Teilekonzept eher metaphorisch verwendet wird.

In die Therapie kommt eine 32-jährige Sozialarbeiterin, die sich vor drei Monaten von ihrem langjährigen Partner getrennt hat, weil »er meine Ideale nicht geteilt hat«. Frau Huber beschreibt eine leichte depressive Verstimmung mit deutlicher Anhedonie, leichter Antriebsstörung und deutlicher Rückzugstendenz. Aufgrund des eindeutigen zeitlichen Zusammenhangs mit der Trennung und der medikamentenkritischen Haltung der Klientin wurde auf ein medikamentöses Behandlungsangebot verzichtet. Frau Huber will die Therapie dafür nützen herauszufinden, warum sie über die Trennung so schlecht hinwegkommt. »Immerhin war ich es ja, die die Trennung wollte.«

Ich lasse mir daher den aktuellen Lebenskontext, das Verbindende und das Trennende zwischen Paula und ihrem Exfreund schildern. Was hat sie an ihm geschätzt, was hat sie auseinanderdividiert? Frau Huber schildert sich als sehr gesundheits- und umweltbewusst und politisch engagiert. Sie setzt sich für Menschenrechte und gegen den Klimawandel ein. Der Expartner war grundsätzlich »auf der richtigen Seite«, teilte ihre politische Gesinnung, aber nicht ihr Engagement. Er nahm alles etwas leichter, »zu leicht« – wie die Klientin vorwurfsvoll anmerkt. Auf die Frage, was ihr an ihm gefallen hat – immerhin waren sie sieben Jahre zusammen –, formuliert die Klientin, dass er mit seinen Freizeitinteressen viel Freude und Leichtigkeit in ihr Leben gebracht hat. Ich führe daraufhin die Metapher ein, dass die Fraktion »leichter leben« von ihrem Ex vertreten worden ist. Für die Dauer der Partnerschaft gab es eine Regierungskoalition, nun gibt es eine Alleinregierung der political correctness. Ich frage die Klientin, wer nun die Aufgaben der Fraktion »leichter leben« übernimmt, das Amt für Außenbeziehungen, Kultur und Sport? »Wie viele Sitze in Ihrem persönlichen Parlament müsste diese Fraktion haben, damit Sie ein ausbalanciertes Leben haben?«

Aufgrund der Wertehierarchie werden einzelne Grundbedürfnisse häufig marginalisiert, weil sie nicht zum »offiziellen Selbstbild« passen. Es kann den therapeutischen Prozess erleichtern, wenn hier metaphorisch ein Ich-Anteil eingeführt wird, dessen Daseinsberechtigung nicht radikal infrage gestellt werden sollte. Hier war es die Ministerin für Außenbeziehungen, Kultur und Sport, in anderen Fällen ist es »die Gewerkschafterin«, »das verspielte Kind«, »der Revoluzzer« oder »die Diva«, denen ein Platz im »inneren Team« eingeräumt werden soll. Wenn diese »Anteile« wohlwollend und individuell benannt sind, kann man sich in klassisch lösungsorientierter Art der Frage widmen: Was sollte wachsen, was sollte näher rücken? Wann ist das schon einmal gelungen? Wenn das Kräfteverhältnis zwischen den Anteilen unausgewogen ist bzw. es zu wenig konstruktive Kräfte gibt, können aktiv Anteile für Gewünschtes kreiert werden: Was brauchen Sie noch, um in dieser Situation gut handlungsfähig zu werden? Gäbe es irgendeine Eigenschaft, eine Erfahrung, die hier hilfreich sein könnte? Neben den realen Ressourcen können auch innere Helfer oder Ratgeber installiert werden.

Aus systemischer Perspektive handelt es sich bei der »Pluralität des Selbst« um ein metaphorisches Konstrukt, das dabei hilft, verschiedene Erlebnisweisen, Bedürfnisse, Werte und Ziele zu veranschaulichen und bearbeitbar zu machen. Dies kann zur »Erklärung« unwillkürlicher Erlebnismuster, aber auch in Entscheidungssituationen hilfreich sein. Die therapeutische Teilearbeit soll die Wahrnehmung für unterschiedliche FDV-Programme – auch für die weniger willkommenen und positiv besetzten – verbessern, die Integration fördern (»Ja, das gehört auch zu mir. Ist aber nicht so schlimm, denn es ist ja nur ein Anteil.«) und damit auch die Steuerungsfähigkeit verbessern. Wenn wir diese Anteile nicht substanziell-ontologisierend, sondern »operativ«, d. h. als Abfolge sich wiederholender selbstorganisierender Operationen, konzeptualisieren, ist dies sowohl systemtheoretisch als auch neurobiologisch gut anschlussfähig. Ludewig spricht in diesem Zusammenhang von »emotionalkognitiven Kohärenzen«, die das jeweils aktuelle Ich darstellen (vgl. Ludewig 2011).

KAPITEL 17

Einsatz von Bodenankern

Als »Bodenanker« bezeichnet man die Markierung eines Platzes im Raum (am einfachsten mit einem Blatt Papier), der mit einem bestimmten Erleben assoziiert ist. Dafür wird dieser Platz mit einer bestimmten Bedeutung belegt (z.B. »mein ehrgeiziges Ich«), dieser Platz wird z.B. mit einem Blatt Papier markiert, dann betreten und an dieser Position die Empfindung auf genau diesen Anteil fokussiert. In Verbindung mit der bereits dargestellten Teilearbeit liegt es nahe, Persönlichkeitsanteile mittels Bodenanker darzustellen, allerdings können auch andere »Ich-Zustände«, z.B. das Zielerleben, das Problemerleben oder auch Hilfs-Ichs (Berater- oder Beobachterpositionen), aufgelegt werden. Wenn Bodenanker für andere Personen gewählt werden, fördert dies das Einfühlen und den Perspektivenwechsel.

Durch die Fokussierung auf einen ganz bestimmten Aspekt des Erlebens sind ein rascher Zugang zu sehr spezifischen inneren Zuständen und ein Wechsel zwischen verschiedenen Zuständen durch Platzwechsel möglich. Außerdem ändert sich der Aufmerksamkeitsfokus: Durch Fragen wie »Wie fühlt sich das an?« »Was nehmen Sie hier wahr?« wird die Aufmerksamkeit auf die Körperempfindung gerichtet und dadurch eine neue Informationsquelle erschlossen. »Durch die Konzentration auf Körperempfindungen als Resonanz auf verschiedene Positionen wird der Körper zur Quelle der Intuition für Lösungsmöglichkeiten.« (Vgl. Madelung & Innecken 2006, S. 26) Das manchmal unproduktive »Reden über das Problem« wird unterbrochen. Durch den Positionswechsel wird unmittelbar erfahrbar, wie Vorstellungen Empfindungen erzeugen und so das Befinden beeinflussen. Durch das Hinein- und Hinaussteigen kommt es zu einem Wechsel von Assoziation und Dissoziation problematischen wie auch gewünschten Erlebens, was allein schon eine wichtige Regulationserfahrung darstellen kann.

Frau Huber, 38 Jahre, geschieden und Mutter einer 10-jährigen Tochter, war wegen eines Burn-outs sechs Wochen im Krankenstand. Der Hausarzt hatte sie wegen multipler vegetativer Beschwerden krankgeschrieben und ihr eine psychiatrisch-psychotherapeutische Behandlung empfohlen. Die Behandlung mit einem SSRI war bereits etabliert, der psychopathologische Zustand hat sich gebessert. Thema der ersten beiden Gespräche war die Frage, »wie es so weit kommen konnte«. Frau Huber beschreibt sich als perfektionistische und harmoniebedürftige Person, die als stellvertretende Filialleiterin einer Bank von ihrem Chef über Jahre massiv überfordert wurde. Der Vorgesetzte schmeichelte ihr mit viel Lob und Anerkennung (»Du schaffst das schon. Du hast noch immer alles geschafft, du bist die Einzige, auf die ich mich hier verlassen kann.«), ließ sie dann aber mit Aufgaben allein, die sie in ihrer formalen Position nicht erfüllen konnte. Dadurch wurde sie nicht nur hinsichtlich des Arbeitspensums überlastet, sondern geriet auch in Konflikt mit ihren KollegInnen, die sie als Leitungsperson nicht ernst nahmen.

Biografisch gab es einen sehr fleißigen und leistungsstarken Vater, der neben einem Fulltimejob noch eine zeitaufwendige ehrenamtliche Tätigkeit ausführte und als Heimwerker auf allen Baustellen im Familienkreis tätig war, der allerdings mit knapp über 50 Jahren an einem Sekundenherztod starb.

Beim hier beschriebenen dritten Gespräch stand der Arbeitsantritt unmittelbar bevor. Ihr Chef war in eine andere Filiale versetzt worden, der neue Filialleiter, mit dem sie früher schon einmal zusammengearbeitet hatte und den sie als verlässlichen und fleißigen Mitarbeiter sehr schätzt, drängt darauf, dass Frau Huber zurückkommt, damit er eine Vertraute in seiner neuen Funktion hat. Die Klientin freut sich einerseits über diese glückliche Wendung, ist andererseits aber besorgt, ob sie nicht schnell wieder in alte Muster und damit in die Überforderung zurückfällt. Sie hat Angst, dass es doch zu früh sein könnte, dass es ihr bald wieder schlecht gehen könnte, da sie wieder ihre Grenzen nicht gut wahrnehmen kann. Andererseits fürchtet sie um ihr Ansehen in der Bank, auch um ihre Position, wenn sie jetzt noch länger im Krankenstand bleibt. Ich frage sie, welche Anteile bzw. innere Stimmen oder auch wichtige andere sich zum Thema Arbeitsbeginn zu Wort melden, wer in Bezug auf ihre Arbeitshaltung und ihre Fähigkeit, gesunde Grenzen zu setzen, »etwas mitzureden hat«. Frau Huber nennt die pflichtbewusste Perfektionistin, die sie schon lange kennt, die Lebensfreude, die sie erst jetzt im Krankenstand wieder entdeckt hat, nachdem sie ihr in den letzten zwei Jahren abhandengekommen ist, die sie jetzt aber nicht mehr missen will, die ängstliche, die befürchtet, noch einmal »so zusammenzuklappen«, der Vater, der immer gesagt hat, »100 Prozent sind nicht genug«, und die Tochter, die ein Recht darauf hat, eine gesunde Mutter zu haben, der sie eine Krise wie die letzte nicht noch einmal zumuten will.

Ich fordere die Klientin auf, einen Bodenanker für sich selbst in dieser aktuellen Situation des Arbeitsbeginnes zu setzen und dann die anderen Anteile bzw. Personen in der passenden Position zu sich selbst auf dem Boden aufzulegen. Als Erstes wählt die Klientin einen Platz für die pflichtbewusste Perfektionistin, direkt neben sich selbst. Ich bitte die Klientin, gut in sich hineinzuhorchen und einen Satz zu formulieren, der dem Erleben dieses Anteiles entspricht. Sie sagt: »Zu viel nachlassen darfst du nicht.« Auf die Frage, was sie dabei im Körper spürt, berichtet sie von einer flacheren Atmung und einem leichten Druck auf der Brust. Auf ihre andere Seite legt sie die »Ängstliche«, die sagt: »Du musst aufpassen, dass dir das nicht wieder passiert«, das Körpergefühl ist ähnlich wie in der vorigen Position. Deutlich weiter weg legt sie einen Bodenanker für die »Lebensfreude«. Auf dieser Position sagt sie: »Man kann das Leben auch genießen«, und das Engegefühl verschwindet. Sie atmet freier und fühlt sich leichter. Neben die »Lebensfreude« legt sie einen Bodenanker für ihre Tochter. In der Position der Tochter sagt sie: »Ich mach mir Sorgen um dich, Mama.« Ihren Vater legt sie ein bisschen weiter weg, neben die Perfektionistin. Ich bitte sie, sich auf die Position des Vaters zu stellen und in sich hineinzuhorchen, welche Gefühle oder Gedanken aufsteigen. Bislang wurde der Vater immer mit dem Satz »100 Prozent sind nicht genug« zitiert, aber diesmal, auf der Position des Vaters, der auf seine Tochter blickt, sagt die Klientin: »Du musst nicht in meine Fußstapfen treten. Gib acht auf dich.« Das war eine sehr berührende und auch für die Klientin überraschende Botschaft. Kurz stiegen ihr Tränen in die Augen. Ich ließ die Klientin aussteigen und fragte sie, was sie als Karin, als Tochter ihres Vaters, jetzt empfindet. »Ich habe seinen Segen, er ist nicht enttäuscht, wenn ich nicht mehr 130 % leiste.«

In einem nächsten Schritt bat ich die Klientin, die Positionen der Bodenanker mit ein bisschen Abstand zu betrachten und zu überprüfen, ob sie etwas verändern will. Tatsächlich kommt es zu nennenswerten Veränderungen: Sie rückt die pflichtbewusste Perfektionistin und die Ängstliche ein bisschen weiter weg von sich, und ihr gegenüber rücken Vater, Tochter und die Lebensfreude zusammen: »Die weisen jetzt alle in dieselbe Richtung«, stellt sie zufrieden fest.

Zum Abschluss bitte ich die Klientin noch einmal, sich auf ihre Position zu stellen und die körperliche Resonanz zu spüren, die die Aussagen der einzelnen Anteile/Personen hervorrufen. Dazu stelle ich mich jeweils knapp hinter den entsprechenden Bodenanker und wiederhole die Botschaft, die von der Klientin an dieser Stelle formuliert worden war. Ich beginne beim Vater, dessen Botschaft die Klientin ja am meisten berührt hat. Frau Huber sagt nur »Danke Papa«, ihrer Tochter antwortet sie: »Mach dir keine Sorgen, meine Süße. Ich hab meine Lektion gelernt.« Zur Lebensfreude (»Man kann das Leben auch genießen«) sagt sie: »Ja, das hab ich vor.« Der Pflichtbewussten antwortet sie auf ihre Aufforderung: »Zu viel nachlassen darfst du nicht«, lächelnd »105 % sind genug«, und der Ängstlichen (»Du musst aufpassen, dass dir das nicht wieder passiert«) versichert sie: »Keine Sorge, ich schau jetzt auf mich.«

Nach dieser therapeutischen Sequenz war die Klientin uneingeschränkt zuversichtlich, dass nicht nur der Arbeitseinstieg, sondern auch eine langfristige Musterunterbrechung gelingt. Auf die Frage, was das Wichtigste an dieser Erfahrung war, berichtet die Klientin erwartbarerweise die Botschaft des Vaters und wiederholt: »Ich weiß jetzt, dass ich seinen Segen habe, dass ihm meine Gesundheit und mein Glück wichtiger sind als der totale Arbeitseinsatz.« Und dann wiederholt sie ihre Antwort auf den pflichtbewussten Teil: »105% sind genug«, und lächelt dabei wieder zufrieden.

Das Bemerkenswerte an dieser Arbeit mit Bodenankern war, dass tatsächlich unerwartete Informationen aufgetaucht sind. Das passiert immer wieder, ist aber nicht eine zwingende Voraussetzung für die therapeutische Wirkung. Oft ist es so, dass von außen betrachtet sprachlich-kognitiv keine neuen Informationen generiert werden, dass mit der abwechselnden Aktualisierung der verschiedenen Empfindungen aber trotzdem neue »Einsichten« entstehen. Dies lässt sich auch gut für Entscheidungsprozesse nützen.

Eine junge Kollegin, die bei mir Supervision in Anspruch nimmt, bittet mich in einer persönlichen Frage um Unterstützung. Sie hat vor Kurzem geheiratet und beschlossen, nicht mehr zu verhüten. Unerwarteterweise wurde ihr nun eine Stationsleitung angeboten. Das bringt sie in ein Dilemma: »So eine Chance lässt man nicht aus.« Da es sich um eine sehr reflektierte Frau handelt, die das Thema seit Tagen sowohl mit Freundinnen als auch ihrem Mann bespricht, der ihr übrigens in diesem Punkt völlige Freiheit lässt (»Der Zeitpunkt muss für dich passen.«), war nicht anzunehmen, dass ein gemeinsames Abwägen von Für und Wider der Positionen viel Neues hervorbringt. Ich schlage ihr daher eine Arbeit mit Bodenankern vor.
Wieder frage ich: Welche inneren Stimmen, welche Persönlichkeitsanteile melden sich denn zu diesem Thema zu Wort? Die Kollegin nennt folgende Anteile: die werdende Mutter und Part-

nerin, die eindeutig sagt: »Ich will ein Kind«, die Ehrgeizige, die sagt: »Diese Chance kommt nicht wieder, die musst du nützen«, die Ängstliche, die sich fragt: »Wer weiß, ob ich das überhaupt gut mache?«, und eine Selbstbewusste, die sicher ist: »Klar kann ich das – und es würde mir auch Spaß machen.«

Auch diese Klientin wird gebeten, eine Position für sich und die anderen Anteile zu suchen und diese mit Zetteln am Boden zu markieren. Nacheinander nimmt sie nun die unterschiedlichen Positionen ein. Auf der Position der werdenden Mutter und Partnerin fühlt es sich ruhig und entschlossen an, die Kollegin greift auf ihren Bauch und spürt in diesem Moment ganz deutlich ihre Empfangsbereitschaft. »Ich bin bereit«, sagt sie. In der Position der Ehrgeizigen wird sie nachdenklich, ihr wird plötzlich bewusst, dass dieser Teil stark mit ihrer Zwillingsschwester verbunden ist – die beiden verbindet eine intensive, aber auch deutlich kompetitiv getönte Beziehung. »Ich glaub gar nicht, dass sie es mir sagen würde, aber wahrscheinlich würde sie so entscheiden, und mit Blick auf sie denke ich: »So eine Chance lässt man nicht aus.« Auf der Position der Ängstlichen erlebt sie ein »leicht flaues Gefühl« und wiederholt die Frage: »Wer weiß, ob ich das überhaupt gut mache« ohne besondere emotionale Beteiligung. Auf der Position der Selbstbewussten lächelt sie gelassen und sagt: »Klar kann ich das.« Und nach einer Pause fügt sie hinzu: »Aber ich kann es auch zu einem späteren Zeitpunkt.«

An ihrer Stimme ist erkennbar, dass es sich hierbei um eine neue und relevante Information handelt. Plötzlich löst sich der innere Widerspruch auf, die Kollegin tritt aus der Position heraus und sagt: »Jetzt ist es mir klar. Das Ehrgeizige hat viel mit meiner Schwester zu tun, die ewige Konkurrenz zwischen uns, aber das ist kein guter Ratgeber, das soll mein Leben nicht mehr bestimmen, das hat mich lange genug getrieben. Der bessere Ratgeber ist die selbstbewusste Position, die weiß, dass sie das kann, es aber auch zu einem späteren Zeitpunkt realisieren kann. So eine Chance kommt nicht wieder ist Unsinn. Klar kommt diese Chance wieder, und dann ist der Preis, den ich dafür zahlen muss, geringer.« 10 Monate später bekam ich die Geburtsanzeige ihrer Tochter.

In dieser ambivalent erlebten Entscheidungssituation bestanden »gemischte Gefühle«, die keine klare Priorisierung erlaubten. So drehten sich die Überlegungen im Kreis, auf jedes Argument in die eine Richtung folgte ein »ja aber«, das dieses wieder entkräftete. Durch die Arbeit mit Bodenankern wurden die einzelnen Anteile (individualisiert formulierte FDV-Programme) nacheinander aktualisiert und damit neue Erfahrung geschaffen. Obwohl ich schon vor dieser Arbeit mit Bodenankern den Gedanken formuliert hatte, dass es auch nach einer Elternpause noch Stationsleitungen zu besetzen geben wird, entfaltete dieses Argument erst durch die Aktualisierung des selbstbewussten Anteils »emotionale Wirkung«.

KAPITEL 18

Hypnosystemische Perspektive

Die Verbreitung hypnosystemischer Konzepte geht auf Gunther Schmidt zurück, der ab 1979 direkt von Milton Erickson, der zentralen Leitfigur moderner kompetenzaktivierender Hypnotherapie, gelernt hat. Laut Gunther Schmidt ermöglicht eine hypnosystemische Perspektive die »konzentrierte Arbeit mit dem inneren System der Selbstorganisation lebender Systeme sowie die systematische Beachtung und Nutzung aller Prozesse der Wechselwirkung zwischen der Organisation der Innenwelt und den Einflüssen der jeweiligen Umwelten, also der Prozesse der Kopplung zwischen individuellen lebenden Systemen und ihren Umgebungskontexten« (Schmidt 2004, S. 39).

Wie schon im Kapitel über die systemische Konzeptualisierung des Mentalen dargelegt, wird sowohl aus hypnotherapeutischer als auch aus synergetischer Perspektive alles Erleben als Korrelat einer jeweils aktuellen spezifischen Netzwerkaktivierung im Gehirn verstanden. Die Aktivierung der neuronalen Netzwerke ist Ergebnis von Sinneswahrnehmung, Erinnerungen, Gedanken und Gefühlen. Diese können sowohl autonom von innen aktiviert als auch durch Sinnesreize von außen angeregt werden. Die Aktivierung erfolgt weitgehend unwillkürlich, kann aber durch bewusste Aufmerksamkeitsfokussierung beeinflusst werden.

Die für eine hypnosystemische Konzeptualisierung des Mentalen zentrale Unterscheidung ist die zwischen bewussten, willkürlichen steuerbaren und autonom ablaufenden, unwillkürlichen Prozessen. Die Ersteren bilden die Ich-Ebene mit der Welt des rationalen Denkens, der (linearen) Logik, der Vernunft. Die Es-Ebene hingegen ist die Welt der Bilder und Körpererfahrungen, der intuitiven Abläufe und der zirkulären Logik. Das Es entspricht im Wesentlichen den emotionalen Prozessen des limbischen Systems oder in der Sprache Kahnemanns dem System 1, das Ich dem Neokortex oder dem System 2 nach Kahnemann. Das Es hat mehr Einfluss auf das Ich als umgekehrt, was dem neurobiologischen Befund entspricht, dass es mehr Fasern vom limbischen System zur Großhirnrinde als in umgekehrter Richtung gibt. In Übereinstimmung mit Kahnemann stellt auch die Hypnotherapie fest: Prozesse auf der Es-Ebene sind immer schneller, effektiver und ökonomischer. Das Es hat auch mehr Einfluss auf den Körper als das Ich. Bei Widersprüchen zwischen den beiden Ebenen reagiert unser Körper immer auf die innere Realität des Es und kann – so die Auffassung der Hypnotherapie – diese Botschaft des Es als »Symptom« präsentieren.

»Als Symptom wird immer nur ein Prozess erlebt, den man auf bewusster, willkürlicher Ebene nicht will, der sich aber dennoch machtvoll auf unwillkürlicher Ebene durchsetzt, auch wenn man willkürlich versucht, dies zu verhindern.« (Schmidt 2004, S. 44f.) Wenn das bewusste Ich aber dauerhaft ohne Erfolg das Symptom bekämpft, kann es zu einer zunehmenden Einengung auf das Problemerleben – zu einer sogenannten »Problemtrance« – kommen. Eine zentrale Annahme der Hypnotherapie ist nun, dass diese Prozesse dennoch eine wichtige Aufgabe haben, indem sie z. B. Interessen dienen, die offiziell nicht anerkannt werden. Statt das Symptom zu bekämpfen, wird nahegelegt, das darin enthaltene »unbewusste Wissen« vertrauensvoll anzuerkennen. Das unbewusste Wissen wird als wichtiger, vertrauenswürdiger Bereich verstanden, »dessen hilfreiche Kompetenzen man wie eine eigene funktionsfähige ›Abteilung‹ benützen kann« (Schmidt 2004, S. 46). Ziel der Therapie ist es dann, dass das sogenannte Ich, das die in unserer Kultur gewohnte Alltagsidentität repräsentiert, einen wertschätzenden, respektvollen Umgang auch mit unwillkürlichen Prozessen entwickelt, um eine bestmögliche Integration zu fördern.

Gunther Schmidt bezieht sich in seiner Begründung auf neurobiologische Erkenntnisse: »Das Primat des aufgeklärten, rationalen, bewussten Denkens ist schlicht eine Illusion, die aber destruktive

Folgen haben kann.« (Schmidt 2004, S. 47) Er zitiert Roth (2003, S. 143): »Auf das limbische System zu hören ist die klügste Verhaltensweise überhaupt. Die Ebene des Verstandes und der Vernunft bildet sich in der Hirnentwicklung erst sehr spät aus und erhält auch nie einen im wahrsten Sinne entscheidenden Einfluss auf das Verhalten. Das limbische System benützt sprichwörtlich den Verstand, um komplexe Situationen differenziert bewerten zu können, dieser gibt aber nie die Letztentscheidung ab.« Der »Vorstand«, der die Entscheidungen trifft, sitzt nach dieser Auffassung im limbischen System – allerdings ist das dort enthaltene intuitive und vorbewusste Wissen nicht sprachlich repräsentiert. Es drückt sich in Bildern, Empfindungen, mehr oder weniger diffusen Gefühlen, eben in vorsprachlicher, sinnlicher Weise aus. »Die moderne Erickson'sche Sicht plädiert nun keineswegs dafür, dass dieser intuitive Bereich allein dominieren sollte und die Kompetenzen des bewussten, rationalen Denkens übergehen sollte. Vielmehr stellt sich die Aufgabe, eine wertschätzende Kooperationsbeziehung zwischen diesen verschiedenen Seiten menschlicher Kompetenz aktiv herzustellen und zu nutzen. Dies erfordert den Aufbau und die systematische Beachtung einer Art innerer Moderatorenfunktion im Menschen für diese unterschiedlichen Kulturprozesse in uns, die immer gleichzeitig ablaufen. Nur dann können wertschätzende Verhandlungen und Übersetzungsleistungen zwischen diesen Teilbereichen unserer Kompetenz entstehen und eine ganzheitliche Integration unserer Kompetenzbereiche gewährleistet werden.« (Schmidt 2004, S. 48)

18.1 Hypnosystemische Teilearbeit und positive Externalisierung

Diese Idee bestimmt auch die hypnosystemische Teilearbeit: Wie im Kapitel Teilearbeit dargestellt, wird davon ausgegangen, dass die Ausgrenzung einzelner Selbstanteile, die Ablehnung oder Verleugnung durch das Ich zu Problemen oder Symptombildung führt. Therapieziel ist es daher, eine wertschätzende Beziehung zu möglichst vielen Aspekten des prozessualen Selbst zu fördern. Dafür werden Metaphern wie CEO, Vereinspräsidentin, Bergführer, Dirigentin etc. angeboten, die zu einem respektvollen Umgang mit dem »inneren Team« oder »inneren Parlament« ermutigt werden.

Eine weiterführende Intervention, die eben diese Wirkabsicht verfolgt, ist die von Konrad Grossmann entwickelte »positive Externalisierung«. Im Unterschied zur Externalisierung im Sinne der narrativen Therapie, bei der durch die Externalisierung die Familie im Kampf gegen das Symptom vereint wird, wird hier das Bekämpfen eines Ich-Anteils abgelehnt. Gunther Schmidt formuliert dazu pointiert: »Ich übernehme keine Killeraufträge.« (Mündliche Mitteilung, 2015) Therapeutische Absicht der positiven Externalisierung ist damit die Förderung der Akzeptanz abgelehnter Erlebnis- und Verhaltensweisen durch Anerkennung ihrer funktionalen Aspekte. Vom Wirkverständnis her geht es eher um eine Klärungsabsicht: Welche Bedürfnisse, Motive oder Gefühle muss ich in mein Selbstbild integrieren, welche Kompetenzen im Umgang mit anderen muss ich entwickeln, damit ich mein Symptom nicht mehr brauche?

Da diese Frage, wenn sie unvermittelt gestellt wird, oft nicht beantwortet werden kann, nähert man sich dem Thema bei der positiven Externalisierung auf Umwegen an. Man bittet zunächst, sich das Symptom, bleiben wir bei der Angst, als Person vorzustellen: »Wenn die Angst eine Person wäre – wäre sie männlich oder weiblich? Wie alt wäre sie?« Es folgt dann die Einladung, dem Problem/Symptom die Stimme zu leihen: »Dürfte ich Sie bitten, jetzt einmal auf diesem Stuhl als Frau Angst Platz zu nehmen. Wir laden diese Frau Angst als langjährige Begleiterin Ihres Lebens zu einer Therapiesitzung ein, und Sie sind so nett und leihen ihr Ihre Stimme. Aber Sie antworten nicht als Frau Meyer, sondern als Frau Angst.«

Es folgt ein wertschätzender Dialog mit dem Problem (»Frau Angst«): Wie lang kennen Sie Frau Meyer schon? Wann sind Sie in ihr Leben getreten und warum? Was war Ihre Aufgabe damals? Welche gute Absicht verfolgen Sie? Durch wohlmeinende Exploration »guter Absichten« werden mögliche Formen der Kooperation erarbeitet. Was müssten Sie an Frau Meyer beobachten, dass Sie sich zurückziehen können? Das konkrete Vorgehen soll am Beispiel der 45-jährigen Sozialarbeiterin, die wegen eskalierender Konflikte mit ihrem Adoptivsohn in Therapie kam (siehe Kapitel 10.1), dargestellt werden.

Wir erinnern uns – Frau Musil verurteilt ihre Wutanfälle aufs Strengste. Ihre Eltern waren Alkoholiker und haben sich regelmäßig beflegelt. Wenn sie ihrem Sohn gegenüber ausfällig wird, kommt sie zu der Einschätzung »Ich bin nicht besser als sie« und verachtet sich dafür. Ich bitte Frau Musil, ihrer Wut ihre Stimme zu leihen, und frage die »Wütende«, wie lange sie Frau Musil schon kennt. Die Wütende erinnert sich: »Zuerst lebte ich im Verborgenen. Renate muss schon lange von mir gewusst haben. Manchmal ließ ich sie Spielzeug kaputt machen oder die Flöte zerbeißen. Aber lange durfte mich niemand sehen. Erst in der Pubertät, mit 12 oder 13, bekamen mich auch andere zu sehen.« Auf die Frage, was das in Renates Leben verändert hat, sagt die Wütende: »Ich gebe ihr Kraft. Ohne mich wäre sie ein Schlappschwanz, würde sich alles gefallen lassen. Sie wäre auch nie von ihren Eltern losgekommen ohne mich. Ihr Vater würde sie noch immer herumkommandieren und schikanieren wie ihre Mutter. Und auch ihren ersten Mann wäre sie ohne mich nie losgeworden. Sie kümmert sich ja noch immer um ihn, aber zumindest hat sie ihn mit meiner Hilfe rausgeschmissen.«
Ich würdige die Verdienste der »Wütenden« und frage nach, was sie an Renate beobachten müsste, damit sie sich weniger breit macht. »Wann könnten Sie in Pension gehen – oder zumindest in Altersteilzeit?« Darauf die Wütende: »Verlassen werde ich sie nie. Sie braucht mich. Aber zurückziehen könnte ich mich, wenn sie besser auf ihre Interessen schaut, wenn sie mich nicht mehr braucht, um jemandem einen Gefallen abzuschlagen.« Ich frage nach, ob Renate das denn wirklich gar nicht könne, immerhin ist sie Sozialarbeiterin, da müsste man das Nein-Sagen doch gelernt haben. Die »Wütende« räumt ein, dass Renate das im Berufsleben könne, deshalb sei sie im Büro noch nie aufgetreten. Und eigent-

lich auch bei ihrem neuen Partner, da habe Renate auch noch nicht ihre Hilfe gebraucht. Und auch nicht in ihren Freundschaften – eigentlich nur in den »alten Beziehungen«. In einer abschließenden Sequenz frage ich die Wütende noch, was sie im Umgang mit dem Adoptivsohn, Max, bei Renate beobachten müsste, damit sie ihr nicht mehr »die Arbeit abnimmt«, worauf einige durchaus adäquate Vorschläge kommen, die in weiterer Folge mit Frau Musil besprochen werden.

18.2 Hypnosystemische Zielarbeit – Induktion des Zielerlebens

Die therapeutische Absicht bei der Zielarbeit geht über den Informationsgehalt der Mitteilung weit hinaus. Wenn der Fahrgast dem Taxifahrer gesagt hat, wohin es gehen soll, kann er sich zurücklehnen und das Erreichen des Ziels dem Taxilenker überlassen. Bei einer therapeutisch relevanten Zielarbeit geht es im Unterschied dazu weniger um die inhaltliche Information über das Ziel, sondern um die Aktivierung eines »Will-haben-Zustandes« im Gehirn. In der Sprache der Neurobiologie: Es geht um die Aktivierung von Annäherungsnetzwerken, es geht darum, die »Sehnsucht nach der Veränderung« zu entfachen und damit energetisch und motivational einen anderen Zustand herzustellen.

Dies gelingt besser, wenn man die Zielarbeit »hypnosystemisch anreichert«: Man fragt dann nicht nur nach dem beobachtbaren Verhalten, wenn das Ziel erreicht ist, wie es die lösungsorientierte Kurztherapie von de Shazer nahelegt, sondern erfragt darüber hinaus viele andere Erlebnisqualitäten. »Wie würde sich dann Ihr Körper anfühlen? Wo im Körper würde sich die Zufriedenheit/Erleichterung/etc. am deutlichsten spüren lassen? Wie wäre dann die Atmung? Was taucht da für ein Bild von Ihnen auf? Wie würden Sie ausschauen, wenn das Ziel erreicht ist? Wie wären Sie angezogen? Mit welcher Körperhaltung wäre das verbunden? Welche Empfindungen tauchen da in Ihnen auf? Gibt es ein inneres Bild für diesen Zielzustand? Diese

Fragen wirken wie Angebote zu geleiteten Imaginationen. Man kann sie nur beantworten, indem man in der Fantasie das gewünschte Erleben bereits aktiviert. Auf diese Weise wird die Zielklärung zur Imagination des Zielerlebens (vgl. Schmidt 2004, S. 66).

In einer Lehrtherapie berichtet eine beruflich hochengagierte Therapeutin in Ausbildung von ihrem Gefühl der ständigen Überforderung. Sie arbeitet 30 Stunden als Psychologin im Krankenhaus, die Ausbildung nimmt zwischen 10 und 15 Stunden in Anspruch, außerdem ist sie alleinerziehende Mutter zweier Söhne, 8 und 12 Jahre alt. Es wird schnell ersichtlich, dass die junge Kollegin optimal organisiert ist und an der Situation derzeit nichts zu verändern ist. Die Arbeit im Krankenhaus kann sie nicht reduzieren, weil das Gehalt gerade ausreicht, die Therapieausbildung zu pausieren, kommt nicht infrage, weil das ihren Krankenhausjob gefährden würde. Die Kinderbetreuung ist perfekt aufgeteilt, alle externen Ressourcen sind ausgeschöpft. Neun Monate müsse sie noch durchhalten, dann sind die Seminare zu Ende. Erst dann ist Erleichterung in Sicht. Ich bestätige die hohen Anforderungen und frage die junge Kollegin, ob sie Angst habe, unter dieser Last zusammenzubrechen. Das wird verneint. »Aber es ist unglaublich anstrengend. Kein Urlaub, wenig Freizeit. Es fühlt sich an wie im Bergwerk.«
Ich frage die Kollegin, was denn angesichts der Unveränderbarkeit der Anforderungen ihre Hoffnung war, als sie das Thema ansprach. »Wenn das die beste Therapie aller Zeiten ist, was wäre denn nachher anders? Wie könnte sich denn das, was wir hier besprechen, auf Ihr Belastungserleben auswirken?« Die Klientin antwortet nach kurzem Zögern: »Ich würde es leichter nehmen, ich hätte mehr Freude daran. Immerhin ist es die letzte Etappe vor dem Ziel.« Ich frage nach, ob es solche Momente manchmal gibt – wo es nicht nur etwas leichter ist, sondern wo auch Freude spürbar ist. Die Klientin denkt kurz nach und erinnert sich dann an einem Herbsttag. Sie war auf dem Klinikgelände unterwegs, der Nebel hat sich gelichtet und die Sonne hat das Herbstlaub in

hundert Gold- und Rottönen leuchten lassen. Damals habe sie ganz deutlich gespürt: »Ich lebe noch. Ich kann mich freuen. Die Welt ist schön. Ich nehme teil.«

Ich frage nach, ob es für sie eine wünschenswerte Veränderung wäre, wenn solche Momente wieder öfter Platz in ihrem Leben hätten, ob sie das als positives Ergebnis bewerten würde oder ob es noch etwas anderes bräuchte. Die Klientin verneint und bestätigt, dass das Erleben solcher Momente »einen Unterschied darstellen würde, der einen Unterschied macht« (man merkt die systemische Ausbildung). Ich frage daher nach, woher sie dieses Gefühl kennt, in welchen Situationen das sonst auftritt. Die Klientin schildert es zunächst als »Urlaubsgefühl«, bemerkt dann aber, dass sie früher eigentlich die Fähigkeit hatte, sich über Kleinigkeiten zu freuen, »mit offenem Herzen durch die Welt zu gehen und mich berühren zu lassen«. Ich frage nach typischen Beispielen, die Klientin erzählt von blühenden Bäumen, von Vogelschwärmen, von Wolken, die von der untergehenden Sonne bestrahlt werden, und von liebevollen Gesten zwischen alten Ehepartnern, die sie in der Straßenbahn beobachtet hat. »Das alles konnte mich glücklich machen – für ein paar Momente zumindest, aber manchmal hat es Stunden angehalten.«

Ich drücke meine Anerkennung für diese Empfindungsfähigkeit aus und frage in der oben geschilderten Art nach den unterschiedlichen Erlebnisqualitäten: »Wie fühlt sich in solchen Situationen Ihr Körper an? Wie ist Ihre Haltung? Was gehen Ihnen da für Sätze durch den Kopf? Was sagen Sie da über sich? Was sagen Sie über die Welt, über das Leben?« Die Klientin beschreibt ihre Körperhaltung als frei und aufrecht, und der Satz ist: »Die Welt ist schön. Gut, dass ich drin leben darf.« Ich frage sie, ob es eine bestimmte Szene gibt, mit der sie dieses Bild ganz stark verknüpft, sie erinnert sich an einen Besuch in Hamburg. »Ein Stadtspaziergang, tiefstehende Sonne, Binnenalster – traumhaft schön.« Ich frage weiter, wie nahe das kurz zurückliegende Erlebnis mit dem strahlenden Herbstlaub auf dem Klinikgelände an diese »perfekte Szene« herankam und ob für diese Situation ein anderer

Satz besser passen würde. Die Klientin meint nach kurzem Nachdenken: »Es ist gut, wie es ist. Ich schaffe das und kann mich noch immer freuen.«
Ich bitte die Klientin, ihre Fähigkeit, auch in kleinen Situationen große Freude und Zufriedenheit zu empfinden, wie ein wertvolles Geschenk zu behandeln, das man mehrmals täglich hervorholt und beäugt. Sie möge in ihrem Alltag immer wieder, wenn kurze Pausen das erlauben, mit diesem gerade entwickelten Wunscherleben in Kontakt treten, möge versuchen, es durch Erinnerung und Imagination absichtsvoll zu reaktivieren, und darüber hinaus beobachten, in welchen Situationen es sich vielleicht auch spontan einstellt. Dabei müsse sie sehr aufmerksam sein, weil dieses Gefühl nicht wie eine Lawine über sie hereinbrechen wird. Sie solle auch erste Annäherungen an dieses gewünschte Erleben freundlich anerkennen und dieses Gefühl wohlwollend empfangen wie einen lieben Gast, über dessen Besuch man sich freut. Die Klientin verlässt deutlich entlastet die Praxis und erzählt in den darauffolgenden Stunden, dass es ihr immer wieder gelingt, diesen »Gast bei sich zu empfangen«, und sich dies deutlich entlastend auf ihr Leben auswirkt.
In den weiteren Stunden versuche ich noch, einen neuen metaphorischen Rahmen für diese anstrengende Lebensphase zu finden, da mir »wie im Bergwerk« eher problemstabilisierend vorkam. Wenn hohe und unveränderbare Anforderungen die Tage ausfüllen, wenn die Anstrengung zur Erschöpfung führt, können häufig Vergleiche mit Ausdauersport hilfreich sein. In vielen Therapien gelingt es, durch die Assoziation einer anstrengenden, aber beglückenden Bergtour das Belastungserleben qualitativ zu verändern. Diese Klientin aber hasst Sport, daher suche ich nach einer anderen Metapher. Wir einigen uns auf »Tournee«. Auch eine Tournee ist eine anstrengende Zeit, man hat sich selbst dazu entschieden und sie ist Teil eines erfolgreichen Lebens.

Wenn es nicht gelingt, den Zielzustand als Ausnahme in der Vergangenheit zu finden und zu aktualisieren, kann der Zustand auch durch entsprechende Suggestion in der Zukunft angeregt werden. Die entsprechende Intervention wurde als »Futur II« bereits im Kapitel über Ressourcenarbeit vorgestellt. Am Beispiel der jungen Psychiaterin, die durch den Suizid eines Patienten zutiefst verunsichert war, wurde dargestellt, wie durch das Abschreiten einer Timeline hin zu einem Moment in der Zukunft, wenn das Problem gelöst sein wird, ein »Lösungszustand« induziert werden konnte.

Für das Gelingen dieser Intervention sind mehrere Faktoren zu beachten: Zum einen braucht es ein erweitertes Verständnis von »Lösung«: Es geht hier um ein Empfinden der Bewältigung. Das, was im Moment schmerzt, wird irgendwann einmal an Bedeutung verloren haben. Im besten Fall geht dies einher mit einer Erfahrung von Kompetenz, Ruhe und Stärke. Dies ist zumindest das suggestive Angebot: »Wenn Sie an einen Zeitpunkt in der Zukunft denken, wenn Sie von sich wissen werden, ich habe das gut überstanden. Ich habe meine Sicherheit wiedererlangt, meine Kraft und Zuversicht. So schwer das damals war, es ist vorbei, ich bin daran gewachsen.« Dieser Zeitpunkt in der Zukunft muss nicht von der Therapeutin definiert werden, aber es sollte ein angemessener Zeitrahmen angeboten werden, weit genug entfernt von der Gegenwart, damit trotz aller aktueller Hoffnungslosigkeit an eine Veränderung geglaubt werden kann. Vor allem ist aber eine genaue Beobachtung der Klientin nötig: Wann weisen somatische Marker darauf hin, dass der Lösungszustand, das Gefühl der Bewältigung nicht nur in Sprache gefasst, sondern auch empfunden werden kann? Voraussetzung dafür ist eine nach innen gerichtete Aufmerksamkeit. Wie schon im Kapitel über Bodenanker ausgeführt, kann das Einnehmen verschiedener Positionen im Raum die Fokussierung auf einen ganz bestimmten Aspekt des Erlebens erleichtern. Durch Fragen wie »Wie fühlt sich das an?« »Was nehmen Sie hier wahr?« wird die Aufmerksamkeit »nach innen« gerichtet, wodurch intuitive Bewertungsprozesse wahrgenommen und ausgedrückt werden können.

18.3 Problemlösungsgymnastik

Die Aktivierung eines Lösungszustandes ist auch Teil der von Gunther Schmidt entwickelten »Problemlösungsgymnastik« (vgl. Schmidt 2004, S. 75). Es wird hier in einem ersten Schritt sehr genau die mit dem Problemerleben verbundene »Körperkoordination« erfragt. Welche Körperhaltung, welches Atemmuster, welches Blickverhalten ist mit dem Problemerleben assoziiert? Mit welchen inneren Sätzen und Empfindungen geht dieses Problemerleben einher? Diese »Körperkoordination« wird nicht nur erfragt, sondern auch aktiv eingenommen. KlientInnen werden also aufgefordert, ganz absichtsvoll – vielleicht sogar etwas übertrieben – jene Haltung einzunehmen, jenen körperlichen Zustand herbeizuführen, der sonst unwillkürlich mit dem Problemerleben einhergeht. Auf diese Weise wird das Muster, das bislang auf nicht beeinflussbar erscheinender unwillkürlicher Ebene mit dem Problem assoziiert war, bewusst wahrnehmbar und veränderbar.

In einem nächsten Schritt werden ein Lösungszustand imaginiert und die entsprechende Haltung eingenommen. Die Anleitung dazu kann auch unabhängig von der imaginierten Lösung erfolgen, indem die Klientin nur aufgefordert wird, ihre Haltung und Atmung so lange zu verändern, bis ihre intuitive Rückmeldung ihr bestätigt, dass sie stimmig und hilfreich wirkt und ihre Kompetenzen aktiviert. Obwohl es sich dabei nur um eine willkürliche Änderung der Körperkoordination handelt, führt dies in den meisten Fällen zu einer Verbesserung der Empfindung, da die Körperkoordination als starker Attraktor im Erlebnismuster wirkt und die anderen unwillkürlichen Musterelemente offenbar »nachziehen« kann. Wenn sowohl das Problem- als auch das Lösungsmuster auf körperlicher Ebene wahrgenommen und willkürlich hergestellt werden kann, wird der Klient aufgefordert, einige Male zwischen diesen Mustern zu wechseln. Durch diese Einübung des Überganges wird die Fähigkeit entwickelt, das körperliche Problemmuster bewusst wahrzunehmen und in ein Lösungsmuster überzuführen. Bei regelmäßiger Übung wird dieser Übergang so gut gebahnt, dass das Problemmuster, das ja mit vielen vertrauten Alltagskontexten verwoben ist und gleichsam automatisiert auftritt, als »Startelement mit dem Lösungsmuster assoziiert wird« (Schmidt 2004, S. 75).

In die Praxis kommt ein Mann mit der Zuweisungsdiagnose Sozialphobie. Laut Vorinformation des praktischen Arztes habe er seit drei Jahren allein das Haus nicht mehr verlassen. Was war passiert? Herr Franke hat nach der Pflichtschulzeit begonnen, als Hilfsarbeiter in einem Lager zu arbeiten, und sich über viele Jahre fleißig in eine Vorarbeiterposition hinaufgearbeitet. Vor vier Jahren beging er unter dem Einfluss eines neuen Mitarbeiters einen Betrug. Lagerware wurde als beschädigt gemeldet und unter der Hand verkauft. Herr Franke, bislang unbescholten, wurde zu einer bedingten Haftstrafe verurteilt und verlor den Job. Zur selben Zeit wurde er Vater. Seine Frau, eine Handelsangestellte, beschloss, nach dem Mutterschutz wieder arbeiten zu gehen, der Patient blieb zu Hause beim Kind, verrichtete Haus- und Gartenarbeit, zog sich aber wegen massiver Schamgefühle aus dem sozialen Leben völlig zurück. Erst als das gemeinsame Kind drei Jahre alt wird und in den Kindergarten gehen soll, wird das Ausmaß der Sozialphobie deutlich: Herr Franke erleidet Panikattacken, sobald er ohne seine Frau das Haus verlässt. Er ist nicht in der Lage, den Weg von seinem Haus über den Dorfplatz zum nur 500 Meter entfernten Kindergarten zurückzulegen. Seine Frau, die in der Zwischenzeit Vollzeit arbeitet, drängt auf die Behandlung. Eine berufliche Reintegration ist nicht nötig, da er die Nebenerwerbslandwirtschaft der in die Jahre gekommenen Schwiegereltern betreibt, aber den Weg in den Kindergarten muss Herr Franke schaffen. Dies ist tatsächlich das einzige Therapieziel.

Im Erstgespräch wird darüber hinaus schnell deutlich, dass der Patient für sprachlich-kognitives Arbeiten sehr wenig zugänglich ist. Seine selbstreflexiven Fähigkeiten sind gering, sein sprachliches Ausdrucksvermögen noch schlechter, als es der Pflichtschulabschluss erwarten ließe. Auffällig sind seine gebeugte Körperhaltung, seine flache Atmung und das Vermeiden jeglichen Blickkontaktes. Herr Franke ist das Gestalt gewordene Schamgefühl. Unter den Augen anderer senkt sich sein Blick, beugt sich sein Rücken. Ich spreche diese Haltung an, der Patient bestätigt, wie sehr er sich seit der Verurteilung schämt – er vermeidet strikt, von anderen Menschen gesehen zu werden. Ich bitte ihn, sich den Weg in den Kindergarten vorzustellen und dabei sein Körpererleben sehr genau wahrzunehmen und zu beschreiben. Er berichtet vom schweren Kopf, von den Blicken, die in den Boden ziehen, von der Enge in der Brust, der flachen Atmung, dem schneller werdenden Herzschlag, den zitternden Füßen. Der Gedanke dabei ist: »Die wissen alles. Die reden über mich.« Im nächsten Schritt frage ich den Patienten, aus welchen Situationen er ein anderes Körpergefühl kennt, wann er sich freier fühlt. Der Patient antwortet, dass er sich bei der Stallarbeit wohlfühlt, da ist er allein mit den Tieren, und auch, wenn er mit seinem Sohn im Garten spielt. Am besten gehe es ihm beim morgendlichen Rundgang auf der Weide – ganz zeitig, wenn noch niemand unterwegs ist, es ganz still ist und er nach den Tieren sieht. Ich bitte den Patienten nun, diese Haltung ganz bewusst einzunehmen – er steht auf, dreht sich weg von mir, richtet sich gerade, die Atmung wird tiefer, der Blick ist in die Ferne gerichtet. Ich fordere den Patienten auf, diese Haltung ganz bewusst wahrzunehmen und in sich hineinzuhorchen, ob es dazu einen stimmigen Satz gibt, Herr Franke sagt: »Es ist alles gut.« In weiterer Folge lasse ich noch zweimal die Position wechseln und bitte den Patienten, dies bis zu unserem nächsten Treffen täglich zu üben.

Beim nächsten Termin berichtet der Patient von guten Erfahrungen mit der Problemlösungsgymnastik: Er könne den Lösungszustand im Alltag öfter herstellen, sodass er sich insgesamt etwas entspannter und zuversichtlicher fühle. Auch den Weg in den Kindergarten hat er nun geschafft, allerdings mit großer Angst und Unsicherheit. Wir nehmen uns daher heute den nächsten Schritt vor: die Verwebung des Lösungszustandes mit Elementen des Kindergartenweges. Ich lasse mir zunächst den Weg genau beschreiben und skaliere die einzelnen Wegstrecken nach Schwierigkeit. Das erste und das letzte Stück sind einfach – das ist wenig begangen. In der Mitte aber muss der Hauptplatz überquert werden, und da sitzen oft schon ein paar Leute vor der Bäckerei. Dort vorbeizugehen ist am schwierigsten. Nach einer bewussten Herstellung des Lösungszustandes durch Imagination der Weide werden schrittweise Bilder des Kindergartenweges eingeflochten, zuerst die einfachen Etappen, zuletzt die schwierigste. Der Kinderwagen kann als »haltgebendes Gerät« utilisiert werden, an dem man sich aufrichten kann. Nach mehreren Durchgängen gelingt die Imagination des gesamten Weges unter Beibehaltung des Lösungszustandes. Beim nächsten Gespräch berichtet der Klient über eine relativ angstfreie Bewältigung des Weges.

18.4 Geleitete Imaginationen und Nutzung von Trancephänomenen

Eine weitere für Hypnotherapie typische Intervention ist die Nutzung von Trancephänomenen. Auf den Einsatz von hypnotischen Ritualen und die Induktion von tiefen Trancezuständen soll hier nicht eingegangen werden, weil diese eine eigene Ausbildung erfordern. In diesem Kapitel sollen nur Interventionen vorgestellt werden, die auch ohne spezifische Hypnoseausbildung verantwortungsvoll angewendet werden können. In diesem Zusammenhang ist ein adäquates Verständnis von Trancephänomenen sinnvoll: Gunther Schmidt definiert Tranceerfahrungen dadurch, dass unwillkürliches Erleben (»Es passiert wie von allein«) dominiert, während im üblichen Wachbewusstsein willkürliches Erleben vorherrscht. Das Ziel aller Hypnotherapie ist damit »das systematische und gezielte Arbeiten mit Prozessen der Aufmerksamkeitsfokussierung, insbesondere zur Aktivierung von unwillkürlichen Prozessen gewünschter Art« (Schmidt 2004, S. 48). So betrachtet braucht es nicht immer eine gezielte Tranceinduktion mit nachfolgenden heilsamen Imaginationen wie den »inneren sicheren Ort« oder den »Tresor«, da selbstorganisierte Fokussierungsprozesse auch indirekt angeregt werden können – z.B. durch Fragen, die die Aufmerksamkeit auf den gewünschten Bereich lenken, oder durch das Angebot von Metaphern und Symbolen. In diesem Sinne ist die Wunderfrage, wenn es gelingt, einen Lösungszustand emotional oder körperlich spürbar zu machen, eine hypnosystemische Intervention.

Die hypnosystemische Perspektive sensibilisiert uns dafür, dass zunächst die therapeutische Situation so gestaltet werden muss, dass PatientInnen sie optimal für die Auseinandersetzung mit ihren Problemen nützen können – dies geschieht durch Fragen wie: »Ich frage mich, was Sie im Moment brauchen könnten, um wieder mehr Kraft und Zuversicht zu spüren, damit Sie diese schwierigen Themen überhaupt anpacken können. Was könnte Ihnen so weit den Rücken stärken, dass Sie sich wieder zutrauen, eine gewünschte Entwicklung in Gang zu setzen? Ich habe den Eindruck, Sie sind im Moment so durchdrungen vom Problem, auch von der Hoffnungslosigkeit und der Erschöpfung, dass Sie gar keine Idee davon entwickeln können, wie es sich anfühlen könnte, wenn Sie in einer guten Art Einfluss nehmen könnten. Lassen Sie uns was probieren: Wo hier im Raum müssten Sie Ihr Problem platzieren, damit Sie es mit ein bisschen Abstand betrachten können und ein Gefühl von Wirksamkeit entwickeln können? … Wo im Körper würden Sie das spüren, wenn Sie einen ›Sicherheitsabstand‹ zum Problem haben und freier nachdenken könnten, wie Sie damit umgehen, welche Schritte Sie unternehmen könnten? Was würde dann in Ihrem Kopf vorgehen – welcher Satz würde dann Ihre Beziehung zum Problem beschreiben?« Dieser Vorgang kann rein sprachlich durchgeführt werden, er kann aber auch mit Bewegung im Raum verbunden werden. In jedem Fall geht es darum, eine Unterbrechung der Problemtrance zu erwirken und ein Kompetenzerleben im Sinne der Aktualisierung von Selbstwirksamkeitserwartungen anzuregen. Es können auch klassische Entspannungsübungen oder beruhigende und kräftigende Imaginationen eingesetzt werden, wenn Aufregung oder Anspannung eine konstruktive Auseinandersetzung mit einem Thema verhindert.

Auch wenn die Induktion tiefer Trancezustände eine tiefergehende hypnotherapeutische Ausbildung erfordert, sollten geleitete Imaginationen wie der innere sichere Ort oder Wohlfühlort sowie die Tresorübung zum Standardrepertoire systemischer TherapeutInnen zählen. Da es für alle diese Übungen freie Vorlagen im Internet gibt, kann hier auf eine Wiedergabe verzichtet werden. Das Prinzip ist unmittelbar einleuchtend und im deutschen Sprachraum vor allem dank Luise Reddemann Standard jeder Traumatherapie: »Unsere Fähigkeit zu imaginieren ist das Hilfsmittel, das uns in Kontakt bringt mit dem Heilsamen in uns. So durchzieht die Verwendung von Bildern bzw. bildhaften Gedanken unsere ganze Arbeit mit Traumatisierten.« (Reddemann 2001) Das Schaffen von »guten inneren Bildern«, die Ruhe, Sicherheit und Kraft geben, ist aus der Therapie mit Traumatisierten, die immer wieder von Schreckensbildern und Schreckensgedanken gequält werden, nicht mehr wegzudenken. Doch auch bei anderen PatientInnen, deren Fähigkeit zur Selbstberuhigung gefördert werden soll, sind geleitete Imaginationen häufig nützlich. Einige Anwendungsbeispiele finden sich bei Wagner/Russinger (2016), interessierten LeserInnen ist diesbezüglich aber das Standardwerk von Luise Reddemann »Imagination als heilsame Kraft« wärmstens empfohlen.

Wer auf eine Tranceinduktion im engeren Sinn verzichten will, kann die entsprechenden Übungen auch nahe am »Wachbewusstsein« anleiten, indem vor der geleiteten Imagination nur die Aufmerksamkeit auf den Körper und die Atmung gerichtet wird, z. B. in folgender Art: »Nehmen Sie eine angenehme Haltung ein und spüren Sie einmal in Ruhe in sich hinein … Fühlen Sie, wo Ihr Körper die Umgebung berührt – der Rücken an der Sessellehne, das Gesäß auf der Sitzfläche, die Oberschenkel … die Füße … Und dann richten Sie die Aufmerksamkeit auf Ihren Atem … und erlauben Sie sich, ein klein wenig mehr auszuatmen als sonst … ganz in Ihrem Rhythmus … ein und aus … ein und aus … Achten Sie darauf, dass Ihr Körper dabei Bewegungen macht. Registrieren Sie diese Bewegungen – im Brustkorb, … in der Bauchdecke, … vielleicht in den Nasenflügeln … Und wenn Sie wollen, können Sie die Augen schließen, oder Sie richten den Blick auf einen Punkt hier im Raum und lassen ihn dort ruhen, während Ihr Inneres Gedanken oder Vorstellungen oder Bilder von einem Ort aufsteigen lässt, an dem sie sich ganz wohl und geborgen fühlen ...«

Imaginationen wie diese eignen sich auch für die Anwendung im Gruppensetting. In vielen psychosomatischen Stationen werden ressourcenfördernde Imaginationen standardmäßig in der Gruppentherapie angeleitet und die PatientInnen dann nach ihren Erfahrungen befragt. Hier gilt selbstverständlich das Prinzip der Freiwilligkeit, niemand muss von seinen Imaginationen berichten.

Ein individualisiertes Vorgehen empfiehlt sich hingegen bei »symptomorientierten« Imaginationen: So können bei Allergien Schutzmembrane oder -anzüge imaginiert werden, die den gesamten Körper bedecken und so vor Allergenen schützen, bei Juckreiz kann ein kühles Bad in einem Bergsee imaginiert werden, bei Harnverhalten ein plätschernder Bach ... Dabei können die hilfreichen Bilder entweder von der Therapeutin eingeführt und nur die konkrete Ausgestaltung der Klientin überlassen werden, oder aber man vertraut noch umfassender auf die »Weisheit des Unbewussten«, wie in der folgenden Fallvignette dargestellt.

Eine Patientin mit chronischem Spannungskopfschmerz beklagt in einer Therapiestunde eine starke Belastung durch eine hohe aktuelle Schmerzintensität. Ich bitte sie, eine angenehme Sitzposition einzunehmen, die Aufmerksamkeit auf die Körpergrenzen und dann auf die Atmung zu richten (siehe oben), und fahre dann fort: »Und Sie brauchen jetzt nichts Besonderes zu tun, Sie erlauben sich einfach, ein bisschen mehr auszuatmen als sonst, und vielleicht wollen Sie Ihre Augen schließen ... und in dem Maße, wie sich Ihre Augen schließen, können sich die inneren öffnen ... und Sie können sich den Raum nehmen, den Sie brauchen, um sich zu entfalten, ... und während eine Seite in Ihnen meinen Worten folgt, macht eine andere genau das, was jetzt wichtig ist ... Und ich möchte Sie jetzt bitten, mit Ihrem Unbewussten Kontakt aufzunehmen, mit dem intuitiven Wissen in Ihnen ..., und Sie können jetzt Ihr Unbewusstes bitten, dass es ein Bild aufsteigen lässt, von einem Ort, einer Situation, einem Wesen, das Ihnen guttut, das Ihnen Milderung Ihrer Beschwerden verschafft … Sie können Ihrem Unbewussten den Auftrag geben, das intuitive Wissen aufsteigen zu lassen, welche Bewegung, welche Berührung, welche Kraft Ihnen jetzt guttun würde … Sie können sich Zeit lassen, denn mit jedem Atemzug wird die Entspannung tiefer und der Zugang zur Weisheit des Unbewussten einfacher. Sie können diese Momente der Ruhe genießen und Ihr Unbewusstes freundlich einladen, dieses wohltuende Bild, das Ihnen Erleichterung verschafft, zu schicken …« An dieser Stelle wird durch einen veränderten Gesichtsausdruck deutlich, dass der Klientin ein hilfreiches Bild eingefallen ist, daher setze ich fort: »Und wenn dieses Bild aufgetaucht ist, heißen Sie es willkommen und fühlen Sie nach, wie sich das in Ihrem Körper auswirkt. Genießen Sie die positiven Auswirkungen, spüren Sie dem mit den nächsten drei tiefen Atemzügen noch nach, bevor Sie langsam die Augen öffnen und mit der Aufmerksamkeit in den Raum zurückkehren.« Die Klientin berichtet von einem sehr erstaunlichen Bild: Ihr sei ein rosaroter Tintenfisch erschienen, der mit seinen langen Armen ihren Körper massierte, knetete und dehnte, »als wären drei Physiotherapeutinnen gleichzeitig am Werk, um meine Verspannungen zu lösen«. Das Bild vom rosaroten Tintenfisch wurde in weiterer Folge von der Klientin noch oft evoziert, um Schmerzerleichterung zu erzielen, es wurde auch Teil ihres Einschlafrituals.

18.5 Hypnosystemische Nutzung von Metaphern und Utilisieren

Wenn KlientInnen für die Schilderung ihrer Symptome eine metaphorische Beschreibung nutzen (z. B. »Es ist so, als würde mein Kopf in einem Schraubstock stecken«, »… als würde mir etwas den Hals zuschnüren«, »… als würde eine schwere Last auf meinen Schultern liegen«), kann diese aufgegriffen und in der weiteren Bearbeitung modifiziert werden. Dazu wird die Klientin aufgefordert, sich zunächst das Bild zur Metapher vorzustellen: »Wie schaut dieser Schraubstock aus?« Oder: »Haben Sie ein Bild zu diesem Gefühl des zugeschnürten Halses? Fühlen Sie einmal in sich hinein und malen Sie sich ein Bild aus, das genau dieser Vorstellung entspricht. Was wäre es denn in Ihrer Vorstellung genau, was Ihnen den Hals zuschnürt?« In weiterer Folge kann man die Klientin dabei unterstützen, das Bild so zu verändern, dass damit eine Zustandserleichterung verbunden ist. Wenn Sie sich jetzt vorstellen, den Schraubstock/das Tuch zu lockern – wo würden Sie das genau im Körper spüren? Wie fühlt sich das an? Manchmal ist auch bei dieser Art der metaphorischen Arbeit Kreativität gefragt:

Eine 18-jährige Klientin, die vom vorbehandelnden Kinder-Jugend-Psychiater die Diagnose einer Borderline-Persönlichkeitsentwicklungsstörung erhalten hatte, berichtet von Spannungszuständen, die immer wieder zu Selbstverletzungen führen würden. Die Klientin war in der Vorgeschichte auch stationär aufgenommen, hat aber vom Skillstraining wenig profitiert, da dies subjektiv ihrer Individualität nicht gerecht wurde. Die Klientin hatte ein Jahr vorher die Schule abgebrochen und reagiert auf psychoedukative Angebote eher aversiv. Sie fordert für sich selbst immer wieder »maßgeschneiderte therapeutische Vorgehensweisen«, lehnt es ab, aufgrund ihrer Diagnose in eine »Schublade gesteckt zu werden und Trainingsmaßnahmen absolvieren zu müssen«. Natürlich könnte man sich an dieser Stelle Gedanken über narzisstische und histrionische Persönlichkeitszüge machen. Aus einer hypnotherapeutischen Perspektive ist es aber sinnvoller, dieses Muster zu utilisieren. Ich sage daher: »Ich finde es sehr beachtlich, dass Sie sich keinen Standardprozeduren unterziehen, sondern sich die Mühe machen, jede therapeutische Intervention auf individuelle Passung zu überprüfen. Das ist eine sehr anspruchsvolle Strategie, aber ich bin gerne bereit, Sie dabei zu unterstützen. Sie übernehmen da – das muss Ihnen klar sein –

ganz viel Verantwortung – denn nur Sie können abschätzen, was für Sie wirklich hilfreich ist. Aber ich nehme Sie gerne in dieser Verantwortung ernst, und wir suchen jetzt gemeinsam nach einer Strategie, wie Sie Ihre Spannungszustände wirksam unterbrechen können.« Dieses Therapieziel war vorher mit der Klientin akkordiert worden. »Ich will mich nicht mehr schneiden, die Narben sind hässlich, und ich muss sie dauernd erklären. Da kann ich mir ja gleich ein Schild auf die Stirn picken, wo draufsteht – ›Ich habe eine Borderline-Störung‹.«

Nach dieser Utilisierung ihres Bestehens auf einer individualisierten Vorgehensweise – für die Klientin war es eine Bestätigung ihres Rechts auf individuelle Behandlung – schien die Klientin deutlich kooperativer. Ich bat sie um eine genaue Beschreibung des Spannungsgefühls: Wie beginnt es, wie baut es sich auf, wo im Körper spürt sie was genau? Die Klientin ist ganz in ihrem Element, als sie folgende Empfindung beschreibt: »Es ist, wie wenn eine Schlange sich um meinen Brustkorb windet. Zuerst locker, dann aber immer fester. Sie zischt vor meinem Gesicht, aber es gibt kein Entrinnen. Sie windet sich immer fester, bis ich in Panik gerate, weil es mir den Atem nimmt.« Ich greife dieses Bild auf, wiederhole, was ich von der Patientin gehört habe, und frage dann nach: »Was kann denn, wenn wir uns diese Szene konkret vorstellen, die Schlange dazu bringen, von Ihnen abzulassen? Ich bin jetzt auf Ihre Hilfe angewiesen, weil nur Sie wissen, was für Ihr Empfinden das optimal passende Bild ist. Daher bitte ich Sie, sich genau in dieses Bild hineinzuversetzen, die Schlange um Ihre Brust, zischend und züngelnd, die zunehmende Angst und Spannung – was würde helfen? Wie müsste diese Szene weitergehen, damit die Spannung von Ihnen abfällt?«

Die Klientin – ohne Zögern: »Ein Schlangenbeschwörer betritt die Szene. Er öffnet seinen Korb und nimmt eine Flöte heraus. Er spielt die Flöte, und die Schlange windet sich in den Korb zurück.« Ich gratuliere der Klientin zu dieser kreativen und individuellen Lösung und bitte sie, sich diese Musik des Schlangenbeschwörers genau vorzustellen. »Ist sie laut oder leise? Melodiös? Rhythmisch? Sitzt er beim Spielen oder steht er? Wie ist er angezogen? Schaut er auf die Schlange, auf die Flöte oder auf Sie?« Nachdem durch diese Fragen die Vorstellung angereichert und intensiviert wurde, bitte ich die Klientin, noch einmal in sich hineinzufühlen – ist damit ein guter Ausstieg aus der Spannung gesichert? Braucht es noch was? Die Klientin antwortet: »Die Schlange schlängelt sich in den Korb, ich geb den Deckel drauf.« Abschließend bitte ich die Klientin, gut für sich Verantwortung zu übernehmen und bei kleinen Spannungen dieses Bild aufzurufen und zu beobachten, wie es sich auswirkt.

In dieser Fallvignette wurde neben dem metaphorischen Arbeiten noch ein weiteres Wirkprinzip der Hypnotherapie genutzt: die Utilisation. Wenn man die therapeutische Situation als kompetenzfokussierendes, zieldienlich wirksames Kooperationssystem gestalten will, sollte man alle Phänomene, die vom Klienten angeboten werden, als grundsätzlich nützlich beschreiben und bewerten. Die Ablehnung von Psychoedukation und Gruppenaufgaben wird dann nicht als Ansprüchlichkeit oder Widerstand, sondern als wichtiger Hinweis auf berücksichtigungswürdige Bedürfnisse verstanden. Die Klientin teilt uns damit mit, welche Bedingungen sie braucht, um gut kooperieren zu können. Unabhängig von der Anwendung hypnotherapeutischer Interventionen ist dieses Prinzip der therapeutischen Beziehungsgestaltung für Systemische Therapie sehr hilfreich, weshalb auch im gleichnamigen Kapitel darauf noch einmal eingegangen wird.

KAPITEL 19

Emotionsbasierte systemische Interventionen

Unter dem Einfluss von Aufstellungsarbeit, (systemischer) Traumatherapie und hypnosystemischer Therapie kam es in den letzten Jahren zu einer massiven Ausweitung des systemischen Interventionsrepertoires. Während Kurt Ludewig als Vertreter eines systemtheoretisch begründeten Therapieverständnisses noch bescheidenes Intervenieren forderte, werden nun vermehrt problemassoziierte erlebnisaktivierende Interventionen eingesetzt. Diese stellen aber im Unterschied zu den ziel- und ressourcenorientierten Vorgehensweisen keine »minimal-invasiven« Methoden dar und sollten daher nur auf der Basis eines differenzierten Fallverständnisses genützt werden. Dazu gehört auch eine differenzierte Konzeptualisierung psychischer Prozesse und ihrer Störungen, wie sie lange Zeit von der Systemischen Therapie nicht entwickelt worden war. Diese Lücke sollte das Buch »Emotionsbasierte systemische Therapie« (Wagner/Russinger 2016) schließen, indem auf der Basis eines synergetischen Verständnisses psychischer Prozesse bewährte klinische Konzepte aus emotionsfokussierter Therapie (Greenberg), Schematherapie (Young, Roediger) sowie strukturbezogener Psychotherapie (Rudolf) integriert wurden. In diesem Buch wird ausführlich dargestellt, wie nützlich das Verständnis für dysfunktionale Schemata, strukturelle Defizite oder andere Störungen der Emotionsverarbeitung (z. B. Emotionsvermeidung oder ein emotionsphobischer Konflikt) für die Interventionsplanung ist. Spezifische Aspekte, z. B. »Emotionsbasierte systemische Therapie der Borderline-Störung« (Wagner 2019), wurden in darauffolgenden Publikationen ausgeführt.

In diesem Kapitel kann emotionsbasiertes Vorgehen nur in seinen Grundzügen erläutert werden, indem emotionsbezogene Interventionen in den Kategorien Emotionen wahrnehmen, klären, regulieren und transformieren überblicksmäßig dargestellt werden. Dem zugrunde liegt ein therapeutisches Selbstverständnis, wonach das konkrete therapeutische Vorgehen nicht nur von den vorgebrachten Inhalten und den Therapiezielen des Klienten bestimmt wird, sondern auch die spezifische Funktionsweise des psychischen Systems berücksichtigen muss. Die Einschätzung des Funktionsniveaus der Persönlichkeit (strukturelle Überlegungen) sowie das Erkennen von Störungen der Emotionsverarbeitung spielen dabei eine zentrale Rolle. Anders als in der traditionellen Systemischen Therapie werden die Interventionen explizit in ihrer Wirkung auf die Emotionsverarbeitung reflektiert und veranschaulicht (vgl. Wagner & Russinger, 2016/2018). Je nach therapeutischer Absicht wird auf dieser Basis versucht, in der konkreten therapeutischen Situation die Emotionswahrnehmung, die Emotionsklärung, -regulierung und -transformation zu unterstützen.

19.1 Förderung der Emotionswahrnehmung

Hier ist zu berücksichtigen, dass Emotionen nicht an bewusste Wahrnehmung gebunden sind. Für auftragsorientiert denkende konstruktivistische Therapeuten ist die Konzeptualisierung unbewusster Gefühle allerdings problematisch. Wo finden diese statt? Wer kann davon berichten? Für wen sind sie ein Problem, wenn sie nicht berichtet werden können? Die Antwort aus Sicht der neurobiologisch fundierten Emotionsforschung ist hingegen einfach: Bewusstheit und sprachliche Benennung sind nur möglich, wenn neokortikale Strukturen beteiligt sind. Die unbewussten Aspekte von Emotionen umfassen autonome viszeromotorische und neuroendokrine sowie somatomotorische Reaktionen (Gesten, Mimik, Handlungstendenzen) sowie ihre sensorischen Konsequenzen (Körpersensationen). Negative Gefühle können ohne Beteiligung des

Cortex bestehen und bleiben vorsprachlich, vage, wenn die bewusste Aufmerksamkeit vermieden wird.

Eine zentrale Hypothese vieler therapeutischer Verfahren lautet nun, dass psychische Störungen häufig aus der Vermeidung schmerzhafter Gefühle resultieren und dass im Schutze der therapeutischen Beziehung diese schmerzhaften Gefühle zugelassen werden sollten, da nur die bewusste Affektwahrnehmung eine absichtsvolle Auseinandersetzung ermögliche (»Verarbeitung«). Je weniger das Affekterleben auf die impliziten Muster beschränkt sei, desto flexibler, adaptiver und kreativer würden die emotionalen Reaktionen (Wagner 2019).

Wenn wir davon ausgehen, dass Emotionsvermeidung an der Aufrechterhaltung vieler psychischer Störungen beteiligt ist, wird die Bedeutung der Förderung der Emotionswahrnehmung sofort sichtbar. Aus emotionsfokussierter Sicht beginnt jede emotionale Veränderung mit der *Wahrnehmung* des emotionalen Erlebens: KlientInnen werden angeregt, ihre Gefühle im Moment genau wahrzunehmen, sie in Worte zu fassen und dabei ihre Bedeutung zu erschließen. TherapeutInnen unterstützen diesen Prozess, indem sie aufmerksam dafür sind, was für KlientInnen im Augenblick affektiv bedeutsam ist und diese Wahrnehmung empathisch zur Verfügung stellen. Dieses Therapeutenverhalten realisiert sich v.a. in behutsamen Kommentaren zum emotionalen Erleben der KlientInnen (vgl. Wagner & Russinger 2016, S. 199). Bei Veränderung von Mimik oder Tonfall werden mögliche Stimmungsänderungen angesprochen, »Ereignisberichte« werden um emotionale Qualitäten angereichert, die innengerichtete Aufmerksamkeit (»Wie fühlt sich das an, wo spüren Sie das im Körper?«) wird gefördert. Das klingt einerseits nach einer Selbstverständlichkeit: Jeder Laie geht davon aus, dass Psychotherapie die Wahrnehmung und das Verständnis für Gefühle fördern soll. Allerdings wurde genau das durch die Theorienentwicklung der letzten Jahrzehnte in der Systemischen Therapie marginalisiert: Die konstruktivistische Grundhaltung fordert Skepsis gegenüber jedem Wahrnehmungsprozess, indem sie den Aspekt der

»Wahrgebung« in den Vordergrund stellt, die interaktionelle Perspektive fokussiert den kommunikativen Aspekt der Emotion bzw. des Emotionsausdrucks. Im meist benutzten Lehrbuch der Systemischen Therapie und Beratung von Arist von Schlippe und Jochen Schweitzer finden wir diesen Unterschied in einem Zitat von Cecchin explizit formuliert: »Man kann direkt fragen (...): ›Wie fühlst Du Dich?‹ Wir tun das nicht (...), wir fragen jemand anderen: ›Was denkst Du, wie Deine Schwester sich fühlt?‹ Ein Gefühl ist eine Botschaft an einen anderen. Und so fragen wir den, der die Botschaft empfängt, nicht den, der sie sendet.«

Bei Engführung dieser Perspektive entsteht bei manchen systemischen TherapeutInnen in Ausbildung fast etwas wie eine Emotionsphobie. Zeichen der Rührung, der Angst, des Ärgers bei KlientInnen werden entweder ignoriert oder wegreguliert, indem durch einen Themenwechsel (z.B. den Schwenk zur Ressourcenperspektive) wieder ein positives emotionales Erleben aktualisiert werden soll. Dagegen ist auch nichts Grundlegendes einzuwenden, wenn dieser Schwenk bewusst vollzogen wird, wenn er auf der therapeutischen Einschätzung beruht, dass in der aktuellen Verfassung der negative Affekt nicht bearbeitbar ist. In vielen Fällen empfiehlt sich aber auch hier eine »Markierung«, indem der schmerzhafte Affekt kurz benannt und die Vorgehensweise, die der Desaktualisierung dient, explizit begründet wird. »Ich hab den Eindruck, dass jedes Mal, wenn das Gespräch auf Ihre Mutter kommt, Sie sehr ärgerlich, vorwurfsvoll, aber auch irgendwie hilflos werden. Das ist keine gute Voraussetzung, um sich mit dieser schwierigen Beziehung auseinanderzusetzen. Deswegen möchte ich – bevor wir uns diesem Thema zuwenden, Sie noch ein bisschen stärken, indem wir ...«

Fassen wir zusammen: Emotionsbasiertes Vorgehen heißt nicht, den kommunikativen Aspekt von Emotionen zu verleugnen, sondern fall- und situationsbezogen zu entscheiden: Ist es im Moment hilfreicher, die Wahrnehmung eines Affekts zu fördern bzw. die damit verbundenen Bedürfnisse zu klären oder durch zirkuläres Fragen die Auswirkungen auf Beziehungen zu explorieren. Dieses »Sowohl-als-Auch« wurde in den letzten Jahren auch zunehmend in der Theoriebildung berücksichtigt. So erklärt z.B. Hans Lieb (2014, S. 75): »Eine systemtheoretische Hypothese hierzu lautet, dass es für die Autopoiese der Psyche von Vorteil ist, wenn sie in ihrer Kopplung an den Körper ihre diesbezügliche Aufmerksamkeit so gestaltet, dass sie möglichst viele dort stattfindende Ereignisse wahrnehmen und in ihr selbstreferenzielles Konzept aufnehmen kann.« In dieser theoretischen Konzeption wird ein Gefühl als »Ereignis«, das der Körper hervorbringt, verstanden. Wenn dieses Gefühl keine sich eindeutig aufdrängende Qualität hat, sondern vage oder widersprüchlich ist, kann es auch aus systemtheoretischer Perspektive sinnvoll sein, diesem Erleben genauere Aufmerksamkeit zu schenken.

19.2 Affektklärung

In den nachfolgenden Klärungsprozessen wird ein wohlwollender Suchprozess angeleitet: Was genau empfinden Sie in dieser Situation, über welches Bedürfnis gibt dieses Gefühl Auskunft? Bei der »Affektklärung« sollen jene emotionalen Aspekte verfügbar gemacht werden, die in der spontanen Problemerzählung der KlientInnen nicht vorkommen, für das Verständnis des aktuellen Erlebens aber notwendig sind. Häufig geht es dabei darum, die Kränkung »hinter« dem Ärger oder umgekehrt die Wut »hinter« der Kränkung wahrnehmbar zu machen (vgl. Wagner & Russinger 2016, S. 202). Hier beziehen wir uns auf das Konzept der primären und sekundären Emotionen (vgl. Greenberg 2011), wo davon ausgegangen wird, dass die primäre situationsadäquate Emotion (z.B. Ärger) nicht wahrgenommen werden kann, weil sie sich vor dem Hintergrund der jeweils individuellen Lerngeschichte als unerwünscht, gefährlich etc. erwiesen hat. An ihre Stelle tritt eine sekundäre Emotion (z.B. Traurigkeit), die dann zunehmend generalisieren kann.

TherapeutInnen sollten daher nachfragen, welche Emotionen in welchen Situationen erlebt werden, um dann Hypothesen darüber bilden zu können, ob die Emotionswahrnehmung eingeschränkt ist, ob sekundäre Emotionen das Erleben dominieren und damit den

Blick auf die wesentlichen Bedürfnisse verstellen (vgl. Wagner & Russinger 2016, S. 142). Manche sekundären Emotionen tendieren nämlich zur Generalisierung, Menschen reagieren dann habituell ärgerlich oder gekränkt, obwohl bei der Schilderung der konkreten Auslösesituation für den Zuhörenden eine andere emotionale Reaktion näher liegen würde. Auch dieses Phänomen hat Eingang in die moderne systemtheoretisch fundierte Therapie gefunden: »Das Konzept der Unterscheidung von primären und sekundären Gefühlen hält hierzu ein weiteres nützliches Element bereit: die klinisch oft bestätigte Annahme, dass ein psychisches System, das in sich primäre Gefühle wie Schmerz, Trauer oder Wut erfährt, keine weiteren Operationen einsetzen muss, um diese Gefühle wieder zu verändern. Sie hören von selbst auf – im Unterschied zu sekundären Gefühlen, die sich aufgrund ihrer Regenerierung durch Operationen der Psyche selbst immer wieder aufbauen« (Lieb 2014, S. 91). In der folgenden Fallvignette wird das konkrete therapeutische Vorgehen erläutert.

Bei der 63-jährigen depressiven Frau Lang (andere Aspekte dieses Falles wurden bereits in Wagner & Russinger 2016, S. 110 ff., dargestellt) hatte sich in den letzten 10 Jahren ein dysfunktionales Kränkungsmuster auf viele Beziehungen ausgebreitet. Frau Lang war – wie schon ihre Mutter – immer aufopferungsbereit gegenüber ihren Kindern und ihrem Mann, erlebte dies aber nicht als Belastung, solange die Kinder klein waren. »Ich war so eine glückliche Mutter. Es gab nichts Schöneres für mich, als meine Kinder zu verwöhnen.« Nach der altersadäquaten Distanzierung der Kinder gelang es der Klientin allerdings nicht, eigene Interessen zu entwickeln und das »Loch zu füllen«. Ihr Mann hatte sich zu dieser Zeit emotional zurückgezogen und betrieb diverse »einsame Hobbys« wie Modellflugzeug-Bauen und Fliegenfischen. Frau Lang musste sich zunehmend um ihre alte pflegebedürftige Mutter kümmern, die sehr nachdrücklich über ihre Zeit verfügte. Zu Tochter und Schwiegertochter war die Beziehung schwierig, Frau Lang hatte das Gefühl, sie müsse alle Erwartungen erfüllen, um überhaupt noch einen Platz im Leben ihrer Kinder zu behalten. Vor diesem Hintergrund entwickelten sich Beziehungen, in denen Frau Lang nie offen für ihre Interessen eintrat, die andererseits dauernd von »Kränkung durchdrungen« waren.

In einem gemeinsamen Klärungsprozess gelang es, hinter der gezeigten Kränkung den Ärger darüber wahrzunehmen, dass ihre Bedürfnisse in vielen Beziehungen nicht wahrgenommen werden. Wir besprachen, ob das Zulassen von Ärger tatsächlich – wie befürchtet – die Beziehungen gefährden würde oder ob der Ärger – im Gegenteil – als konstruktive Kraft in der Beziehungsgestaltung genützt werden könnte. In weiterer Folge überlegten wir, wie sich der Ärger im Vergleich zur Kränkung auf die konkreten Beziehungen auswirken würde, wobei Frau Lang bemerkte, dass die mit der dauernden Kränkung verbundene Vorwurfshaltung bei ihren Kindern sicher genauso viel Distanzierung hervorruft wie ein angemessen dosierter Ärger.

Wir rekonstruierten, dass sie als Kind gelernt hatte, ihrer Mutter gegenüber keinerlei Ärger zuzulassen, was ihre Mutter durch die Kombination von hoher Aufopferungsbereitschaft und massiver Kränkbarkeit erreicht hat. Der Ausdruck von Ärger wäre das Zeichen von Undankbarkeit gewesen – also moralisch abzulehnen – und außerdem »brandgefährlich«, der »Todesstoß« für die unglücklich verheiratete Mutter der Klientin. Kein Wunder also, dass Frau Lang nicht gelernt hat, Ärger als nützlichen Hinweis auf nicht erfüllte Ansprüche zu nützen. Ich motivierte Frau Lang daher dazu, bei künftigen Kränkungserlebnissen sehr genau in sich hineinzuhorchen und zu überprüfen, wie viel von der gefühlten Kränkung eigentlich Ärger ist und wie viel sie davon ausdrücken könnte, um ihre Interessen selbstbewusst vertreten zu können.

Aus emotionsfokussierter Perspektive gibt es einen Zusammenhang zwischen affektivem Erleben und früher Beziehungserfahrung: Wenn Eltern aufgrund eigener Bedürftigkeit oder Vulnerabilität bestimmte Gefühle bei ihren Kindern nicht aushalten, kann dies beim Kind schon früh die Umwandlung in sekundäre Gefühle befördern. Eltern sollten daher die Emotionen ihrer (Klein-)Kinder validieren, ihnen auch das Recht auf negative Emotionen nicht absprechen. Jeffrey Young (Young et al. 2005) hält es sogar für eines der zentralen Grundbedürfnisse, berechtigte Bedürfnisse und Emotionen ausdrücken zu können. Freude, Stolz und Selbstsicherheit sollen gefördert werden, indem diese positiven Emotionen möglichst oft geteilt werden. Bei Angst, Selbstzweifel, Ärger, Neid oder Eifersucht soll bei der Bewältigung geholfen werden. Wenn Eltern gute »Emotions-Coaches« sind, fühlen sie sich in die Emotionen ihrer Kinder ein, helfen dabei, sie in Worte zu fassen, und unterstützen ihre Kinder dabei, sie in sozial akzeptabler Form auszudrücken und die darin enthaltenen Informationen über zugrunde liegende Grundbedürfnisse zu nützen. Ähnliches sollten aus Sicht der emotionsfokussierten Therapie PsychotherapeutInnen leisten (vgl. Wagner & Russinger 2016, S. 145 f.).

Wenn ein wohlwollender therapeutisch geleiteter Suchprozess dafür nicht ausreicht, empfiehlt sich häufig der Einsatz einer Teilearbeit, wobei, wie bereits ausgeführt, die Anteile idealerweise individualisiert beschrieben und benannt werden und möglichst nah am subjektiven Erleben des Klienten ausgerichtet sind. Im Sinne der Klärungsabsicht ist es für die weitere Bearbeitung häufig hilfreich, diese »Teile« in irgendeiner Form »sichtbar« zu machen – z. B. durch grafische oder skulpturierende Darstellungen und durch therapeutisch angeleitete Dialoge zwischen den Anteilen ein vertieftes Verständnis für die innere Dynamik zu fördern. Noch einmal sei an dieser Stelle darauf hingewiesen, dass wir den Begriff der »Anteile« nur metaphorisch verwenden. Aus systemtheoretischer wie auch neurobiologischer Perspektive handelt es sich um Prozesse, die sich selbstorganisiert bilden, um FDV-Programme im Sinne Ciompis bzw. emotionalkognitive Kohärenzen im Sinne Ludewigs.

Bezüglich intendierter therapeutischer Wirkung greifen hier Aspekte der Emotionsverarbeitung und der Emotionsklärung ineinander: Wenn durch die Arbeit mit dem »inneren Team« die Beziehung zwischen den inneren Anteilen thematisiert wird, fördert dies Selbstregulationsprozesse. Wenn durch positive Externalisierung

Verständnis für die »Funktionalität« eines problematischen Persönlichkeitsanteiles geschaffen wird, kann dies Spannung reduzieren und Integration fördern. Ebenso kann durch die Visualisierung Distanzierung erleichtert (»Blick von außen«, Einrichten einer Metaposition) oder durch den Einsatz von Bodenankern die Affektaktualisierung gefördert werden. Ein wesentliches Moment in der Choreografie emotionsbasierter Systemischer Therapie ist die Regulation des optimalen »Arbeitsabstandes« zum emotionalen Erleben: groß genug, um nicht überflutet zu werden, nah genug, um in der konkreten therapeutischen Erfahrung bearbeitbar zu werden. Darüber hinaus kann nach Visualisierung der inneren Anteile durch die Schaffung eines Lösungsbildes Zugang zu dem gewünschten Zustand geschaffen werden: »Welchen Ihrer Anteile müssten wir näher zu Ihnen, welchen weiter wegschieben, damit es sich besser anfühlt?« (Vgl. Wagner & Russinger 2018, S. 86)

19.3 Förderung der Emotionsregulation

KlientInnen mit chronischen und komplexen (Beziehungs-)Problemen benötigen häufig nicht nur Unterstützung dabei, ihre Affekte und Emotionen wahrzunehmen und in ihrem Informationsgehalt bezüglich Grundbedürfnissen zu verstehen, sondern auch bei der Regulierung unerträglicher innerer Spannungszustände. Die Grundsteine der Emotionsregulation werden schon in den ersten zwei Lebensjahren gelegt: Zu dieser Zeit sind wir hinsichtlich Affektregulierung völlig von unseren Bezugspersonen abhängig. Die grundlegende Fähigkeit zur Selbstberuhigung wird durch frühe Erfahrungen der dyadischen Affektregulierung, also durch adäquate elterliche Reaktionen auf emotionale Äußerungen, geprägt. Feinfühlige Eltern, die die Bedürfnisse ihrer Kleinkinder richtig interpretieren und angemessen reagieren, helfen bei der frühen interpersonellen Affektregulierung. Wenn diese dyadische Affektregulierung in den ersten beiden Lebensjahren nicht gelingt, kommt es häufig zu einer dauerhaften Beeinträchtigung der Emotionskontrolle, einem der wesentlichen Merkmale der Borderline-Störung, wo emotionale Überflutungssituationen immer wieder zu Selbst- oder Fremdgefährdung führen können. Auch in der therapeutischen Situation erreichen diese KlientInnen oft ein affektives Erregungsniveau, das eine klärungs- oder bewältigungsorientierte Auseinandersetzung mit den anstehenden Themen verhindert.

Nur wenn die Klientin in einem »arbeitsfähigen« Zustand ist, können klärende oder unterschiedserzeugende Fragen einen produktiven Prozess anstoßen. Wenn hingegen die innere Aufgewühltheit, das Überflutetwerden von einer Emotion (Angst, Wut, Trauer, ...) oder massive Verunsicherung und Ratlosigkeit vorherrschen, bedarf es einer spezifischen therapeutischen Intervention zur Erlangung von »Arbeitsfähigkeit«.

Allerdings ist zu bedenken, dass KlientInnen uns diesbezüglich nicht explizit beauftragen können. Nur in den seltensten Fällen können sie uns mitteilen: »Ich kann im Moment gar nicht klar denken. Helfen Sie mir zuerst, mich zu beruhigen, sonst hat die weitere Arbeit keinen Sinn.« Diese Einschätzung obliegt häufig der Therapeutin und bleibt so eine »Expertenleistung« (vgl. Wagner & Russinger 2016, S. 219).

Ein weiterer wichtiger Fokus emotionsbasierter Systemischer Therapie ist daher die Emotionsregulation. Wenn KlientInnen von unerwünschten Gefühlen wie Wut, Angst, Trauer etc. überschwemmt sind, bedarf es Hilfe bei der Emotionsregulierung durch den Therapeuten. Dafür können Skills-Techniken aus der dialektisch-behavioralen Therapie nach Linehan (1996), Achtsamkeitsübungen (Kabat-Zinn 1990) oder auch hypnosystemische Übungen (sicherer Ort, Tresor, Video-Technik) eingesetzt werden. Eine ausführliche Beschreibung dieser Methoden findet sich im Buch »Emotionsbasierte systemische Therapie« (Wagner & Russinger 2018, S. 86 ff.). Meist ist es nützlich, in der Therapie erste Erfahrungen der Selbstberuhigung durch Imaginationen wie den inneren sicheren Ort anzuleiten und dann durch Üben zu Hause zu verankern. Die Anleitung für die gängigsten Imaginationen findet sich in der spezifischen Fachliteratur (z. B. Reddemann 2001), aber auch im Internet.

Nicht alle jungen KollegInnen fühlen sich bei Tranceinduktionen wohl – und auch nicht alle PatientInnen sprechen darauf gut an. Es gibt KlientInnen, bei denen der Verzicht auf einen vertieften Entspannungszustand indiziert ist, weil sie ein hohes Ausmaß an Kontrolle über die Situation brauchen und die ausschließliche Fokussierung nach innen massive Angst auslöst. In diesem Fall kann statt einer Imagination in einem Trancezustand auch nur eine bilderreiche Erzählung zur gemeinsamen Aufmerksamkeitsfokussierung dienen. Reddemann schreibt dazu: »Man kann auch damit beginnen, sich die Übungen eher wie Geschichten zu erzählen, also noch ganz im Denken zu bleiben, da man aber bilderhaft denkt, werden diese Geschichten auch eine Wirkung haben.« (Reddemann 2001, S. 41)

Für die Verbesserung der Emotionsregulation sind auch psychoedukative Elemente hilfreich: PatientInnen sollen erfahren, dass Emotionen aktuelle Erlebnisweisen sind, die in gewisser Weise selbstlimitiert sind. Angst, Wut, Traurigkeit kommen wie eine Welle – sie erfasst die Person, lässt sie aber auch wieder los. Das Wissen um diese Selbstlimitierung kann durch Imaginationen verstärkt werden: Man kann sich seinen Ärger wie ein Hölzchen in einem Bach vorstellen, das dann von der Strömung fortgetragen wird, oder wie eine Wolke, die der Wind verbläst. Auch durch einen spezifischen Einsatz der Teilearbeit kann die Emotionsregulation gefördert werden: »Wer von Ihrem inneren Team ist denn dafür zuständig, die Wut im Zaum zu halten und zu verhindern, dass sie wichtige Beziehungen zerstört? Kann das der Präsident allein, indem er ein Machtwort spricht, oder braucht er dafür eine Einsatzgruppe?«

Methoden zur Förderung der emotionalen Distanzierung mit dem Ziel der Selbstberuhigung sollten zum Standardrepertoire jeder systemischen Therapeutin gehören – trotzdem empfiehlt sich manchmal ein individualisiertes Vorgehen, da nicht alle KlientInnen klassische Tranceinduktionen tolerieren.

Bei einer Patientin mit einer Borderline-Störung kommt es beim Besprechen heikler Beziehungsthemen immer wieder zu massiven Erregungszuständen, die eine produktive Auseinandersetzung mit den belastenden Themen verhindern. Ich schlage daher als Vorbereitung eine Imagination eines inneren sicheren Ortes vor, was die Patientin aber entschieden ablehnt: »Ich kann nicht in Trance gehen. Bei all diesen Entspannungsübungen zucke ich völlig aus, das weiß ich von meinen Psychiatrieaufenthalten.« Ich akzeptiere das, hole mir aber das Einverständnis der Patientin, einen anderen Weg der Beruhigung zu suchen, um wieder in einen »arbeitsfähigen Zustand« zu kommen. Die Patientin, die sich häufiger in solchen Erregungszuständen befindet und unter hohem »Erzähldruck« steht, hält das zunächst nicht für nötig, ihre Erregung ist von keinem entsprechenden Problembewusstsein, von keiner »Störungsmeldung« begleitet.

Im Sinne einer dosierten Selbstbeauftragung halte ich es aber für unerlässlich, den »Arbeitsabstand zum Gefühl« zu vergrößern, bevor wir mit der inhaltlichen Bearbeitung des Themas beginnen. Um die Patientin von diesem Vorgehen zu überzeugen, suche ich nach einem Bild für ihr aktuelles Erregungsniveau: »Ich habe den Eindruck, in Ihrer Seele geht's grad zu wie unter einem tosenden Wasserfall. Es sind gewaltige Kräfte im Spiel, die Sie herumwirbeln. Um Ihr Thema zu bearbeiten, brauchen wir ein ruhigeres Gewässer. Überprüfen Sie das Bild für sich – können Sie damit was anfangen? Fühlen Sie in sich hinein – passt die Beschreibung vom Tosen und Wirbeln?« Als die Patientin zustimmt, setze ich fort: »Für dieses schwierige Thema brauchen wir Sie in einem anderen Zustand – gelassen, im Bewusstsein Ihrer Stärke und Ihrer Kraft. Nehmen Sie sich ein bisschen Zeit und denken Sie darüber nach, wann Sie am ehesten diesen ganz anderen Zustand erlebt haben – ruhig, kraftvoll, zuversichtlich. Vielleicht liegt es länger zurück, vielleicht kommt es nur für Momente vor …«

Der Patientin fällt dann ein »Flow-Erlebnis« beim Langlaufen ein, das wir in weiterer Folge in allen Sinnesqualitäten aktualisieren: »Damals in der Früh auf der Langlaufloipe am Wechsel, wie die Sonne gerade aufgegangen ist und die Schneekristalle zum Funkeln gebracht hat. Bei diesem magisch schönen Anblick, als ich mich zügig und kraftvoll durch die Landschaft bewegte, als ich

mein Herz schlagen fühlte, mein Kopf frei war und alle Gliedmaßen bis in die Spitzen durch die Bewegung erwärmt waren … Als ich mich auf meinen Körper verlassen, mich über meine Leistungsfähigkeit freuen konnte, als ich mich eins fühlte mit der Natur und dankbar war, dass ich das erleben durfte …«
Die Aktualisierung dieses Erlebens führte nicht nur in dieser Therapieeinheit zu einer deutlichen Entspannung, sondern konnte von der Patientin in weiterer Folge auch selbstständig zur Selbstberuhigung eingesetzt werden.

In anderen Fällen kann durch einen Stuhlwechsel das Einnehmen einer Beobachterperspektive und damit die Emotionsregulation gefördert werden. »Frau Lengauer, ich habe den Eindruck, dass Sie im Moment der Ärger über Ihren Mann voll im Griff hat. Unter dem Einfluss dieses massiven Ärgers gehen Ihnen alle Erinnerungen an das, was auch gut ist an Ihrer Beziehung, völlig verloren – so, als wär das alles nie geschehen. Ich würde gerne etwas ausprobieren: Könnten Sie bitte aufstehen und sich auf diesen leeren Stuhl neben mir setzen? So – und von hier schauen wir beide jetzt auf die wütende Frau Lengauer von vorhin. Erzählen Sie mir, was Sie da so sehen – und über die Wütende sprechen wir in der dritten Person.«

19.4 Emotionen transformieren

Das anspruchsvollste Ziel einer emotionsfokussierten Arbeit besteht darin, Emotionen zu transformieren. In der Schematherapie, der Ego-State-Therapie und in der Imagery Rescripting Reprocessing Therapy (IRRT, Schmucker & Köster 2014) wird hier die traumatische biografische Erfahrung szenisch bearbeitet. Dabei können diese Erfahrungen zwar nicht gelöscht werden, jedoch können die emotional belastenden Erinnerungsnetzwerke durch die zeitgleich aktivierte Vorstellung einer hilfreichen, stärkenden emotionalen Erfahrung, die zum ursprünglichen Zeitpunkt des Erlebens gefehlt hat, transformiert werden. Diese neue, stärkende emotionale Erfahrung kann dadurch erreicht werden, dass das heutige, reife Ich, evtl. unterstützt von »inneren Helfern«, in die belastende Szene eintritt und damit eine Erfahrung von Selbstwirksamkeit aktualisiert wird. Die alte Erfahrung des Ausgeliefertseins wird »überschrieben«, der Klient erlebt stattdessen die Möglichkeit, sich zu wehren oder nachträglich Tröstung und Unterstützung zu erfahren (vgl. Wagner & Russinger 2018, S. 87). Bei der szenischen Bearbeitung der belastenden Erfahrung ist mit einer hohen emotionalen Aktivierung der KlientInnen zu rechnen, bei der es im ungünstigsten Fall zu einem Überflutungserlebnis mit Retraumatisierungspotenzial kommen kann, weshalb diese voraussetzungsreiche therapeutische Arbeit erfahrenen KollegInnen vorbehalten bleiben soll. Bezüglich Fallvignetten wird daher auf die einschlägigen Publikationen verwiesen (Wagner & Russinger 2016).

Aus meiner Erfahrung ist eine szenische Bearbeitung der belastenden biografischen Erfahrung keineswegs immer nötig, um emotionale Transformationsprozesse zu ermöglichen. Häufig reichen auch weniger »invasive« Methoden aus, um einen emotionalen Verarbeitungsprozess anzuregen. Das Besprechen von Gefühlen, das Validieren, die biografische Einbettung, Klärungsprozesse, therapeutisch angeleitete Regulationserfahrungen … – all das kann die emotionale Verarbeitung so weit fördern, dass eine potenziell belastende szenische Bearbeitung überflüssig wird. Auch die Konkretisierung des gewünschten alternativen Erlebens, die Aufmerksamkeitsfokussierung auf das »Wunsch-Ich« sollte in seiner Wirksamkeit nicht unterschätzt werden, wie im folgenden Fallbeispiel dargestellt wird.

In der Therapie einer erfahrenen Lehrerin an einer pädagogischen Hochschule wird die schwierige Beziehung zu einer jungen Kollegin in Ausbildung zum Thema. Anders als viele andere dieser Junglehrerinnen sei diese Kollegin außerordentlich begabt, sie habe ein unglaubliches Gespür für die Kids, hätte intuitiv viele gute Ideen im Umgang mit ihnen, kenne sich mit der pädagogischen Fachliteratur aus und sei auch sprachlich außerordentlich ausdrucksstark. Das einzige Problem: Sie könne von meiner

Klientin, die ausbildungsverantwortlich ist, nichts annehmen. Wenn meine Klientin sie lobt, gibt sich die junge Kollegin eher gelangweilt, wenn sie Vorschläge formuliert, was sie anders machen könnte, argumentiert sie dagegen. Meine Klientin reagiert daher schon zunehmend gereizt auf die junge Kollegin, vermeidet es mehr und mehr, das Wort an sie zu richten, da sie immer eine Wiederholung des Problemmusters erwartet. Sie ärgert sich darüber, dass gerade die Kollegin mit dem größten Potenzial von ihr, der engagierten Ausbilderin, so gar nichts annehmen kann.
Als Erklärung gibt meine Klientin an, dass die Junglehrerin eine extrem konflikthafte Beziehung zu ihrer Mutter habe. »Sie hat eine negative Mutter-Übertragung. Ich habe keine Chance. Sie kann mit mir keine positiven Erfahrungen zulassen.« Von dieser Erklärung wirkte meine Klientin so felsenfest überzeugt, dass ich von dem Versuch, diese Überzeugung zu dekonstruieren, absah. Ich fragte stattdessen: »Wenn Sie davon so überzeugt sind, kann ja eigentlich nur eine Therapie der jungen Lehrerin helfen. Die können Sie aber nicht in Auftrag geben. Insofern können Sie an sich nur den Anspruch stellen, mit dieser Situation, mit diesem Nichts-annehmen-Können möglichst kompetent umzugehen. Denken wir deshalb darüber nach, wie Sie im absolut besten Fall, Ihrem Ideal-Ich entsprechend, dieser Kollegin auf der emotionalen Ebene begegnen könnten. Was würden Sie ihr gegenüber empfinden? Welche Einstellung hätten Sie ihr gegenüber? Ich meine jetzt nicht, dass Sie das ihr gegenüber konkret aussprechen müssen – es geht nur um eine innere Haltung, um die Gefühle, die in Ihnen ausgelöst werden. Wenn Sie diesen Ärger, diese Frustration über das Nichts-annehmen-Können völlig hinter sich lassen könnten, was wäre dann idealerweise stattdessen da?«
Die Klientin denkt kurz nach, dann entspannt sich ihr Gesichtsausdruck, und sie sagt: »Du wirst deinen Weg machen. Du hast so viel Talent, aus dir wird eine tolle Lehrerin, egal, ob du von mir oder von anderen lernst. Ich wäre gerne dein Vorbild gewesen, aber das erlaubt deine Geschichte nicht. Macht aber nichts, meine guten Wünsche begleiten dich trotzdem.« Ich frage noch einmal

nach, wie sich das für die Klientin anfühlt, wenn sie in dieser Weise auf die junge Kollegin reagiert: »Souverän, großzügig, wohlwollend«. Die Klientin erlebte diesen Zustand als so befreiend, dass sie ihn mit einem Satz für sich verankern wollte: »Du wirst deinen Weg machen. Ich kann gut damit leben, dass ich nicht dein Vorbild bin.« In weiterer Folge berichtete die Klientin, dass nicht nur ihr Ärger völlig abgeklungen sei, sondern auch die Junglehrerin sich deutlich weniger widerständig verhalte: »Als hätte sie meinen Satz doch gehört.«

KAPITEL 20

Fallverständnis

An mehreren Stellen des Buches ist bereits darauf hingewiesen worden, dass die psychiatrische Diagnose das psychotherapeutische Vorgehen nicht festlegt. Rufen wir uns in Erinnerung: Psychotherapie ist keine Krankenbehandlung im engeren Sinn, weil sie nicht auf die objektivierbare Krankheit, sondern auf das subjektiv leidvolle Erleben abzielt. Zum Ausschluss eines psychopharmakologischen Behandlungsbedarfes ist eine psychiatrische Einschätzung in vielen Fällen sinnvoll, eine exakte psychiatrische Diagnose ist aber keineswegs immer eine Voraussetzung für den Beginn einer psychotherapeutischen Behandlung, weil sie für diese wenig handlungsanleitend ist. Eine Ausnahme stellen hier störungsspezifische Therapieansätze dar, die vor allem von der Verhaltenstherapie, zurückhaltender auch von den anderen Methoden entwickelt worden sind. Auch die Systemische Therapie hat die radikale Ablehnung störungsspezifischen Vorgehens aufgegeben: Der Carl Auer Verlag bringt seit 2015 eine Reihe »Störungen systemisch behandeln« heraus, in der versucht wird, »störungsbezogene Perspektiven ohne Verlust der systemischen Identität« zu berücksichtigen.

20.1 Der Stellenwert störungsspezifischen Vorgehens

Da störungsspezifische Therapieansätze vor allem in der Psychiatrie sehr verbreitet sind, möchte ich eine kritische Diskussion darüber meinen Überlegungen zum Fallverständnis voranstellen. Störungsspezifisches Vorgehen impliziert ja genau, dass die Störung das therapeutische Vorgehen bestimmt – eine Angststörung wird dann grundsätzlich anders behandelt als eine Depression oder eine posttraumatische Belastungsstörung. Eine radikal andere Position nimmt hier z. B. Steve de Shazer ein, der darauf hinweist, dass unter lösungsorientierter Perspektive die Einstellung zum Problem für das therapeutische Vorgehen bestimmender ist als die Art der Störung. Einen Klienten, der sich Einflussmöglichkeit auf seine Störung zuschreibt (ist die Ausnahme absichtlich herbeiführbar?), behandeln wir ähnlicher, egal, ob es sich dabei um einen Zwang, eine Depression oder Angststörung handelt, als zwei Patienten mit der gleichen Störung, die sich diesbezüglich unterscheiden. Für das therapeutische Vorgehen ist dann nicht die Art der Störung zentral bedeutsam, sondern ob die Lösung (die Ausnahme) im Einflussbereich des Patienten liegt. So weit der Einwand aus lösungsorientierter Perspektive. Man kann diesen Einwand aber auch viel weiter fassen: Es gibt viele Faktoren jenseits der Störung, die im therapeutischen Vorgehen berücksichtigt werden müssen: akute Krisenhaftigkeit, aktuell anstehende Lebensprobleme, die Art der Beziehungsgestaltung und der Behandlungserwartung, Veränderungsmotivation, Selbstwirksamkeitsüberzeugungen etc.

Wie ist daher der Stellenwert störungsspezifischer Therapieansätze zu bewerten? In welchen Fällen sollten störungsspezifische Ansätze zur Anwendung kommen? In einer ersten Annäherung kann es so formuliert werden: Je chronifizierter die Störung, desto mehr treten interindividuelle Unterschiede in den Hintergrund und störungsspezifische Muster in den Vordergrund. Klaus Grawe, einer der wichtigsten Psychotherapieforscher im deutschen Sprachraum, formuliert dies in einer systemtheoretisch geprägten Sprache so: »Wenn sich eine psychische Störung entwickelt und etabliert hat, versklavt sie einen guten Teil des Seelenlebens des betreffenden Menschen. Sie führt gewissermaßen ein Eigenleben neben den bewusst verfolgten Zielen des betreffenden Individuums. Sie breitet sich im Seelenleben aus. Sie ist nicht gewollt, sondern wird von ihm als außerhalb seiner Kontrolle erlebt. Ihre funktionale Autonomie wird … schmerzhaft als Kontrollverlust erlebt.« (Grawe 1998, S. 502) Die Störung entwickelt eine Eigendynamik und wird von potenziell auslösenden Bedingungen unabhängig.

Auch empirische Untersuchungen bestätigen: Je schwerer eine Störungssymptomatik ausgeprägt ist, desto mehr gewinnen spezifische therapeutische Techniken und Interventionen an Bedeutung (Bohus et al. 2012). Im Unterschied dazu hat sich ja in der allgemeinen Therapieforschung eher die Meinung durchgesetzt, dass spezifische therapeutische Techniken nur zu 5 % über den Erfolg einer Therapie entscheiden.

Das wichtigste Anwendungsgebiet für störungsspezifische Therapieansätze, evtl. sogar in manualisierter Form, ist das Gruppensetting in stationären oder tagesklinischen Einrichtungen. Neben der Kosteneffizienz besteht ein weiterer Vorteil darin, dass manualisierte störungsspezifische Therapieansätze relativ leicht erlernbar sind. Damit können auch junge KollegInnen in der Versorgung eingesetzt werden, bevor sie noch eine umfassende therapeutische Ausbildung abgeschlossen haben.

Während also beim ersten Auftreten einer psychischen Störung eher die auslösenden Bedingungen und die Anforderungen der aktuellen Lebenssituation fokussiert werden sollten, treten diese individuellen Faktoren bei längerer Dauer und Chronifizierung in den Hintergrund, und die störungsspezifische Beeinträchtigung beherrscht das Geschehen. Das heißt in der Praxis: Was immer der Grund für den problematischen Alkoholabusus oder die erste Panikattacke war – wenn das Störungsmuster chronifiziert, nützt die Klärung der Ursachen wenig. Denken wir an eine schmerzbedingte Schonhaltung – wenn längere Zeit bestimmte Bewegungen vermieden werden, kommt es zu Veränderungen der Muskeln und Gelenke, die selbst bei Wegfall der Schmerzursache fortbestehen. Nur durch gezieltes Training kann diese Schonhaltung abgebaut werden.

Störungsspezifische Therapieansätze sind sehr häufig deutlich bewältigungsorientiert und zielen darauf ab, die symptombedingten Einschränkungen zu reduzieren. Viele dieser Ansätze sind heute empirisch gut abgesichert, sodass von einigen Autoren sogar eine Überlegenheit bezüglich Wirksamkeit im Vergleich zu unspezifischen, verfahrensbasierten Strategien behauptet wird (Berger & Hohagen 2012). Allerdings darf dabei nicht übersehen werden, dass es sich bei den störungsspezifischen Behandlungsansätzen fast immer um »störungsspezifische Weiterbildungen« handelt. Es dürften daher nur wenige Wirksamkeitsstudien zu finden sein, in denen PsychotherapeutInnen ohne verfahrensorientierte Ausbildung störungsspezifisch behandelt haben.

Wir können also an diesem Punkt zusammenfassend feststellen, dass störungsspezifische und individuelle Faktoren in jedem einzelnen Fall differenziert gewichtet werden müssen. Das therapeutische Vorgehen muss in vielen Fällen spezifische Störungsmerkmale berücksichtigen, lässt sich aber nicht aus der psychiatrischen Diagnose ableiten. Darüber besteht in der psychotherapeutischen Fachliteratur weitgehende Einigkeit. Eine Ausnahme stellt vielleicht die Verhaltenstherapie dar, die sich in ihrem therapeutischen Selbstverständnis immer stark an die psychiatrische Diagnostik angelehnt hat. Viele Therapiemethoden haben daher eine methodenspezifisch formulierte psychotherapeutische Diagnostik entwickelt und stellen diese der eigentlichen Behandlungsphase voran. In psychoanalytischen Behandlungen entscheidet z. B. die diagnostische Einschätzung über das Setting: hochfrequent drei- oder viermal wöchentlich im Liegen bei neurotischen PatientInnen, ein- bis zweimal wöchentlich im Sitzen bei strukturell beeinträchtigten Patienten.

20.2 Das typische diagnostische Selbstverständnis Systemischer Therapie

Systemische TherapeutInnen verzichten meist auf eine ausführliche diagnostische Abklärung am Beginn der Behandlung. Insbesondere verzichten sie auf jegliche Art der »Persönlichkeitsdiagnostik«, es gibt keinen Anspruch, spezifische Persönlichkeitsmerkmale, typische Verarbeitungs- und Interaktionsstile zu erfassen und diese in der Behandlungsplanung zu berücksichtigen. Aufgrund des Selbstverständnisses als auftragsorientierte KurztherapeutInnen und der konstruktivistischen Bescheidenheit in Bezug auf die Möglichkeit einer verlässlichen Erfassung psychischer Auffälligkeiten richtet sich das Interesse systemischer TherapeutInnen in der Anfangsphase der Therapie vorwiegend auf Ziel- und Auftragsklärung und auf die Mobilisierung der für die Zielerreichung nötigen Ressourcen (vgl. Wagner & Russinger 2016, S. 107).

> »In der Systemischen Therapie können Diagnose und Intervention nicht als zeitlich oder funktionell getrennte Arbeitsabschnitte gesehen werden … Systemische Therapeuten stellen nicht die umfassende Informationserhebung für eine möglichst objektive Diagnose an den Behandlungsbeginn, auf der dann die weitere Behandlung aufbaut und die einen Anspruch auf Wahrheit und Konstanz erhebt. (…) Informationen, die im Gespräch gewonnen werden, werden in diagnostischen Hypothesen zusammengefasst. Sie werden als Konstruktionen im Arbeitsprozess gesehen und zur Handlungsorientierung genutzt. Sie bleiben offen für Korrekturen, im weiteren Verlauf werden sie falsifiziert, erweitert oder differenziert.« (Schwing 2014, S. 156 ff.)

Eine differenzierte Auseinandersetzung mit Diagnostik findet sich bei Rainer Schwing, der im »großen Lehrbuch« (Levold & Wirsching 2014) vier Arten von diagnostischen Informationen unterscheidet, die systemische TherapeutInnen erheben sollten: Neben anamnestischen Daten, Ressourcen- und Problemmustern, Erklärungsversuchen und Selbstbeschreibungen formuliert er die Notwendigkeit einer »Zugangs- und einer Entwicklungsdiagnostik«. Unter »Zugangsdiagnostik« versteht Schwing diagnostische Informationen, die den Zugang zum Klienten erleichtern – welche Sprache verwendet der Klient, welche Bilder werden hervorgebracht, ist das Denken eher linear oder sprunghaft, ist der Beziehungsstil eher dominant oder submissiv, der locus of control eher innen (eigengesteuert) oder außen (fremdgesteuert). Spricht der Klient eher abstrakt oder konkret, metaphernreich oder sachlich – im Sinne eines guten Beziehungsaufbaus empfiehlt Schwing, sich hinsichtlich der Zugangskanäle optimal an das Ausdrucksverhalten des Klienten anzukoppeln (Schwing 2014, S. 158).

Unter »Entwicklungsdiagnostik« verweist Schwing auf die Notwendigkeit, fortlaufend zu beobachten, welche Ideen vom Klienten aufgenommen werden bzw. welche sich als eher irrelevant erweisen. Statt dieses etwas missverständlichen Begriffes würde ich für diese Beobachtungsdimension eher den Begriff »Reagibilität des Systems« vorschlagen. Wiederum ist vom Therapeuten je nach Ansprechen eine differenzielle Interventionsgestaltung zu fordern – gerade den »großräumigen Interventionen« wie den visualisierenden Verfahren, Tranceinduktionen, aber auch konkreten Aufgaben zur Musterunterbrechung bzw. zur Förderung neuer Verhaltensmuster sind oft durch fehlende Passung Grenzen gesetzt (vgl. Wagner & Russinger 2016, S. 123).

20.3 Erweiterungen des »Diagnostizierens« in der Systemischen Therapie

Neben den von Schwing formulierten vier Arten von diagnostischen Informationen, die im Laufe Systemischer Therapien erhoben werden sollten, soll hier die Aufmerksamkeit noch auf eine andere Dimension gerichtet werden, die speziell in klinischen Kontexten unverzichtbar ist.

Eine wesentliche diagnostische Einschätzung betrifft dann die Frage, ob und welche Muster der intrapsychischen Selbstorganisation (Bedeutungsgebung, Realitätskonstruktion, Emotionsverarbeitung, …) am leidvollen Erleben beteiligt sind und gezielt adressiert werden müssen, um die Veränderung in die von der KlientIn gewünschte Richtung zu ermöglichen.

Die Einführung eines Unterschiedes zwischen dem, »wie die Welt ist« und dem, wie sie wahrgenommen wird, ist für viele systemische TherapeutInnen in Einzeltherapien keine einfache Übung. Während im Mehrpersonensetting zwangsläufig verschiedene Wirklichkeitskonstruktionen thematisiert und »parallel verhandelt« werden, besteht in Einzeltherapien das Risiko, die Bedeutungsgebungen der KlientInnen zu schnell und zu vollständig zu übernehmen. Dies wird durch eine konstruktivistische Grundhaltung insofern nahegelegt, als sie uns zu der Annahme verpflichtet, dass eine »objektive Einschätzung« einer Situation durch einen professionellen Experten nicht möglich ist und damit »Verzerrungen« in den Bedeutungsgebungen von KlientInnen von außen nicht beurteilbar sind. Die Einschätzung eines Erlebens als adäquat und situationsangemessen versus inadäquat situationsunangemessen und auf »Inneres verweisend« wird in der Systemischen Therapie aufgrund des beurteilenden Aspektes häufig abgelehnt (vgl. Wagner & Russinger 2016, S. 112). Ein radikaler Verzicht auf den »diagnostischen Blick« erschwert jedoch die Entscheidung, wann in Therapien intrapsychische Verarbeitungsprozesse zu fokussieren sind. Vor allem die adäquate Einschätzung des Funktionsniveaus der Persönlichkeit und Störungen der Emotionsverarbeitung (Emotionsvermeidung, sekundäre Emotionen etc.) sind dabei für das therapeutische Vorgehen zentral bedeutsam. Da Letztere im Kapitel über emotionsbasiertes systemisches Vorgehen schon dargestellt wurden, wenden wir uns nun dem »Funktionsniveau der Persönlichkeit« zu, wie es im Anhang des DSM-V ausgeführt wird.

Mit dem »Funktionsniveau der Persönlichkeit« schließt moderne psychiatrische Diagnostik erstmals an die lange Tradition struktureller Überlegungen der Psychoanalyse an. Nach der ersten Beschreibung der Ich-Funktionen durch Anna Freud und Heinz Hartmann in den 30er-Jahren wurden diese Konzepte in den 70er-Jahren in der psychoanalytischen Theorienbildung zentral bedeutsam, weil sich das therapeutische Interesse damals den »frühen Störungen« zuwandte. Otto Kernberg vertiefte das Verständnis der Persönlichkeitsorganisation, indem er vier verschiedene »Organisationsniveaus der Persönlichkeit« beschreibt, die sich hinsichtlich Identitätsintegration, Reife der Abwehrmechanismen, Realitätsprüfung, Integration von Aggressivität und Wertvorstellungen unterscheiden. »Persönlichkeitsstörung« und »strukturelle Störung« sind damit nicht gleichbedeutend. Die Beschreibung des Organisationsniveaus der Persönlichkeit oder einer strukturellen Störung enthält eine quantitative Aussage über das Ausmaß der Beeinträchtigung. Dies leistet die typologische Diagnostik nach ICD-10 oder DSM-5 nicht. Im Gegenteil – da bei jeder Persönlichkeitsstörung nur knapp mehr als die Hälfte der angeführten Diagnosekriterien erfüllt sein muss, können die einzelnen Vertreter sehr unterschiedlich »auffällig« bzw. »beeinträchtigt« sein.

Strukturelle Fähigkeiten dienen zur Regelung des inneren Gleichgewichts und der gelebten Beziehungen. Hierzu gehören zentral die Fähigkeit zur Selbst- und Objektwahrnehmung, die Fähigkeit zur Impulssteuerung, zur Affektdifferenzierung und zum adäquaten Affektausdruck sowie die Fähigkeit, mit anderen emotional in Kontakt zu treten, sie emotional verstehen zu können und emotional wichtige Beziehungen innerlich bewahren zu können.

Für die Erfassung der strukturellen Fähigkeiten muss die Therapeutin die von der Klientin formulierten konkreten Themen, Probleme und Anliegen ein Stück in den Hintergrund schieben und stattdessen versuchen, die »Funktionsweise des Ichs« über einen längeren Zeitraum (also auch außerhalb der akuten Krankheits- oder Belastungsphase) zu erfassen. In diesem Zusammenhang fragen wir uns nicht: »Was beschäftigt die Klientin inhaltlich, worunter leidet sie, was will sie erreichen?«, sondern: »Wie funktioniert die Persönlichkeit im Längsschnitt?« (Vgl. Wagner & Russinger 2016, S. 123)

Die Therapeutin nimmt damit eine Beobachterhaltung hinsichtlich der psychischen Funktionen ein: Gibt es ein kohärentes Bild von sich selbst und wichtigen anderen, kann der Betroffene selbstreflexiv innerseelische Vorgänge wahrnehmen? Kann er seine Affekte differenziert wahrnehmen und in Sprache fassen? Können auch unangenehme Affekte erlebt und adäquat ausgedrückt werden? Kann er mit anderen in Kontakt treten und sich in deren Innenwelt einfühlen (Empathie), kann er in nahen Beziehungen für Interessensausgleich sorgen? Kann er sich emotional an andere binden und diesen gegenüber Dankbarkeit, Fürsorge oder Schuld erleben? Kann er Trennungen tolerieren und adäquat verarbeiten? (Vgl. Wagner & Russinger 2016, S. 129)

Wenn es viele Situationen gibt, in denen diese Leistungen nicht erbracht werden können, verweist dies auf eine »strukturelle Störung«, die höchstwahrscheinlich Auswirkungen auf den Therapieverlauf hat und daher im Fallverständnis berücksichtigt werden sollte. Die für Systemische Therapie typischen Fragen nach Ausnahmen (wann ist ihnen xy gelungen) bzw. die Unterstellung einer Funktionalität (wofür ist es gut, …) tragen in hohem Maße dazu bei, das Phänomen der strukturellen Defizite unsichtbar zu machen. Das kann eine sinnvolle Strategie sein, wenn man sie absichtsvoll im Sinne der Ressourcenorientierung oder der Unterschiedserzeugung einsetzt. Naiv oder dogmatisch angewandt kann es aber auch dazu führen, dass man von den mit den strukturellen Defiziten einhergehenden Problemen immer wieder überrascht wird und ihnen als Therapeutin zunehmend hilflos und frustriert gegenübersteht.

Das eindrücklichste Merkmal einer strukturellen Störung besteht darin, dass der Betroffene seinen überflutenden, wenig ausgestalteten Emotionen ausgeliefert ist, sich selbst nicht beruhigen kann und in diesen Situationen (selbst-)schädigende Handlungen setzt. Die Unerträglichkeit dieser Zustände zwingt zu raschem Handeln: zu wütenden Angriffen, zu Flucht oder Rückzug. Solche Zustände sind immer »die Ausnahme«. Kein Mensch könnte außerhalb einer psychiatrischen Institution leben, wenn solche »Ausnahmezustände« die Regel wären. Wenn KlientInnen solche Zustände berichten, müssen wir sie als Hinweis auf ein »strukturelles Defizit« genauer explorieren, statt sie durch das Erfragen von Ausnahmen (»Wann ist es anders?«) oder positiver Konnotation (»Wofür ist es gut?«) als (Störungs-)Phänomen unsichtbar zu machen. Diese Aufmerksamkeitsfokussierung auf das Problem und die Unterstellung eines »zugrunde liegenden Defizits« ist SystemikerInnen fremd, sollte aber in das Verhaltensrepertoire aufgenommen werden, wenn es klinische Hinweise auf eine strukturelle Störung gibt (vgl. Wagner & Russinger 2016, S. 130 f.).

Wenn wir also davon ausgehen, dass strukturelle Störungen immer auch mit einer Einschränkung der selbstreflexiven Differenzierungsfähigkeit, der Wahrnehmung und Versprachlichung affektiven Erlebens einhergeht, dann muss Therapie dazu dienen, diese Funktionen in ihrer Entwicklung zu fördern. Mit positiven Umdeutungen, die den »Behinderungsaspekt« dieser Defizite verschwinden lassen, ist den KlientInnen meist nicht geholfen. KlientInnen müssen lernen, ihre Spannungszustände nicht mehr »im Außen« zu bekämpfen, sie müssen bei der Affektkontrolle und der Aufrechterhaltung von Beziehungen unterstützt werden. Dabei ist es hilfreich, den Fokus zu erweitern, die Aufmerksamkeit nicht bei der aktuellen Krise zu belassen, sondern von einer geschützten Beobachtungssituation aus das wiederkehrende Muster von problematischen Erlebens- und Verhaltensmustern aufzudecken. Statt die problematischen Muster durch unterschiedserzeugendes Fragen unsichtbar zu machen, sollten ein gemeinsames Problemverständnis für die »strukturellen Defizite« und ein diesbezüglicher Auftrag erarbeitet werden (vgl. Wagner & Russinger 2016, S. 131 f.).

In »Persönlichkeitsstörungen systemisch behandeln« (Wagner, Henz, Kilian 2016) werden ausführlich die nötigen Modifikationen des systemischen Gesprächsverhaltens dargestellt, und es wird dafür die Metapher der »Sammellinse« eingeführt: Statt durch zirkuläre und kontextualisierende Fragen, Skalierungsfragen und Fragen nach Ausnahmen Unterschiede zu erzeugen (»Zerstreuungslinse«) und diese therapeutisch zu nützen statt zu normalisieren, positiv zu konnotieren und nach dem Nutzen des Symptoms zu suchen, wird hier auf die eingeschränkten strukturellen Kompetenzen »scharf gestellt«. Es wird gezielt nach der Wiederholung des dysfunktionalen Musters in verschiedenen Kontexten, in verschiedenen Beziehungen und in verschiedenen Lebensphasen gesucht, und es wird versucht, für diese Beschreibung »Problembewusstsein« zu erzeugen.

Diese Sichtweise beinhaltet damit ein Bekenntnis zu einer speziellen Form des »Diagnostizierens«, die ich als »professionelles Fallverständnis« bezeichne. Dieses Fallverständnis formiert sich aus den explizit berichteten Problembeschreibungen, Ziel- und Lösungsideen des Klienten, berücksichtigt aber auch das »Nicht-Gesagte« oder das implizit Vermittelte, nämlich psychopathologische Auffälligkeiten wie Denkstörungen und beobachtbare Muster der intrapsychischen

Selbstorganisation: Bedeutungsgebungsmuster, dominante Affekte und ihre Auswirkungen, Beziehungsstile, vor allem aber strukturelle Beeinträchtigungen.

20.4 Dimensionen der Fallkonzeption

Grundsätzlich gehören folgende Dimensionen bei einer Fallkonzeption berücksichtigt:

1) »soziale Identität«: Alter, Geschlecht, Zugehörigkeit zu sozialer Schicht, Familiensituation, nahe Beziehungen, berufliche Identität, evtl. Ethnie, Religion, sexuelle Orientierung, Weltanschauung
2) das präsentierte Problem (Konsultationsgrund, Anlass)
3) die Beziehung zum Problem, das Narrativ über das Problem, subjektives Problemverständnis, »Krankheitstheorie«, aber auch Veränderungsmotivation (vgl. Besucher, Klagender, Kunde)
4) die Beziehung zur Therapeutin (Kooperation, Vertrauen, …), Erwartung an Therapie
5) evtl. »Geschichtlichkeit« – wichtige biografische Faktoren, was ist gelungen, was nicht, welche Entwicklungsschritte stehen an (Familienlebenszyklus)
6) Beschreibung von Potenzialen und Ressourcen, Werthaltungen, Ideale
7) Erfassung aktueller Belastungsfaktoren (ökonomische Lage, gesundheitlicher Zustand, …)
8) evtl. die psychiatrische Störung in ihrer Eigendynamik (z. B. bipolare Störung, psychotische Störungen, Substanzstörungen, PTDS, …)
9) sofern vorhanden: problematische Aspekte der psychischen Selbstorganisation oder spezifische Symptome, die das therapeutische Arbeitsbündnis oder die Zielerreichung limitieren (Selbstverletzung, Aggressivität, Impulsivität, Substanzabusus, …)
   a) dysfunktionale Schemata und Überzeugungen
   b) Störung der Emotionsverarbeitung
   c) strukturelle Defizite

Die Erfassung problematischer Aspekte der Selbstorganisation ist keine autoritäre Expertenleistung, vielmehr werden durch einen gemeinsamen Such- und Erkundungsprozess die problematischen kognitiv-affektiven Muster, die dem symptomatischen Erleben zugrunde liegen oder es aufrechterhalten, identifiziert und angesprochen. Das aktuelle Erleben und die aktuellen Bedeutungsgebungen und Erklärungsmodelle der KlientInnen bestimmen dann, welche Problemdeterminanten im Augenblick anschlussfähig und damit für Interventionen zugänglich sind.

Im Unterschied zur psychiatrischen Diagnose organisiert das Fallverständnis Informationen über die psychosoziale Bedingungskonstellation, über die subjektiven Überzeugungen genauso wie über objektivierbare Symptome und Defizite, biografische Belastungen und aktuelle Anforderungen der Lebenssituation. Manche systemische KollegInnen sprechen lieber von »Fallverstehen«, weil damit noch deutlicher wird, dass es sich dabei um einen bewussten, interpretierenden, hermeneutischen Prozess handelt. Fallverstehen ist immer vorläufig und muss sich im therapeutischen Handeln bewähren, indem es dieses begründet.

KAPITEL 21

Wirkverständnis und Prozesssteuerung

Auf der Basis des aktuellen Fallverständnisses muss der Therapeut sein Handeln begründen können. Dazu gehört auch die Fähigkeit, das »Wirkverständnis« der angewandten Techniken zu explizieren: Was will ich mit meinem konkreten therapeutischen Handeln bewirken, was ist die therapeutische Absicht, inwiefern ist das konkrete Vorgehen geeignet, dies zu bewirken? Die Angemessenheit einer Intervention – oder weiter gefasst – des konkreten TherapeutInnenverhaltens lässt sich nur beurteilen, wenn wir uns über den Zweck im Klaren sind.

21.1 Settingentscheidungen

Systemische Therapie ist nicht nur hinsichtlich der angewandten Methoden variantenreich, sondern auch in Bezug auf das Setting. Sowohl zur Frequenz als auch zu den an der Therapie teilnehmenden Personen müssen Entscheidungen getroffen werden. Von regelmäßigen – z. B. wöchentlichen – einzeltherapeutischen Terminen bis zu variabel vereinbarten Therapiegesprächen in unterschiedlicher Zusammensetzung sind unzählige Settingvarianten denkbar – sofern sie im Rahmen eines differenzierten Fallverständnisses begründet werden können. In den Fallverlaufsdarstellungen des Buches »Wie systemische Kinder- und Jugendlichenpsychotherapie wirkt« (Wagner & Binnenstein 2018) nimmt daher die Begründung der Settingentscheidungen einen zentralen Raum ein. Da Settingentscheidungen eine wesentliche Bedeutung für die Prozessteuerung haben, sollen einige der zugrunde liegenden Überlegungen am Beispiel der Behandlung von Kindern und Jugendlichen dargestellt werden. Um zu entscheiden, wer an der Therapie teilnehmen soll, geht es nicht ausschließlich um die Frage, wer »schuld« am Problem bzw. »Teil des Problems« ist, sondern ganz wesentlich auch darum, wer »Teil der Lösung« sein könnte, das heißt bereit ist, etwas zur Verbesserung beizutragen.

Wenn etwa das Fallverständnis nahelegt, dass sich Veränderungen elterlichen Verhaltens oder elterlicher Einstellungen günstig auf das Problemverhalten oder das problematische Erleben von Kindern und Jugendlichen auswirken könnten, sollte jedenfalls versucht werden, Eltern zu dieser Veränderungsarbeit einzuladen. Ob darüber hinaus eine (Einzel-)Therapie des Kindes erforderlich ist, muss im Einzelfall entschieden werden. Ob Eltern bereit sind, »statt ihren Kindern« Therapie in Anspruch zu nehmen, hängt unter anderem davon ab, ob es gelingt, dass die elterlichen Schuldgefühle, die rund um das Problemverhalten entstanden sind, durch die Settingentscheidung nicht noch weiter verstärkt werden (vgl. Wagner & Binnenstein 2018, S. 3).

Wenn sowohl auf der Elternebene als auch beim Kind und darüber hinaus auf interaktioneller Ebene Veränderungen angestoßen werden sollen, empfiehlt sich eine Kombination von familientherapeutischen Sitzungen, elterntherapeutischen Gesprächen und einzeltherapeutischen Sitzungen mit dem Kind/Jugendlichen, um das Veränderungspotenzial optimal zu nützen. Dabei werden zum einen inhaltliche Foki berücksichtigt, andererseits aber auch die Phasen des Therapieprozesses und des Beziehungsaufbaues. Während Kinder häufig die Anwesenheit der Eltern oder einer elterlichen Bezugsperson benötigen, um die initiale Ängstlichkeit abzubauen und implizit »Erlaubnis« zu erhalten, über Probleme in der Familie zu sprechen, ist die Arbeit im Familiensetting bei Jugendlichen, die gerade um ihre Abgrenzung kämpfen, häufig schwierig. Fallweise verhindern stabile Konfliktmuster eine konstruktive Bearbeitung von relevanten Themen, fallweise ist es der explizite Wunsch der Jugendlichen, den therapeutischen Raum nur für sich selbst zu nützen (vgl. Wagner & Binnenstein 2018, S. 4).

Diese Überlegungen gelten auch für die Entscheidung zwischen einem paar- und einem einzeltherapeutischen Setting. Nicht jeder Paarkonflikt lässt sich durch Paartherapie am besten lösen. Manchmal sind interaktionelle Konflikte in einem Ausmaß festgefahren, dass allein die Anwesenheit des anderen zum Verharren im Selbstverteidigungs- bzw. Anklagemodus führt. In diesen Fällen ist das einzeltherapeutische Setting besser geeignet, um den für eine Veränderung nötigen »Bewegungsspielraum« zu schaffen.

21.2 Inhaltlicher Fokus und »Problemformatierung«

Nach der Settingentscheidung geht es um den inhaltlichen Fokus: Auf welchen problematischen Aspekt im Klientensystem zielt die therapeutische Arbeit? In welchem Ausmaß müssen interaktionelle und intrapsychische Phänomene berücksichtigt werden? Sollte zunächst das problemaufrechterhaltende Verhalten mehrerer Beteiligter fokussiert werden (»Tanz um das Problem«), oder haben sich stabile dysfunktionale Fühl-Denk-Verhaltensmuster etabliert, die die Fokussierung der intrapsychischen Selbstorganisation erfordern? Welche Muster der Bedeutungsgebung, der Realitätskonstruktion oder der Emotionsverarbeitung sind am leidvollen Erleben zentral beteiligt und müssen daher gezielt adressiert werden, um die gewünschte Veränderung zu erzielen (vgl. Wagner & Russinger 2016, S. 111)? Müssen spezifische Entwicklungsleistungen im individuellen oder Familienlebenszyklus gefördert werden, oder geht es um Bewältigung belastender Erfahrung? Welches therapeutische Vorgehen ist geeignet, diese Veränderungen zu fördern?

Das »Wirkverständnis«, die Konzeptualisierung der Wirkung therapeutischer Intervention muss der Komplexität des Phänomens gerecht werden. Welche Aspekte müssen im Fallverständnis berücksichtigt werden? Wir haben schon in einem früheren Kapitel das »Ockham'sche Rasiermesser« eingeführt. Eine erkenntniskritische

Haltung verpflichtet uns, immer zu berücksichtigen, dass wir mit unseren Vorannahmen und Fragen mit darüber entscheiden, welche Sachverhalte als zum Problem gehörend (eingeschlossen) und welche als nicht zum Problem gehörend (ausgeschlossen) betrachtet werden.

> Ein 38-jähriger Unternehmensberater kommt in Therapie, weil er sich Sorgen um seinen Kokain-Konsum macht. Er konsumiert seit knapp 20 Jahren regelmäßig – aber über lange Zeiträume in nicht besorgniserregendem Ausmaß, nämlich ca. zweimal monatlich. Vier Mal sei es in seinem Leben zu intensiveren Konsumphasen gekommen. Dreimal konnte er ohne spezifische Therapie wieder aufhören – einmal als er Vater werden wollte, einmal als sein Dealer eingesperrt wurde und einmal nach einer Verkehrskontrolle, als er um seinen Führerschein fürchten musste. Nun konsumiert er seit vier Monaten fast täglich, auch wenn er arbeitet. Nur die Tage, an denen er für seinen Sohn verantwortlich ist (ein bis zwei Tage pro Woche) und wenn seine neue Freundin die Substanzwirkung bemerkt, verzichtet er auf den Konsum. Im Erstgespräch zeigt er sich hochgradig therapiemotiviert: »Ich will jetzt wirklich in die Tiefe gehen und meine ganze Geschichte aufarbeiten – alles, was dazugehört. Meine Kindheit mit der unglücklichen Mutter, die vom Vater verlassen wurde und regelmäßig Tranquillizer konsumierte, meine ›Hassliebe‹ zu meinem Vater, den ich einerseits für seinen Erfolg bewunderte, andererseits dafür hasste, dass ich ihm nie wichtig war, das Scheitern meiner ersten großen Liebe, was der Auslöser für den ersten ›Absturz‹ war, die zunehmende Unzufriedenheit im Beruf, was jetzt der Hauptgrund für meinen Konsum ist.«

All diese Themen lassen sich mit gutem Grund als Teil des Problems sehen – oder eben auch nicht. »Es ist eine therapeutische Entscheidung, wie das Problem formatiert wird. Die zentrale Operation dieser therapeutischen Entscheidung ist Einschluss (gehört dazu) oder Ausschluss (hat nichts damit zu tun) bestimmter Sachverhalte.

Wenn Probleme komplexitätserhöhend und hochinklusiv beschrieben werden (vieles »gehört dazu«), wird eine lange Dauer nahegelegt, weil mehr Fragen behandelt und beantwortet werden müssen.« (Vgl. Fischer, Borst, v. Schlippe 2015, S. 45)

Ich frage den Klienten daher, wie viel Zeit er sich für diese »tiefgehende Therapie« nehmen wolle bzw. wie viel Zeit er noch habe, um nach gründlicher Aufarbeitung seiner Geschichte sein Konsumverhalten zu verändern. Der Klient zögert und meint, dass er nicht mehr lange weiter konsumieren dürfe, weil sowohl seine Freundin als auch sein Partner in der Firma ihm »die Rute ins Fenster stellen«. »Wenn ich meine Freundin nicht verlieren und mein Geschäft nicht ruinieren will, muss ich schnell aufhören.« Ich beruhige den Klienten, indem ich ihm sage: »Aufhören können Sie auch ohne Ergründung der vermeintlichen Ursachen des Konsums. Das haben Sie in der Vergangenheit schon dreimal bewiesen – warum sollten Sie das verlernt haben? Da ist es nur nötig, eine Entscheidung für einen bestimmten Zeitpunkt zu treffen und für diesen Zeitpunkt günstige Bedingungen zu schaffen. Lassen Sie uns damit anfangen. Und wenn Sie das geschafft haben, beobachten wir, welche der von Ihnen genannten Themen für den dauerhaften Konsumverzicht, für den Erhalt der Abstinenz, für das Ertragen des nüchternen Lebens bearbeitet werden müssen.«
Den Rest der Stunde nützten wir dafür, den Zeitpunkt zu bestimmen, zu dem sich der Klient den Konsumverzicht zutraut, und das Programm an diesen Tagen so zu gestalten, dass »die Sache gelingen kann«. »Nicht diese Woche, da habe ich ein Führungskräftetraining, das ich ohne Kokain nicht durchhalte. Aber nächste Woche könnte ich mir ab Mittwoch freinehmen und mit meiner Freundin in Urlaub fahren. Dann habe ich fünf Tage Abstinenz, bevor ich nächste Woche wieder arbeiten gehe. Außerdem habe ich nächste Woche dreimal meinen Sohn, weil meine Ex auf Seminar ist, da darf ich eh nicht konsumieren, also gibt es nur zwei Tage, wo ich ›aktiv verzichten‹ muss.« Gemeinsam planen

wir noch Programm für diese zwei Tage, um das Rückfallrisiko möglichst gering zu halten, und machen uns dann einen Folgetermin in zwei Wochen aus.

Neben der Settingentscheidung ist damit die »Formatierung« des Problems, die Entscheidung darüber, was dazugehört und was nicht, für die Prozesssteuerung hoch relevant. Es muss nicht extra darauf hingewiesen werden, dass diese »Formatierung« phasenabhängig ist. Für das Ziel Unterbrechung des Konsums ist eine »Minimalformatierung« sinnvoll. Für die Aufrechterhaltung der Abstinenz wird das Problem wahrscheinlich anders zu formatieren sein.

21.3 Einsatz spezifischer Interventionen

Wenden wir uns nach Settingwahl und Problemformatierung nun der Entscheidung für konkrete Interventionen zu. Dabei ist Folgendes zu berücksichtigen: Zum einen wissen wir aus der Psychotherapieforschung, dass die konkreten therapeutischen Interventionen weniger zum Therapieeffekt beitragen als die sogenannten unspezifischen Wirkfaktoren (z.B. Wampold & Imel 2015). Darauf wurde im Kapitel 3.1 bereits eingegangen. Unter Berücksichtigung der Selbstorganisation psychischer Systeme stehen wir darüber hinaus der Idee der direkten Beeinflussbarkeit psychischer Prozesse skeptisch gegenüber. Die für Systemische Therapie zentrale Annahme des Fehlens starker Kausalität gilt eben nicht nur für die Genese und Aufrechterhaltung biopsychosozialer Leidenszustände, sondern auch für deren Auflösung (vgl. Grossmann 2018).

In der systemischen Fachliteratur wird daher die Nicht-Instruierbarkeit psychischer Systeme betont: »Das systemische Selbstverständnis besteht darin, professionell angemessene Rahmenbedingungen für konstruktive Veränderungen bereitzustellen und zugleich auf die Idee gezielter und geplanter Veränderung zu verzichten. Therapeutische Professionalität besteht darin, die eigene Expertise beizusteuern, ohne besser zu wissen, wo Klientinnen ›eigentlich‹ hinsollten. So sind Therapeuten eher ›teilnehmende Beobachter‹, die Raum für konstruktive Gespräche schaffen und dafür sorgen, dass sie dialogisch bleiben.« (Schlippe, Schweitzer 2012, S. 202)

Ich schlage hier im Vergleich dazu eine etwas weniger bescheidene Expertenschaft vor: Die Therapeutin ist dafür verantwortlich, durch die Exploration, aber auch Selektion relevanter Information ein Fallverständnis zu entwickeln, das psychotherapeutisch handlungsfähig macht, und auf der Basis dieses Fallverständnisses die selbstreflexiven Prozesse in einer Weise anzuregen, dass die Selbststeuerung ziel- und bedürfniskonform besser gelingt. Sie entscheidet darüber, wohin sie mit ihren Fragen den Erzählfluss und damit die Aufmerksamkeit lenkt, welche Bedeutungen sie anbietet und welche konkreten Anregungen sie für neue Erfahrungen (innerhalb und außerhalb der Therapiesituation) formuliert (vgl. Weber 2012).

Die spezifische Expertise des Behandlers, seine Fähigkeit zur professionellen Prozessgestaltung wird deutlicher, wenn man fokussiert, dass der Therapeut durch seine Methoden einen Prozess moderiert, der KlientInnen hinsichtlich einer konstruktiven Auseinandersetzung mit aktuellen Anforderungen und anstehenden Entwicklungsschritten unterstützt. »Hierbei sorgt der Therapeut als Experte auf der Basis von Erfahrung, Kompetenz und therapeutischer Distanz für Fragen, Kommentare, Hinweise und Vorschläge, die weiterführen. Die Klienten als Experten sorgen auf der Basis ihrer Kenntnis von sich selbst und ihren Lebensumständen für Ideen, Passung, Angemessenheit und Grenzen … Gerade das Navigieren auf Sichtweite erfordert seemännische Fähigkeiten, die auf mehr basieren, als nichts zu wissen und auf neutraler Basis Fragen zu stellen.« (Weber 2012, S. 32)

Der Begriff des Navigierens ruft in Erinnerung, dass für die Prozesssteuerung die Therapieziele zentral bedeutsam sind. In klinischen Kontexten ist eine strikte Kunden- und Auftragsorientierung, wie sie für Systemische Therapie typisch ist, jedoch oft nicht angemessen. Wenn wir »Kundenorientierung als systemische Dienstleistungsphilosophie« betrachten, verpflichten wir uns, möglichst genau das anzubieten, was unsere Klienten subjektiv haben wollen, und nicht das, was sie nach Meinung der Fachleute »brauchen« (vgl. Schlippe, Schweitzer 2012, S. 210). Die ausschließliche Berücksichtigung des subjektiven Bedarfes, die Beschränkung auf den vom PatientInnen initial formulierten Therapieauftrag ist allerdings in klinischen Kontexten – und zwar nicht nur im Falle von Zwangsbehandlungen – genauso wenig sinnvoll wie ihr Gegenteil, eine autoritäre Expertenhaltung.

Systemisch denkende Professionisten müssen ihre Position zwischen diesen Polen finden, sie müssen, wie schon im Kapitel 9 ausgeführt, sowohl Auftragsorientierung als auch professionelle Expertenschaft realisieren, und zwar sowohl bezüglich der Therapieziele (»dosierte Selbstbeauftragung«) als auch betreffend Prozesssteuerung. Auch hier gilt es, die Extrempositionen zu vermeiden: Welche konkreten therapeutisch relevanten Erfahrungen durch Interventionen vermittelt werden können, entzieht sich natürlich der einseitigen Kontrolle durch den Therapeuten. Nichtsdestotrotz sind formulierbare »Wirkabsichten« auf der Basis eines differenzierten Fallverständnisses der Aneinanderreihung von Interventionen nach dem Motto »viel gemacht ist auch viel geholfen« überlegen (vgl. Weber 2012, S. 11).

Unter der Perspektive der Prozesssteuerung sind inhaltliche Aspekte (worum geht es?) weniger relevant als die jeweils aktuelle Reagibilität, der »Bedarf« des Patienten. Wie viel Bestätigung oder Validierung braucht er, wie viel Veränderungsorientierung toleriert er? Braucht es daher mehr einfühlsames Verstehen oder ist das Einführen neuer Sichtweisen angezeigt? Muss die Komplexität der Problemdarstellung erhöht werden, indem neue Perspektiven und Zusammenhänge erkundet werden, oder verliert sich der Patient in einem unproduktiven kognitiven Abwägen, sodass eher andere Erfahrungen durch erlebnisaktivierende oder Aktionsmethoden ermöglicht werden sollen? Und ganz grundsätzlich: Wie viel Struktur braucht der therapeutische Prozess? Genügt es, mitzugehen und »geschehen zu lassen«, oder braucht es spezifische Interventionen?

Neben den inhaltlichen Foki, die verfolgt werden (die Depression, die Angst, die Konflikte mit Mann und Kind, die Selbstvorwürfe etc.), gilt ein Teil der Aufmerksamkeit immer der aktuellen »Arbeitshaltung« des Klienten: Befindet sich der Klient in einem produktiven Prozess der Auseinandersetzung mit den anstehenden Problemen? Nützt er das therapeutische Gespräch, um seinen Einfluss auf die Zielerreichung, das heißt seine Selbstwirksamkeit, zu erhöhen? Und welche berücksichtigungswürdigen Bedürfnisse müssen vielleicht vorher erfüllt sein?

TherapeutInnen nützen ihre Erfahrung, um hilfreiche Ideen über inhaltliche Foki und mögliche Zusammenhänge anzubieten und Vorschläge für die Bearbeitungsform (Intervention) zu machen. Auf der Basis eines professionellen Fallverständnisses und eines breiten Methodeninventars wird jene Intervention gewählt, die für den Moment aus Sicht des Therapeuten für das therapeutische Ziel optimal geeignet ist. Neben der Frage nach den konkret zu behandelnden Inhalten muss die Therapeutin immer im Auge behalten, ob der aktuelle Zustand der KlientInnen eine konstruktive Bearbeitung erlaubt. Wenn eine ausgeprägte Vorwurfshaltung, eine akute Erregung dies verhindern, haben Methoden den Vorrang, die dazu geeignet sind, den optimalen »Arbeitsabstand« herzustellen. Ebenso sind manchmal Aspekte der therapeutischen Beziehung zu berücksichtigen, da unterschiedliche Interventionen sich auch hinsichtlich ihrer Anforderungen an die therapeutische Beziehung unterscheiden.

KAPITEL 22

Die therapeutische Beziehung

22.1 Die therapeutische Beziehung zwischen Verstörung und Empathie

Die Konzeptualisierung der therapeutischen Beziehung hat sich im Laufe der Entwicklung der Systemischen Therapie immer wieder deutlich geändert. Wenn wir die Geschichte bei Virginia Satir beginnen lassen, finden wir ein deutlich humanistisches Weltbild mit dem Ideal einer kongruenten und offenen Beziehung, die in der Therapie erfahren und dann als Modell für andere Beziehungen dienen soll. In dieser frühen Phase der Familientherapie ging man davon aus, dass »Heilung durch Begegnung« (Satir und Baldwin 1988) passieren soll. Virginia Satir sagte in diesem Zusammenhang: »Ich glaube daran, dass das größte Geschenk, das ich von jemandem empfangen kann, ist, gesehen, gehört, verstanden und berührt zu werden. Das größte Geschenk, das ich geben kann, ist, den anderen zu sehen, zu hören, zu verstehen und zu berühren.«

Eine radikale Abwendung von diesem Modell fand sich in der frühen Mailänder Schule. Undurchschaubare therapeutische Strategien und Überraschungseffekte sollten zur »Heilung durch Systemveränderung« führen, indem sie »das pathologische Spiel der Familie unmöglich machen« bzw. deren »Manöver durchkreuzen«. Aspekte davon finden sich auch noch in der strategischen Therapie. Giorgio Nardone, Gründer und Direktor des Zentrums für Strategische Therapie in Arezzo, der ein flächendeckendes Ambulanzsystem in Norditalien aufgebaut hat, spricht in seiner strategischen Kurztherapie von »kind tricks«, mit denen die problematischen Fühl-, Denk-, Verhaltenskreisläufe durchbrochen werden sollen. Dafür sei weniger eine empathische Haltung als suggestive, evokative Kommunikation, eine »hypnotische Sprache«, die zur Ausführung konkreter Aufgaben motiviert, nötig.

Die autoritäre Expertenhaltung der Mailänder löste nicht zuletzt im Zusammenhang mit allgemeinen Demokratisierungsprozessen der Gesellschaft zunehmende Skepsis aus. Nach der konstruktivistischen Wende setzten sich nicht nur aus erkenntnistheoretischen Gründen »Kooperationsmodelle« durch. Der Zweifel an einem überlegenen Expertenwissen führte in Zusammenhang mit dem Zeitgeist zu einer Demokratisierung des Therapieprozesses.

Während die Mailänder noch »Respektlosigkeit« vor dem Symptom und damit häufig recht unerschrockene »Verstörungen« durch den Therapeuten vorschlugen (vgl. Checcin et al. 1993), hat sich in weiterer Folge auch in der Systemischen Therapie das Wissen um die Bedeutung einer unterstützenden therapeutischen Beziehung durchgesetzt. Als eines der meist bestätigten Ergebnisse der Psychotherapieforschung wird der Befund zitiert, dass eine gute therapeutische Beziehung der prognostisch wichtigste Faktor für den Therapieerfolg ist. Einschränkend gilt hier festzustellen, dass die gute therapeutische Beziehung nicht allein im Einflussbereich des Therapeuten liegt, da sich natürlich PatientInnen darin unterscheiden, wie leicht sie eine gute therapeutische Beziehung eingehen und dies gerade bei PatientInnen mit schweren Persönlichkeitsstörungen häufig kaum gelingt. Die Aussage betreffend Korrelation von therapeutischer Beziehung und Therapieerfolg unterscheidet sich damit nicht allzu viel von der Aussage, dass die Behandlungen von gesünderen Personen meist erfolgreicher ist als die von (stukturell) deutlich beeinträchtigten PatientInnen.

Dennoch gilt – egal, ob es uns die KlientInnen leicht oder schwer machen –, sie haben unser wohlwollendes Interesse verdient und sollen keine Kritik oder Abwertung befürchten müssen. »Ich interessiere mich für Sie«, »Es tut mir leid, wenn es Ihnen schlecht geht«, »Ich werde all meine Erfahrung nützen, damit unsere Kooperation hilfreich für Sie ist« – diese Aussagen müssen nicht explizit getätigt werden, sollten sich aber in der therapeutischen Haltung, im Beziehungsverhalten des Therapeuten ausdrücken. Die Klientin muss wissen: »Ich bin hier sicher, hier werde ich nicht verletzt oder abgewertet« und »Die Therapeutin kennt sich aus und will mir helfen« – sowohl die Kompetenzzuschreibung als auch die Zuschreibung guter Absichten sind wichtige Voraussetzungen für eine gelingende therapeutische Beziehung. Ein gesunder Mensch geht davon selbstverständlich aus, wenn er sich in psychotherapeutische Behandlung begibt. Je belastender frühere Beziehungserfahrungen, desto schwieriger ist dieser »Vertrauensvorschuss« zu erreichen. Doch gerade da gilt: Nur wenn sich die Klientin gut aufgehoben fühlt, keine Angst vor Kritik oder Abwertung hat, ist sie bereit, sich mit ihren Schwierigkeiten produktiv auseinanderzusetzen – sonst verharrt sie in der Klage oder im Vorwurf oder in destruktiven Beziehungstests.

Die Anforderung an den Therapeuten lautet daher: Gestalte das Klima so, dass der Klient dabei unterstützt wird, über die Veränderungen in seinem Einflussbereich nachzudenken. Während ängstlichen und misstrauischen PatientInnen dabei behutsam, geduldig und verständnisvoll begegnet werden soll, ist bei anderen eine Engführung von empathischem und bestärkendem Verhalten nicht unbedingt empfehlenswert. Hier kann »verstörendes« Therapeutenverhalten, welches bestimmten (problemaufrechterhaltenden) Erklärungen, Sichtweisen und Bedeutungsgebungen gezielt respektlos begegnet, durchaus nützlich sein.

Es ist daher sinnvoll, auch das therapeutische Beziehungsangebot dem konkreten Bedarf anzupassen: maximal stützend und entlastend bei akuten Krisen, »wohlwollend verstörend« bei stabilen, veränderungsorientierten KlientInnen. Hier können auch konkrete interaktionelle Erfahrungen aus der therapeutischen Zusammenarbeit genutzt werden.

22.2 Warum die Systemische Therapie auf die Begriffe Übertragung und Gegenübertragung verzichtet

Obwohl im Alltagsdiskurs von PsychotherapeutInnen aller Schulen weit verbreitet, halte ich es nicht für sinnvoll, wenn systemisch arbeitende TherapeutInnen Phänomene in der therapeutischen Beziehung mit dem Begriffspaar Übertragung und Gegenübertragung beschreiben. Es sind dies psychoanalytische Begriffe, die adäquat nur in einem psychodynamischen Therapieverständnis genützt werden können. In den Begriffen Übertragung/Gegenübertragung sind Vorstellungen vom Funktionieren der Psyche enthalten, die systemische TherapeutInnen nicht teilen, sie sind »theoriegeladen«. Ich halte es daher für besser, »theoretisch neutrale« Begriffe zu verwenden. Um auszudrücken, dass sich frühere Beziehungserfahrungen im aktuellen Beziehungsverhalten und Beziehungserleben der KlientInnen ausdrücken, braucht es keinen Übertragungsbegriff. Das ist eine Selbstverständlichkeit und kann auch alltagssprachlich formuliert werden. »Sie hatten in Ihrem Leben wenig Gelegenheit, sich in engen Beziehungen gut aufgehoben und sicher zu fühlen. Immer wieder sind Sie enttäuscht worden. Was vermuten Sie denn, wie sich das auf unsere Zusammenarbeit auswirkt?« Oder: »Sie haben das letzte Mal sehr heftig darauf reagiert, dass ich Ihnen keinen Ersatz für den Termin anbieten konnte, den Sie krankheitsbedingt abgesagt hatten. Ich hatte fast den Eindruck, sie würden meinen, dass ich Sie bestrafen wollte. Das war aber nicht so. Im Gegenteil – es hat mir leidgetan, dass ich Ihnen nichts anbieten konnte, weil ich weiß, dass Ihnen die Termine wichtig sind. Aber ich war auf einem Kongress, das hab ich Ihnen ja erklärt. Wie haben Sie denn die Situation erlebt, woher kam denn Ihrer Meinung nach Ihre heftige Reaktion?«

Hinzu kommt, dass die starke Zielorientierung und die niedrige Frequenz sowie das aktive Gesprächsverhalten des Therapeuten der Regression und damit der Entwicklung einer heftigen Übertragungsbeziehung in Systemischen Therapien entgegenwirken. Es sollte nicht übersehen werden, dass die einzige Therapiemethode, bei der die Bearbeitung der Übertragungsbeziehung als zentraler therapeutischer Wirkfaktor konzeptualisiert wird, nämlich die Psychoanalyse, das Setting konsequent so gestaltet, dass sich eben diese Übertragungsbeziehung maximal entfaltet: Die Therapie ist hochfrequent, findet im Liegen statt, um der Fantasie bzw. der Erinnerung Platz zu geben. Durch die Aufforderung zur freien Assoziation und wenig strukturierendes Therapeutenverhalten wird die Regression gefördert. Dies ist in der Psychoanalyse v.a. beim neurotischen Patienten gewünscht, weil es Voraussetzung für die Bearbeitung der zugrunde liegenden Konflikte ist.

Systemische TherapeutInnen verhalten sich ungleich aktiver, ressourcen-, ziel- und auftragsorientiert. Sie adressieren den Klienten als Experten für sein Leben, als grundsätzlich kompetent und selbstbestimmt. Wenn das Gesamtbild des Klienten dem nicht entspricht, er sich offensichtlich nicht kompetent und selbstbestimmt verhält, konzeptualisieren wir einen gesunden Anteil als Auftraggeber der Therapie.

Eine 24-jährige Studentin mit einem schädlichen Drogenkonsum und hoch destruktiven Beziehungen, als Borderline-Störung diagnostiziert, beginnt eine Therapie. Sie äußert glaubhaft ihre Verzweiflung darüber, dass sie ihr selbstschädigendes Verhalten nicht in den Griff bekomme (»Ich behandle mich schlechter als meinen ärgsten Feind«), zeigt aber wenig Hoffnung auf Veränderung: »Ich bin bereit, alles zu probieren, aber ich kann mir nicht vorstellen, wie es gelingen sollte. Wenn die Gier kommt, greife ich zu Drogen, wenn die Leidenschaft kommt, lasse ich mich auf die Männer ein, obwohl ich weiß, dass sie mir schaden. Ich kann mich davor nicht schützen.« Nach einer ausführlichen Exploration aller Gefährdungsmomente, aber auch aller Ressourcen (die Patientin ist seit vielen Jahren geringfügig in einem Architekturbüro beschäftigt und hat auch noch immer ihr Studium nicht ganz aufgegeben) und Ziele beschreibe ich unser Arbeitsbündnis so: »Bei allem, was in Ihrem Leben nicht gelingt, bei allem, wo Sie sich nicht auf sich verlassen können, wenn Sie sich schädigen und in

Gefahr bringen, indem Sie Drogen konsumieren, Ihre Eltern belügen, um weiter an Geld zu kommen, danach nichts mehr essen, um sich dafür zu bestrafen, gibt es einen Teil in Ihnen, der will, dass das besser wird. Dass Sie ein normales Leben führen können. Dass Sie sich einem Partner zuwenden können, der Sie nicht verletzt und demütigt. Dass Sie Frieden mit sich schließen können. Dieser Teil hat beschlossen, mit der Therapie anzufangen. Dieser Teil beauftragt mich, Ihnen zu helfen, Ihre Ziele zu erreichen. Mir ist klar: Im Moment hat dieser Teil keine stabile Regierung, hat nicht die Macht, sich gegen die anderen Anteile durchzusetzen, er hat eine Art Minderheitsregierung und wird immer wieder von der Opposition überstimmt und entmachtet. Aber egal, wie oft er von der Regierungsbank gestürzt wird, er rappelt sich wieder auf und erhebt wieder den Regierungsanspruch. Er gibt nicht auf. Das finde ich sehr beachtlich. Und ich bin gerne bereit, diesen Teil zu unterstützen. Vielleicht finden wir gemeinsam Koalitionspartner für seine Anliegen und Ziele.«

Je stärker die strukturelle Beeinträchtigung, desto wahrscheinlicher ist eine Störung der therapeutischen Beziehung zu erwarten. Wenn wir Persönlichkeitsstörungen als stark gebahnte und daher häufig auftretende dysfunktionale Fühl-Denk-Verhaltensmuster betrachten, müssen wir davon ausgehen, dass sich diese Erlebnismuster auch in der therapeutischen Beziehung realisieren. Aus systemischer Perspektive wurde in diesem Zusammenhang das Konzept der »Einladung« entwickelt (vgl. Kilian 2007): Dabei werden die »störungsspezifischen Interaktionsmuster« als Einladungen bezeichnet, denen sich der Therapeut gegenübersieht (vgl. Wagner, Henz, Kilian 2016). Im Unterschied zum psychoanalytischen Konzept von »Übertragung – Gegenübertragung«, das ein Macht- und Wissensgefälle zwischen dem »Überträger«, der unbewusst seine inneren Konflikte ausagiert, und dem »Gegenüberträger«, der analysierend und wissend seine eigenen Gedanken, Gefühle und Impulse kontrollieren muss, beinhaltet, wird mit dem Konzept der »Einladung« absichtsvoll ein Begriff aus der Alltagswelt eingeführt, der Beziehungsgestaltung auf

Augenhöhe impliziert. Eine Einladung kann angenommen oder ausgeschlagen werden, sie kann eine Gegeneinladung zur Folge haben, sodass der weitere Verlauf von beiden Beteiligten in einem gemeinsamen Prozess gestaltet wird (vgl. Wagner 2019).

Aber auch bei strukturell nicht beeinträchtigten Personen kann es zu negativen Reaktionen auf Fragen, Kommentare oder Vorschläge des Therapeuten kommen, das sollte zeitnah und wertschätzend angesprochen werden: »Ich habe das Gefühl, dass Sie sich jetzt geärgert haben über das, was ich zuletzt gesagt habe. Was ist denn bei Ihnen genau angekommen?« Oder: »Ich fürchte, im Moment fühlen Sie sich von mir nicht gut verstanden. Helfen Sie mir zu verstehen, was da gerade in Ihnen vorgeht.«

22.3 Warum die Systemische Therapie auf die Konzeptualisierung von Widerstand verzichtet

Im Unterschied zu psychodynamischen Methoden stellt auch »Widerstand« kein zentral bedeutsames Konzept in der Systemischen Therapie dar. In einem ersten Schritt gehen wir davon aus, dass sich im »Widerstand« berechtigte Einwände gegen eine bestimmte Intervention oder zumindest Zweifel an der Sinnhaftigkeit einer Intervention zu einem bestimmten Zeitpunkt äußern.

Systemische Therapie wird als gemeinsames Projekt von Klient und Therapeut verstanden. Der Klient beschreibt das Problem und das Ziel, der Therapeut macht Vorschläge zur konkreten Vorgehensweise (Intervention) wie auch zu inhaltlichen Fokussierungen. »Sie überprüfen, ob das für Sie passt. Wenn Ihnen etwas nicht passend erscheint, melden Sie sich bitte – das ist Ihr Job, kein Widerstand … auf diese Weise übernehmen wir gemeinsam Verantwortung für den Prozess.«

KlientInnen haben die Verantwortung, diese Angebote zu überprüfen, mögliche »Widerstände« zu thematisieren und gemeinsam mit der Therapeutin die Gründe für diese Widerstände als wichtige Information über ihre Bedürfnisse zu reflektieren. »Wir müssen das nicht machen, wenn es Ihnen nicht passend vorkommt. Ich will Sie keineswegs überreden, es ist unsere gemeinsame Aufgabe, eine für Sie passende Form zu finden. Aber lassen Sie mich nachfragen – was regt sich denn da in Ihnen – warum passt die vorgeschlagene Vorgangsweise nicht, was befürchten Sie? Wenn wir diesen Regungen gemeinsam nachspüren, erhalten wir wichtige Informationen, was für Sie passt, und ich tu mich leichter, Ihnen passende Vorschläge zu machen …«

Manchmal richtet sich »Widerstand« jedoch nicht gegen eine bestimmte Intervention, sondern wird unspezifischer und umfassender wahrgenommen. Das könnte auf mangelnde Übereinstimmung bei den Zielen (Klient hat den Eindruck, dass nicht an »seinen Zielen« gearbeitet wird), auf ein starkes Autonomiebedürfnis oder eine grundlegende Angst vor Veränderung zurückzuführen sein (vgl. Bleckwedel 2008, S. 112).

Im ersten Fall müssen nach einer neuerliche Auftragsklärung mögliche Differenzen in der Zieldefinition besprochen werden, z. B.: »Mir ist klar, Ihnen geht es vor allem um eine bessere Beziehung zu Ihrer Frau und daher nervt es Sie, wenn ich die letzten Stunden vor allem dafür genützt habe, mit Ihnen über Ihren Alkoholkonsum zu sprechen. Meine Erinnerung ist allerdings, dass Sie mir gesagt haben, dass das der Hauptvorwurf Ihrer Frau ist. Dass die Streitereien meist damit beginnen, dass Sie alkoholisiert sind. Deshalb hatte ich den Eindruck, dass Sie einverstanden sind, einmal einen alkoholfreien Monat einzulegen und die Auswirkungen auf Ihre Partnerschaft zu besprechen. Allerdings ist das bis jetzt nicht gelungen, es kamen immer irgendwelche Anlässe dazwischen, Sie haben getrunken, es gab keine Entspannung in der Beziehung. Vielleicht müssen wir an dieser Stelle tatsächlich gemeinsam nachdenken: Brauchen wir eine neue Vorgehensweise, jetzt, wo wir wissen, dass das mit der Abstinenz nicht klappt? Wie hoch sind denn Ihre Chancen, die Beziehung zu Ihrer Frau auch zu verbessern, wenn Sie weiterhin immer wieder trinken? Mir zuliebe müssen Sie nicht aufhören zu trinken – Ihr Konsum ist nicht hoch gefährlich, aber soweit ich verstanden habe, gefällt er Ihrer Frau nicht … Denken wir also gemeinsam nach, wie unsere

Zusammenarbeit dennoch zu einer Verbesserung Ihrer Beziehung zu Ihrer Frau beitragen kann, …«

Im Falle eines hohen Autonomiebedürfnisses empfiehlt sich der Versuch einer Utilisierung: »Mir fällt auf, dass Sie jeden meiner Vorschläge sehr genau prüfen und oft zurückweisen, wenn etwas nicht für Sie passt. Das ist wunderbar und sehr sinnvoll. Je genauer Sie aufpassen, desto passender wird das Ergebnis. Geben Sie sich nicht mit halbwegs passenden Formulierungen und Ideen zufrieden. Wir haben viel Zeit, und es ist gut investierte Zeit, so lange umzuformulieren, bis das Ergebnis für Sie wirklich ganz genau passt.«

Wenn Widerstand auf Angst vor Veränderung zurückgeführt wird, kann diese Beharrungstendenz als Ausdruck des Strebens nach individueller Balance zwischen Stabilität und Veränderung verstanden werden. »Lassen Sie mich nachfragen: Sie haben im ersten halben Jahr unserer Zusammenarbeit einiges geändert und einiges erreicht. Einige der Ziele, die Sie anfänglich genannt haben, sind noch nicht erreicht. Soll es jetzt im selben Tempo, mit der gleichen Intensität weitergehen, oder könnte die Tatsache, dass Sie in letzter Zeit einige Termine abgesagt haben, darauf hinweisen, dass Sie ein bisschen Tempo rausnehmen wollen, dass auf die erste Bergetappe einmal eine ruhigere Phase folgen soll?«

22.4 Ein systemischer Umgang mit Schwierigkeiten in der therapeutischen Beziehung

Das Interesse der Psychotherapieforschung für die therapeutische Beziehung beinhaltet auch Untersuchungen der »alliance ruptures«. Empirische Untersuchungen konkreter therapeutischer Vorgehensweisen in Phasen belasteter therapeutischer Beziehung führten zu der Empfehlung, nicht »more of the same« anzubieten, sondern eine reflexive Position einzunehmen. Qualitative Untersuchungen zeigten, dass ein forciertes Einhalten des Therapierationals zu einem negativen Outcome führt, wenn es die Reaktion auf Zweifel oder mangelnde Kooperation des Klienten darstellt. »What was observed, …, was that the use of interventions (at the core of cognitive therapy) to deal with alliance ruptures seemed to exacerbate relationship problems rather than resolving them« (vgl. Castonguay, S. 46) … »Interestingly, I also noticed that when I stopped doing so, reflected on what had taken place, and then shared my experience (including a recognition of my rigidity or my failure to understand), tension in the room eventually decreased and ruptures frequently got resolved« (vgl. Castonguay 2006, S. 48).

Auf systemische Therapieprozesse umgelegt bedeutet dies: Wenn KlientInnen auf das übliche lösungs-, ressourcen- und auftragsorientierte Therapeutenverhalten kritisch reagieren, sollte nicht »mehr desselben« angeboten, sondern die wahrgenommene Belastung der therapeutischen Beziehung, die drohende »alliance rupture«, vorsichtig thematisiert werden. »Ich habe das Gefühl, dass die Zusammenarbeit im Moment schwieriger ist als üblich. Empfinden Sie das auch so? Wie fühlt es sich denn für Sie an? Haben Sie eine Erklärung dafür? Haben Sie eine Idee, wie wir's besser hinkriegen könnten?« Oder, wenn es von Anfang an schwierig ist: »Ich brauche heute Ihre Hilfe. Ich habe über unsere bisherige Zusammenarbeit nachgedacht und festgestellt, dass ich nicht ganz sicher bin, ob ich bislang für Sie hilfreich war. Wie sehen Sie das denn? Haben Sie eine Idee, was Sie anderes bräuchten, was es für Sie schwierig macht, diese Zusammenarbeit gut für sich zu nützen?«

Hier geht es nur in den seltensten Fällen um ein Schuldeingeständnis. Nur in Ausnahmefällen wird es nötig sein einzuräumen: »Ich habe einen Fehler gemacht, das tut mir leid.« Häufig ist es hilfreich festzustellen: »Es ist mir noch nicht gelungen, für Sie bestmögliche Unterstützung zu sein. Helfen Sie mir, besser zu verstehen, was Sie anderes brauchen, wie ich Sie besser unterstützen kann bei der von Ihnen gewünschten Veränderung …«

Gunther Schmidt hat dafür die Formulierung »sich Supervision beim Klienten holen« geprägt. Neben diesem reflexiven Umgang mit Schwierigkeiten in der therapeutischen Beziehung, der häufig ausreicht, um den Klienten zu einem konstruktiven Beitrag zur Überwindung der Schwierigkeiten zu motivieren, können auch konkrete Vorschläge zu therapeutischen Vorgehensweisen die Kooperation verbessern. »Ich habe den Eindruck, dass meine vielen Fragen vom letzten Mal für Sie nicht ganz hilfreich waren. Es ist uns nicht gelungen, auf diesem Weg ein klareres Bild der Situation zu bekommen. Wenn es Ihnen recht ist, würde ich daher für heute ein anderes Vorgehen vorschlagen.« Auch hier scheint es mir nützlich, die Wahrnehmung der Nicht-Passung explizit zu thematisieren und dafür eine Formulierung zu finden, die den Patienten nicht abwertet, gleichzeitig aber seine Mitverantwortung für das Finden einer geeigneten therapeutischen Vorgehensweise betont. Auch wenn sich die Therapeutin als Expertin für die Prozessgestaltung definiert, ist sie dabei auf die Kooperation des Patienten angewiesen. Die Therapeutin hat die Aufgabe, auf der Basis ihrer Erfahrung und ihrer Einschätzung passende inhaltliche und interventionelle Angebote zu formulieren. Der Verweis auf Erfahrung bzw. Expertise kann dabei durchaus von Vorteil sein: »Ich habe die Erfahrung gemacht, dass in so einer Situation folgendes Vorgehen nützlich sein könnte. Ich würde Ihnen das gerne einmal erklären und Sie entscheiden dann, ob Sie sich darauf einlassen können.«

Die reflektierte und wohldosierte Realisierung von professioneller Expertenschaft und »Führen-Können« ist aus meiner Sicht die größte Herausforderung in der therapeutischen Beziehungsgestaltung. Wohlwollender Zuhörer, empathischer Bestätiger zu sein, ist leichter, reicht aber meist nicht aus, um bei schwierigen und chronifizierten Problemlagen wirksame Veränderungen anzustoßen. Neben interventionellen Vorschlägen geht es häufig auch darum, PatientInnen auf den »hausgemachten« Teil ihrer problematischen Situation hinzuweisen. Welche persönlichkeitsspezifischen Bewertungen, Erlebnis- und Verhaltensweisen sind problemerzeugend oder -aufrechterhaltend? Im Kapitel »Fallverständnis« habe ich die Perspektive des »Nicht-Könnens« in Zusammenhang mit fehlenden strukturellen Fähigkeiten vorgestellt. An dieser Stelle soll noch die therapeutische Vorgehensweise bei »verleugneten« dysfunktionalen Erlebnis- und Verhaltensweisen dargestellt werden.

22.5 Der Umgang mit »verleugneten« problematischen Erlebnis- und Verhaltensweisen

In der psychotherapeutischen Fachliteratur wird für dieses Aufzeigen des ausgeblendeten selbstverursachten Anteils der Problemlage wie auch für die Thematisierung therapieschädlichen oder -gefährdenden Verhaltens meist der Begriff der »Konfrontation« verwendet. Immer wieder hört man vor allem in klinischen Kontexten, dass PatientInnen mit ihrem Vermeidungsverhalten, mit ihrem Substanzkonsum, mit ihren narzisstischen Persönlichkeitszügen etc. konfrontiert werden müssen. Ich halte diesen Begriff aufgrund der feindseligen oder zumindest kämpferischen Konnotation für wenig nützlich. In meinem Verständnis geht es bei der Thematisierung dieser Überlegungen eher um ein »Zumuten« oder »Zutrauen«. Ich stelle dem Patienten eine Überlegung, die aus meiner Ausbildung, meinem klinischen Erfahrungswissen und meiner Zusammenarbeit mit ihm erwächst, zur Verfügung. Ich leite das meist ungefähr so ein: »Ich habe Sie als einen sehr selbstkritischen (oder mutigen oder reflexionsfreudigen …) Menschen kennengelernt. Daher traue ich mich jetzt, etwas Heikles anzusprechen. Etwas, was andere Klienten vielleicht überfordern würde. Es ist nur eine Überlegung – kein Urteil über Sie, keine Diagnose. Es ist eine Überlegung, die vielleicht im ersten Moment nicht ganz angenehm ist, die sich aber für unsere weitere Zusammenarbeit günstig auswirken könnte. Bevor ich sie ausspreche, bitte ich Sie, das, was ich sagen werde, für sich genau zu überprüfen. Es muss für Sie nicht zutreffend sein, dann verwerfen wir diese Idee. Sie nicht auszusprechen, wäre aber nicht im Sinne unserer Kooperation. Schließlich konsultieren Sie mich, damit ich Ihnen meine Überlegungen zur Verfügung stelle, nicht dafür, dass ich Ihnen vorbehaltlos zustimme.« Mit einer solchen Einleitung können zumeist auch »konfrontative« Überlegungen geäußert werden, ohne die therapeutische Beziehung zu belasten.

Wenn die geäußerte Überlegung im Moment nicht anschlussfähig ist, das heißt, der Patient den Input für unzutreffend oder irrelevant hält, muss dies respektvoll zur Kenntnis genommen werden. »Ich verstehe. Gut, dass Sie Ihre Einwände geäußert haben. Es hat keinen Sinn, dass ich eine Spur verfolge, die Sie für irrelevant halten. Aber ich hoffe, Sie erlauben mir, diesen Gedanken bei Gelegenheit noch einmal aufzugreifen …«

Im Sinne der Auftragsorientierung ist es Systemischen TherapeutInnen nicht möglich, ein Thema veränderungsorientiert zu bearbeiten, für das kein Veränderungswunsch besteht. Menschen sind nicht zu jedem Zeitpunkt bereit, alle Problembereiche ihres Lebens zu bearbeiten. Es ist aber möglich und in vielen Fällen auch sinnvoll, diese problematischen Themen zu markieren und so in den Raum zu stellen, dass möglicherweise zu einem anderen Zeitpunkt die Aufmerksamkeit darauf gerichtet werden könnte.

In einer Supervision berichtet eine junge Kollegin von einer Therapie mit einer Frau, die sich bereitwillig mit ihren Schwierigkeiten in der Partnerschaft und beruflichen Entscheidungen, auch mit ihrer eigenen Beziehung zu den Eltern, auseinandersetzt, bei der Thematisierung ihrer Schwierigkeiten mit ihrer 14-jährigen Tochter aber sonderbar zurückhaltend bleibt, obwohl es hier immer wieder zu heftigen Auseinandersetzungen kommen dürfte. Die Therapeutin gewinnt den Eindruck, dass die Mutter-Tochter-Beziehung in einem hohen Ausmaß ambivalent ist, da die Klientin Mutterschaft vor allem als Einschränkung ihrer persönlichen Freiheit erlebt. Hinzu kommt die Erwähnung, dass das Jugendamt schon einmal eine Fremdunterbringung veranlasst hat. Auf Nachfrage gibt die Klientin an, es sei alles ein Irrtum gewesen, eine Intrige ihrer Schwiegermutter, die sie nie für eine gute Mutter gehalten hatte und damals zum Zeitpunkt der Trennung selber das Sorgerecht für ihre Enkeltochter angestrebt hätte. Dies hätte sie aber nicht bekommen, da die Klientin dem Jugendamt beweisen konnte, dass sie ihre Tochter gut versorgen konnte. Auf die weiteren Fragen der Therapeutin reagierte die Klientin ausweichend.

Das weitere Vorgehen hängt nun davon ab, ob von einer aktuellen Kindswohlgefährdung auszugehen ist. Angesichts des Alters der Tochter und der aufrechterhaltenen Beziehung zum Kindesvater und zur Großmutter väterlicherseits ist nicht zu befürchten, dass eine allfällige Gefährdung des Mädchens vom sozialen Umfeld nicht bemerkt würde. Es ist daher zulässig, dass die Therapeutin hier eine abwartende Haltung einnimmt und zunächst jene Themen behandelt, die der Klientin wichtig sind. Eine »Markierung« dieser Priorisierung kann allerdings sinnvoll sein, weil sie verhindert, dass sich die Klientin in ihrer Themenwahl bestätigt fühlt. Ich empfehle der Therapeutin, ungefähr Folgendes zu formulieren: »Ich habe darüber nachgedacht, warum es für Sie so viel leichter ist, sich über die Schwierigkeiten mit Ihrem Partner, mit Ihrem Vater und mit Ihrer Berufsentscheidung auseinanderzusetzen als mit den Schwierigkeiten mit Ihrer Tochter. Helfen Sie mir, das besser zu verstehen. Ich will einfach sicher sein, dass wir da nichts Wichtiges übersehen.«

Da die Klientin auch diese Einladung nicht dafür nützte, sich intensiver mit ihrer ambivalenten Beziehung zu ihrer Tochter auseinanderzusetzen, sondern sich – mit Verweis auf die größere Aktualität – wieder ihren bevorzugten Themen zuwandte, war fürs Erste der »therapeutischen Verantwortung« Genüge getan. Die Therapeutin konnte nicht dahingehend missverstanden werden, dass sie durch das Nicht-Thematisieren dieser Beziehung implizit der Klientin zustimmt, dass es hier »nichts zu besprechen« gibt, und das Thema kann bei Gelegenheit wieder von der Therapeutin aufgegriffen werden.

Durch diese Auslegung der Auftragsorientierung kann die Therapeutin alles, was sie für die gewünschte therapeutische Entwicklung für nützlich hält, ansprechen – allerdings in dem Bewusstsein, dass sie die ausführliche Auseinandersetzung mit den einzelnen Themen nicht durchsetzen kann. Wir können KlientInnen einladen, sich mit den ausgeblendeten Themen auseinanderzusetzen, indem wir entsprechende Angebote machen und begründen, warum wir das aus professioneller Sicht für sinnvoll halten, aber wir können die Auseinandersetzung damit nicht erzwingen. Aufgrund der realen Nicht-Durchsetzbarkeit von Themen empfiehlt es sich, die Entscheidung über deren Behandlung ganz explizit beim Patienten zu belassen, um unnötige Belastungen der therapeutischen Beziehung zu vermeiden. »Aus meiner Sicht wäre es sinnvoll, da genauer hinzuschauen. Ich will Ihnen kurz erklären, warum. Aber letztlich bleibt die Entscheidung natürlich bei Ihnen. Ich werde Ihre Entscheidung, ob und wann Sie sich mit diesem Thema beschäftigen wollen, in jedem Fall respektieren.«

Eine Einladung wie diese erhöht die Bereitschaft, sich mit unangenehmen Themen auseinanderzusetzen, ohne zu destruktiven Machtkämpfen Anlass zu geben. Diese Haltung kann auch dann eingenommen werden, wenn ein Klient beschließt, die Therapie zu beenden, obwohl aus Sicht der Therapeutin wichtige Themen noch nicht in Angriff genommen worden sind.

Eine Lehrerin wurde vom Arbeitgeber wegen einer Alkoholisierung am Arbeitsplatz verpflichtet, Therapie in Anspruch zu nehmen und ihre Alkoholabstinenz mittels CDT-Untersuchungen nachzuweisen. Die Klientin nützte die Therapie dafür, sich mit unterschiedlichsten Themen in produktiver Art auseinanderzusetzen: Ihr 18-jähriger Sohn war drauf und dran, das Haus zu verlassen, ihr Mann war nach einem Unfall gehbehindert und in vielen Alltagsangelegenheiten auf ihre Hilfe angewiesen, ihre Mutter wurde zunehmend pflegebedürftig. Nur ein problematischer Alkoholkonsum wurde strikt geleugnet. Dieser eine Tag wäre eine Ausnahme gewesen, sie hätte in der Nacht davor mit einer Freundin gefeiert und dabei die Zeit übersehen – so sei es zu dem Restalkohol im Blut gekommen.
Nachdem die Klientin ihre zwangsweise verordnete Therapie für andere Themen gut nützte und die regelmäßig abgegebenen Tests für eine aktuelle Alkoholabstinenz sprachen, gab es keinen Grund, hier hartnäckig nachzuforschen. Als die Klientin die verordneten Therapiesitzungen absolviert hatte, beschloss sie, die Therapie zu beenden. Auch in diesem Fall schien es mir sinnvoll,

das möglicherweise »Ausgelassene« zu markieren. Ich sagte daher: »Wissen Sie, von den Vorinformationen gab es gute Gründe anzunehmen, dass Sie vor Therapiebeginn einen problematischen Alkoholkonsum betrieben haben. Aber selbst wenn es so wäre, gibt es keinen ›Offenbarungseid‹ in einer Psychotherapie. Es gibt keine Verpflichtung, über alles, was war, im Detail Auskunft zu geben. Ihre aktuellen CDT-Werte beweisen Ihre Abstinenz, das heißt, dass Sie entweder nie einen problematischen Alkoholkonsum hatten oder die Therapie nicht dafür gebraucht haben, ihn einzustellen – insofern bin ich damit zufrieden, dass Sie die Therapie gut nützen konnten, um für Sie wichtige Themen zu bearbeiten, und ich freue mich, dass ich Sie dabei unterstützen konnte. Und in vielen Therapien ist es so, dass beim ersten Durchgang nicht alle infrage kommenden- Themen bearbeitet werden. Vielleicht ist es ja auch in Ihrem Fall so, dass Sie irgendwann sich den Themen zuwenden, die Sie aus welchen Gründen auch immer bis jetzt nicht besprochen haben.«
Tatsächlich meldete sich die Klientin wenige Monate später. Das Erstgespräch eröffnete sie mit den Worten: »Damals hatte ich kein Alkoholproblem, aber jetzt habe ich eins« – unnötig auszuführen, dass ich darauf verzichtet habe, meinen Zweifel über den ersten Teil der Aussage auszusprechen …

KAPITEL 23

Abschließende Überlegungen und Dank

Dieses Buch ist das Ergebnis von fünfzehnjähriger Ausbildungstätigkeit, in der es mir vorrangig darum ging, professionelles systemisches Denken und Handeln zu fördern. Die fallbezogene Darstellung sowohl der zentralen Prinzipien wie auch der konkreten therapeutischen Vorgehensweisen ist im Ausbildungskontext erfahrungsgemäß am besten geeignet, um abrufbare Erinnerungsspuren zu hinterlassen. Systemischen »Laien« soll damit ein erstes Verständnis Systemischer Therapie vermittelt werden, bei »systemisch Fortgeschrittenen« soll die Fähigkeit gefördert werden, auf der Basis eines angemessenen Fall- und Wirkverständnisses therapeutische Prozesse verantwortungsvoll zu steuern.

Fallverständnis und Prozesssteuerung sind nicht Leistungen von autoritär wirkenden ExpertInnen, sondern müssen auf Anschlussfähigkeit überprüft bzw. anschlussfähig formuliert werden. Im Sinne der Auftragsorientierung und des »bescheidenen Expertentums« bedarf es der Konsensualisierung mit den PatientInnen. Dies enthebt die Behandelnden aber nicht ihrer besonderen Verantwortung für ihren Beitrag zur Behandlung. Weder konstruktivistische Bescheidenheit noch die Unsicherheit der Auswirkungen einer therapeutischen Intervention rechtfertigen den unreflektierten Einsatz von Interventionen. Therapeutische Interventionen werden nicht eingesetzt, weil es die Methode so vorsieht, sondern weil sie auf der Basis eines konkreten Fall- und Wirkverständnisses in der konkreten Situation für sinnvoll gehalten werden. Dies gilt umso mehr, wenn, wie bei PsychiaterInnen und klinischen PsychologInnen, das systemisch-therapeutische Vorgehen gegen das psychiatrische oder klinisch-psychologische Handeln abgewogen werden muss bzw. als zusätzliches Element in diese Behandlungen einfließen soll.

Die im Buch dargestellten Fallvignetten haben sich im Ausbildungskontext als hilfreich erwiesen, zentrale Merkmale systemischen Denkens und grundlegende »Wirkprinzipien« Systemischer Therapie verständlich zu machen. Ich bedanke mich bei meinen PatientInnen, die der anonymisierten Veröffentlichung zugestimmt haben, und bei den KursteilnehmerInnen, die durch ihre Fragen, durch ihr Bedürfnis nach Orientierung mein Verständnis für die durch Systemische Therapie geförderten Veränderungsprozesse geschärft haben.

Meine Absicht in diesem Buch war, ein Verständnis von Systemischer Therapie zu vermitteln, das für die Nachbardisziplinen Psychiatrie und Klinische Psychologie optimal anschlussfähig ist, ohne genuin systemische Prämissen wie die Selbstorganisation psychischer Prozesse und eine erkenntniskritische Haltung aufzugeben. Dass dies nicht mit einer konsequenten Berufung auf die Luhmann'sche Beobachtertheorie zu vereinbaren ist, nehme ich in Kauf. Den KritikerInnen von dieser Seite halte ich entgegen, dass der selbstreferenzielle Diskurs der soziologischen Systemtheorie die Integration systemischer Praxis in klinische Kontexte eher erschwert und Niklas Luhmann selbst seine Beobachtertheorie für ungeeignet hielt, psychotherapeutische Praxis anzuleiten (mündliche Mitteilung, 1995). Dennoch bedanke ich mich vor allem bei meiner Kollegin Brigitte Lassnig für ihre kritische Durchsicht des Manuskripts und der damit verbundenen »systemtheoretischen Gewissensprüfung«.

Mein besonderer Dank gilt Dr. Christine Treml-Begemann vom Verlag Klett-Cotta, nicht nur, weil sie an diese Buchidee geglaubt und damit die Realisierung ermöglicht hat, sondern auch, weil ihre Hinweise dazu beigetragen haben, dass ich die Bedürfnisse der Zielgruppe – systemisch interessierte klinisch tätige PsychiaterInnen und PsychologInnen – nicht aus den Augen verloren habe. Meinem Mann möchte ich dafür danken, dass er mir immer wieder für Diskussionen und kritische Rückmeldung zur Verfügung stand.

Wenn dieses Buch zur Verbreitung systemischer Konzepte in klinische Kontexte beiträgt und systemische PraktikerInnen bei der Behandlung von Menschen mit psychischen Störungen unterstützt, hat sich die Arbeit jedenfalls gelohnt.

Literatur

Bateson, G. (1990): Ökologie des Geistes. Anthropologische, psychologische, biologische und epistemologische Perspektive. Suhrkamp. 3. Aufl. Frankfurt am Main

Berger, M., Hohenhagen, F. (2012): Verfahrensorientierte versus Störungsorientierte Psychotherapie in der Psychiatrie. Die Psychiatrie 9: 85–88.

Berman, M. B. & Sperling, W. H. (Eds) (1994): Attachment in Adults: Clinical and developmental perspectives. Guilford, New York

Bleckwedel, J. (2009): Systemische Therapie in Aktion. Kreative Methoden in der Arbeit mit Familien und Paaren. Vandenhoeck & Ruprecht, Göttingen

Bohus, M., Falkai, P., Herpertz, S. (2012): Modulare Psychotherapie – Rationale und Grundprinzipien. Die Psychiatrie 2/12: 89–99

Castonguay L. G. (2006): Personal Pathways in Psychotherapy Integration. In: Journal of Psychotherapy Integration 16/1: 36–58

Cecchin, G., Lane, G., Ray, W. A. (1993): Respektlosigkeit – eine Überlebensstrategie für Therapeuten. Carl-Auer, Heidelberg

Ciompi, L. (1997): Die emotionalen Grundlagen des Denkens. Entwurf einer fraktalen Affektlogik. Vandenhoeck & Ruprecht, Göttingen

Ciompi, L. (2002): Gefühle, Affekte, Affektlogik. Picus-Verlag, Wien

Ciompi, L. (2014): Affektive Faktoren in der systemischen Therapie, S. 96–99, in: Levold, T., Wirsching, M. (Hrsg) (2014): Systemische Therapie und Beratung – das große Lehrbuch. Carl-Auer, Heidelberg

Conen, M. L., Cecchin, G. (2007): Wie kann ich Ihnen helfen, mich wieder loszuwerden? Carl-Auer, Heidelberg

Driessen, M., Beblo, T., Reddemann, L., Rau, H., Lange, W., Silva, A., Berea, R. C., Wulff, H., Ratzka, S. (2002): Ist die Borderlinestörung eine komplexe posttraumatische Störung? Zum Stand der Forschung. In: Nervenarzt 73: 820–829

Efran, J., Heffner, K., Lukens, R. (1992): Sprache, Struktur und Wandel. modernes lernen, Dortmund

Ehrenberg, A. (2008): Das erschöpfte Selbst. Depression und Gesellschaft in der Gegenwart. Suhrkamp, Berlin

Frances, A. (2014): Normal. Gegen die Inflation psychiatrischer Diagnosen. DuMont, Köln

Frances, A. (2017): Wer ist krank – und wer nicht. Die entscheidende Rolle psychiatrischer Diagnosen – und ihre gravierenden Mängel. In Familiendynamik 2/2017: 102–111
Frank, J. D. (1971): Therapeutic factors in psychotherapy. American Journal of Psychotherapy 25: 350–361
Fritzsche, K. (2013): Praxis der Ego-State-Therapie. Carl-Auer, Heidelberg
Geyerhofer, S. (2017): Internalisieren von Lösungen. Oder: Was tun am Ende einer erfolgreichen Psychotherapie? In: Systeme 2/2017: 265–291
Goolishian, H., Anderson, H. (1988): Menschliche Systeme. Vor welche Probleme sie uns stellen und wie wir mit ihnen arbeiten. In Reiter, L., Brunner, E. J., Reiter-Theil, S. (Hrsg): Von der Familientherapie zur systemischen Perspektive. Springer, Heidelberg, Berlin
Grawe, K. (1998): Psychologische Therapie. Hogrefe, Göttingen
Grawe, K., Donati, R., Bernauer, F. (1994): Psychotherapie im Wandel. Von der Konfession zur Profession. 2. Auflage, Hogrefe, Göttingen
Grawe, K. (2004): Neuropsychotherapie. Hogrefe, Göttingen
Gray, J. A. (1990): Brain systems that mediate both emotion and cognition. In: Cognition and Emotion 4: 269–288
Gross, R. (2017): »Es gibt kein Anrecht auf ein kränkungsfreies Leben« Der Psychoanalytiker Rainer Gross über die Schattenseiten des Opferdiskurses und der Identitätspolitik. In Falter 23/17
Grossmann, K. P. (2014): Systemische Einzeltherapie. Hogrefe, Göttingen
Grossmann, K. P. (2018): Wenn Kinder größer werden. Famlientherapie mit älteren Kindern und Jugendlichen. Carl-Auer, Heidelberg
Grossmann, K. P.; Russinger, U. (2011): Verwandlung der Selbstbeziehung. Therapeutische Wege zur Freundschaft mit sich selbst. Carl-Auer, Heidelberg
Haken, H., Schiepek, G. (2006): Synergetik in der Psychologie. Göttingen, Hogrefe
Imber-Black, E., Roberts, J., Whiting, R. A. (Hrsg) (2015): Rituale. Rituale in Familien und Familientherapie. Carl-Auer, Heidelberg
Kabat-Zinn, J. (1990): Gesund durch Meditation. Das große Buch der Selbstheilung. Fischer, Frankfurt
Kahnemann, D. (2014): Schnelles Denken, langsames Denken. Pantheon, München
Karasu, T. B. (1986): The specificity versus nonspecificity dilemma: Toward identifying therapeutic change agents. American Journal of Psychiatry, 143: 687–695
Kilian, H. (2007): Zur systemischen Therapie bei »Persönlichkeitsstörungen«. In PiD – Psychotherapie im Dialog 8/4: 316–322
Kindl-Beilfuß, C. (2015): Fragen können wir Küsse schmecken. Systemische Fragetechniken für Anfänger und Fortgeschrittene. Carl-Auer, Heidelberg

Lambert, M. J. (2011): Psychotherapy Research and Its Achievements. In Norcross, J. C., Vandenbos, G., Freedheim, D. K. (Eds.), History of Psychotherapy. Continuity and Change (2nd ed., pp. 299–332). American Psychological Association, Washington

Lambert, M. J., Ogles, B. M. (2004): The efficacy and effectiveness of psychotherapy. In M. J. Lambert (Ed.), Bergin and Garfield's handbook of psychotherapy and behavior change (5th ed., pp. 139–193). Wiley, New York

Levold, T. (1994): Die Betonierung der Opferrolle. Zum Diskurs der Gewalt in Lebenslauf und Gesellschaft. In: System Familie 7/1: 19–32

Levold, T. (1997): Affekt und System, System Familie 10: 120–127

Levold, T., Wirsching, M. (Hrsg) (2014): Systemische Therapie und Beratung – das große Lehrbuch. Carl-Auer, Heidelberg

Lieb, H. (2009): So hab ich das noch nie gesehen. Systemische Therapie für Verhaltenstherapeuten. Carl-Auer, Heidelberg

Lieb, H. (2014): Störungsspezifische Systemtherapie. Konzepte und Behandlung. Carl-Auer, Heidelberg

Linehan, M. (1996): Dialektisch – Behaviorale Therapie der Borderline-Persönlichkeitsstörungen. CIP-Medien, München

Ludewig, K. (1987): 10 + 1 Leitsätze bzw. Leitfragen. Grundzüge einer systemisch begründeten klinischen Theorie im psychosozialen Bereich. In: Zeitschrift für systemische Therapie 5: 178–191

Ludewig, K. (2011): Psychische Systeme – ein nützliches Konzept für die systemische Praxis? In Familiendynamik 36: 222–238

Ludewig, K., Wilken, U. (Hrsg) (2000): Das Familienbrett. Ein Verfahren für die Forschung und Praxis mit Familien und anderen Systemen. Hogrefe, Göttingen

Madelung, E., Innecken, B. (2006): Im Bilde Sein. Carl-Auer, Heidelberg

McGoldrick, M., Giordano, J., Petri, S. (2009): Genogramme in der Familienberatung (3. Auflage). Huber, Bern

Moser, C., Margreiter, J. (2001): Systemische Praxis in der Akutpsychiatrie – Das Haller Modell. In: Familiendynamik 26: 135–151

Musil, R. (1970): Der Mann ohne Eigenschaften, zitiert nach Spiegel online

Nardone, G. (2007): Pirouetten im Supermarkt. Carl-Auer, Heidelberg

Nardone G., Watzlawick P. (1994): Irrwege, Umwege und Auswege. Hans Huber, Bern

Ostendorf, F., Angleitner, A. (2004): NEO-PI-R – NEO Persönlichkeitsinventar nach Costa und McCrae – Revidierte Fassung (PSYINDEX Tests Review). Hogrefe, Göttingen

Penn, P. (1983): Zirkuläres Fragen. In Familiendynamik 8/3: 198–220

Peichl, J. (2012): Hypno-analytische Teilearbeit. Ego-State-Therapie mit inneren Selbstanteilen. Klett-Cotta, Stuttgart

Pfammater, M., Junghan, U. M., Tschacher, W. (2012): Allgemeine Wirkfaktoren der Psychotherapie: Konzepte, Widersprüche und eine Synthese. Band 17, Heft 1; CIP-Medien, München

Reddemann, L. (2001): Imagination als heilsame Kraft. Zur Behandlung von Traumafolgen mit ressourcenorientierten Verfahren. (21. Aufl. 2019) Klett-Cotta, Stuttgart

Reisner, A. D. (2005): The Common Factors, Empirically Validated Treatments, and Recovery Models of Therapeutic Change. In »The Psychological Record«, Vol. 55, Issue 3: 377–399

Renneberg, B., Schmitz, B., Doering, S., Herpertz, S., Bohus, M./ Leitlinienkommission Persönlichkeitsstörungen (2010): Behandlungsleitlinie Persönlichkeitsstörungen Psychotherapeut, 55: 339–354

Ringel, E. (1984): Die österreichische Seele. Kremayr & Scheriau, Wien

Roediger, E. (2011): Praxis der Schematherapie. Lehrbuch zu Grundlagen, Modell und Anwendung. Schattauer, Stuttgart

Rosenzweig, S. (1936): Some implicit common factors in diverse methods of psychotherapy. In American Journal of Orthopsychiatry, Vol. 6, Issue 3: 412 ff.

Roth, G. (2003): Aus Sicht des Gehirns. Suhrkamp, Frankfurt am Main

Roth, G. (2016): Persönlichkeit, Entscheidung und Verhalten. Klett-Cotta, Stuttgart

Ruf ,G. D. (2005): Systemische Psychiatrie. Ein ressourcenorientiertes Lehrbuch. Klett-Cotta, Stuttgart

Ruf, G. D. (2013): Einführung in die systemische Psychiatrie. Carl-Auer, Heidelberg

Russinger, U. (2001): Es ist nie zu spät, über sich eine Geschichte der Stärke zu erzählen. In: Systeme 15: 133–144

Satir, V., Baldwin, M. (1988): Familientherapie in Aktion. Junfermann, Paderborn

Schiepek, G. (1991): Systemtheorie der Klinischen Psychologie. Vieweg, Braunschweig/Wiesbaden

Schiepek, G., Eckert, H., Kravanja, B. (2013): Grundlagen systemischer Therapie und Beratung. Psychotherapie als Förderung von Selbstorganisationsprozessen. Hogrefe, Göttingen

Schlippe, A. v., Schweitzer, J. (2012): Lehrbuch der systemischen Therapie und Beratung I. Das Grundlagenwissen. Vandenhoeck & Ruprecht, Göttingen

Schmidt, G. (2004): Liebesaffären zwischen Problem und Lösung. Hypnosystemisches Arbeiten in schwierigen Kontexten. Carl-Auer, Heidelberg

Schmidt, G. (2011): Berater als »Realitätenkellner« und Beratung als koevolutionäres Konstruktionsritual für zieldienliche Netzwerkaktivierungen – Einige hypnosystemische Interventionen. In: Leeb, W. A., Trenkle, B., Weckenmann M. F. (Hrsg.): Der Realitätenkellner. Hypnosystemische Konzepte in Beratung, Coaching und Supervision. Carl-Auer, Heidelberg

Schmucker, M., Köster, R. (2014): Praxishandbuch IRRT. Imagery Rescripting Reprocessing Therapy bei Traumafolgestörungen, Angst, Depression und Trauer. Klett-Cotta, Stuttgart

Schweitzer, J., Nicolai, E. (2010): SYMPAthische Psychiatrie: Handbuch systemisch-familienorientierter Arbeit. Vandenhoeck & Ruprecht, Göttingen

Schwing, R. (2014): Therapeutische Beziehung und Strukturierung des Erstinterviews. In: Levold, T., Wirsching, M. (Hrsg): Systemische Therapie und Beratung – das große Lehrbuch. S. 156–166. Carl-Auer, Heidelberg

Selvini-Palazzoli, M., Boscolo, L., Cecchin, G., Prata, G (1981): Hypothetisieren, Zirkularität und Neutralität. Drei Richtlinien für den Leiter der Sitzung. In Familiendynamik 6/2: 123–139

Simon, F., Rech-Simon, V. (2009): Zirkuläres Fragen. Systemische Therapie in Fallbeispielen: Ein Lernbuch. (8. Auflage). Carl-Auer, Heidelberg

Simon, F. B., Weber, G. (2004): Vom Navigieren beim Driften. Post aus der Werkstatt der systemischen Therapie. Carl-Auer, Heidelberg

Stierlin, H. (1982): Delegation und Familie. Suhrkamp, Frankfurt a. Main

Strotzka, H. (1982): Psychologie und Psychotherapie. Ein Kurzlehrbuch. Springer, Wien

Sydow, K. v. (2008): Bindungstheorie und systemische Therapie, Familiendynamik 33/3: 260–273

Sydow, K. v. (2015): Systemische Therapie. Reinhardt, München

Thoma, C. (2011): Eisbärenschritte – Die Kraft der Lösung steckt im Problem. Iskam, Amstetten

Tomm, K. (1988): Das systemische Interview als Intervention: Teil I. Strategisches Vorgehen als vierte Richtlinie für den Therapeuten. In System Familie 1988/1: 145–159

Tomm, K. (1988b): Das systemische Interview als Intervention: Teil II. Reflexive Fragen als Mittel zur Selbstheilung. In System Familie 1988

Tomm, K. (1989): Das systemische Interview als Intervention: Teil III. Lineale, zirkuläre, strategische oder reflexive Fragen? In System Familie 1989

Unterholzer, C. C. und Just, A. (2019): Wie Symptome siegen und wie sie scheitern: Zur Wirksamkeit und zum Einsatz der DVDs Ana Ex, Morton Mies, Vreni Shizzo und Ronni Rocket. Ein Handbuch. Carl-Auer, Heidelberg

Wagner, E. (2019): Emotionsbasierte Systemische Therapie der Borderlinestörung, in Familiendynamik 4/19; 268–278

Wagner, E., Binnenstein, S. (Hrsg.) (2018): Wie systemische Kinder- und Jugendlichenpsychotherapie wirkt. Prozessgestaltung in 10 Fallbeispielen. Springer, Heidelberg, Berlin

Wagner, E., Henz, K., Kilian, H. (2016): Persönlichkeitsstörungen. Störungen systemisch behandeln. Carl-Auer, Heidelberg

Wagner, E., Jelem, H. (2013): Systemische Konzepte in der stationären Psychiatrie. In Spectrum Psychiatrie 2/2013

Wagner, E., Russinger, U. (2016): Emotionsbasierte systemische Therapie. Intrapsychische Prozesse verstehen und behandeln. Klett-Cotta, Stuttgart

Wagner, E.; Russinger, U. (2018): Gibt es eine affektive Wende in der Systemischen Einzeltherapie? In: Psychotherapie im Dialog 19: 83–88

Walter, H., Müller, J. (2015): Der Beitrag der Neurowissenschaften zum psychiatrischen Krankheitsbegriff. Nervenarzt 86:22–28

Walter, H. (2017): Research Domain Criteria (RDoC). Psychiatrische Forschung als angewandte kognitive Neurowissenschaft. Nervenarzt 5/17: 538–548

Wampold, B. E. (2001): The great psychotherapy debate: Models, methods, and findings. Mahwah, NJ: Erlbaum

Wampold, B. E., Imel, Z. E. (2015): The Great Psychotherapy Debate. The Evidence for What Makes Psychotherapy Work (2nd edition). Routledge, London [deutsch 2018: Wampold, B. E., Imel, Z. E., Flückiger, C.: Die Psychotherapie-Debatte. Was Psychotherapie wirksam macht. Hogrefe, Göttingen

Watkins, J.: Watkins, H. (2003): Ego-States, Theorie und Therapie. Carl-Auer, Heidelberg

Weber, R. (2012): Navigieren auf Sichtweite – Prozesssteuerung in der Paartherapie, Klett-Cotta, Stuttgart

Weinberger, J. (1995): Common factors aren't so common: The common factors dilemma. Clinical Psychology: Science and Practice 2: 45–69

Welter-Enderlin, R., Hildenbrand, B. (Hrsg.) (1998): Gefühle und Systeme. Carl-Auer, Heidelberg

Welter-Enderlin, R., Hildenbrand, B. (Hrsg.) (2015): Resilienz – Gedeihen trotz widriger Umstände. Carl-Auer, Heidelberg

White, M. (1995): Re-Authoring lives: Interviews and essays. Adelaide(Dulwich Centre), pp35–58

Wittgenstein, L. (1984): Tractatus logico-philosophicus. Suhrkamp, Berlin

Young, J. E., Klosko, J. S., Weishaar, M. E. (2005): Schematherapie – ein praxisorientiertes Handbuch. Junfermann, Paderborn

Immer informiert sein!

Melden Sie sich zu unserem Newsletter an und verpassen Sie keine Neuerscheinung.

Außerdem erhalten Sie von uns frühzeitig Informationen über Kongresse und andere aktuelle Ereignisse sowie ausgewählte Empfehlungen.

Hier geht es zum Newsletter:

www.klett-cotta.de/newsletter

Folgen Sie uns auf Social Media:

psychologiebuch

SchattauerVerlag

klettcotta_psych_schattauer

Hier geht es zu unserem Shop:
www.klett-cotta.de/fachbuch

www.klett-cotta.de/fachbuch

Elisabeth Wagner, Ulrike Russinger
Emotionsbasierte systemische Therapie
Intrapsychische Prozesse verstehen und behandeln
276 Seiten, kartoniert
ISBN 978-3-608-89177-5

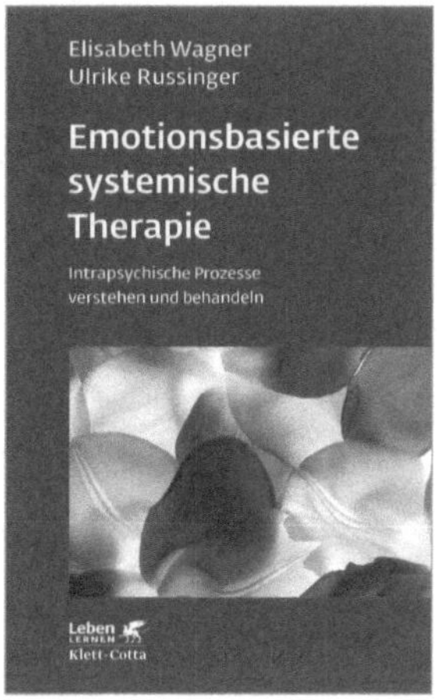

Das wichtigste Buch zur Neuorientierung der systemischen Therapie

Die Systemische Therapie hat sich in den vergangenen 50 Jahren in ihren verschiedenen Ausprägungen als wichtiges Standbein neben Tiefenpsychologie und Verhaltenstherapie fest etabliert. Sie bedarf jedoch dringend einer konzeptuellen Erweiterung, da auch Systemische Therapie in der Praxis überwiegend als Einzeltherapie stattfindet. Dieses Buch legt das Augenmerk auf intrapsychische Prozesse und Störungen, die bisher im systemischen Kontext nicht angemessen berücksicht wurden. In Theorie und Fallgeschichten zeigen die Autorinnen, wie insbesondere die direkte Arbeit mit Emotionen und Gefühlen nicht nur in die Grundausrichtung des systemischen Krankheitsverständnisses integrierbar ist, sondern dieses auch konzeptuell bereichert.

www.klett-cotta.de/fachbuch

Ilka R. Hoffmann-Bisinger
Innere Bilder – Der Schlüssel zur Veränderung
Analoge Systemische Kurztherapie und Coaching
320 Seiten, broschiert, mit zahlreichen Abbildungen
ISBN 978-3-608-89317-5

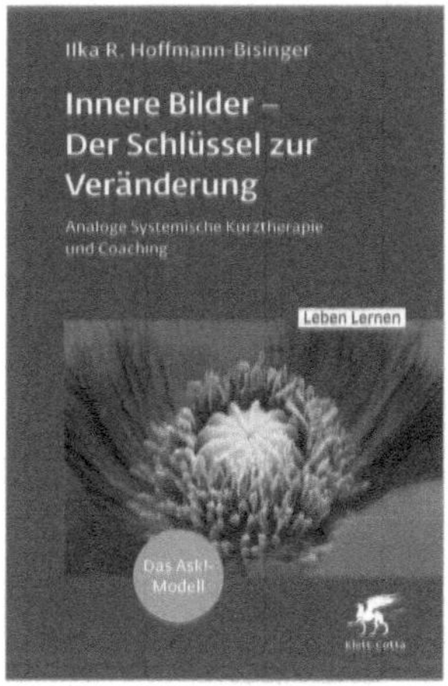

Mit dem Ask!-Modell Teufelskreise durchbrechen

Von Problemen sprechen wir meist dann, wenn die Realität nicht so ist, wie wir sie gern hätten. Sind unsere Versuche, das Problem zu lösen, fehlgeschlagen, bewegen wir uns meist in »Teufelskreisen« im Denken, Fühlen und Handeln und werden dabei von automatisiert ablaufenden inneren Bildern gesteuert. Was muss passieren, um solche Blockaden zu lösen und wieder in Flow zu kommen? Für dieses Kernthema in Psychotherapien und Coachings bietet der von der Autorin entwickelte Ansatz eine erfolgreiche, in der Praxis bereits bewährte Herangehensweise. Im Zentrum steht die gemeinsame Arbeit auf der analogen, intuitiven Ebene an den inneren Bildern der Klient:innen, welche einen Perspektivwechsel bisher verhindert haben.